KLINISCHE PROBLEME DER POLIOMYELITIS UND VERWANDTER VIRUSKRANKHEITEN

ACHTES FREIBURGER SYMPOSION

AN DER MEDIZINISCHEN UNIVERSITÄTS-KLINIK
VOM 29. BIS 31. OKTOBER 1960

HERAUSGEGEBEN VON

F. WÖHLER · O. VIVELL

MIT 103 ABBILDUNGEN

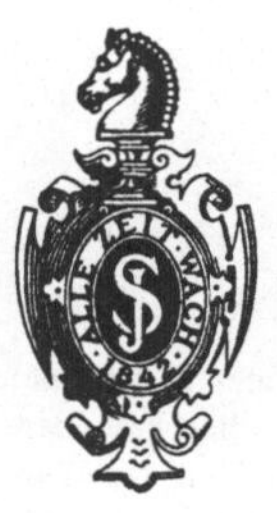

SPRINGER-VERLAG

BERLIN · GÖTTINGEN · HEIDELBERG

1961

ISBN-13: 978-3-540-02662-4   e-ISBN-13: 978-3-642-94813-8

DOI: 10.1007/978-3-642-94813-8

Druck der Brühlschen Universitätsdruckerei Gießen

Begrüßungsansprache

Von

L. Heilmeyer

Verehrte Kollegen! Ich darf Sie als Hausherr, aber vor allem im Namen der dieses Symposion veranstaltenden Institute und Kliniken, herzlichst begrüßen und Ihnen für Ihr Erscheinen danken. Ich begrüße vor allem auch den Vertreter unserer Freiburger Ärzteschaft, Herrn Kollegen Dr. Baurhenn. Die Anregung zu diesem Symposion ging von der Vereinigung zur Bekämpfung der Poliomyelitis, die Herr Prof. Dr. Dr. h. c. Kleinschmidt leitet, aus. Er hatte uns aufgefordert, eine solche Tagung im Sinne einer Fortbildung für in der Praxis stehende Ärzte zu veranstalten. Die Fakultät hat diesen Anstoß weitergegeben an die Institute, und ich glaube, wir sind in Freiburg insofern berufen, eine solche Tagung durchzuführen, weil hier die Männer sind, die auf diesem Gebiet Wesentliches für die Wissenschaft und die Praxis erarbeitet haben. Da ist vor allem unser verehrter Herr Prof. Dr. Haas, der Leiter des Hygienischen Institutes, der sich besonders mit den Fragen der Impfung befaßt hat, und unser verehrter Herr Kollege Prof. Dr. Keller, der auf dem Gebiete der klinischen Virologie führend ist. Bescheiden steht dahinter unsere Medizinische Klinik, die sich nur mit praktischen und therapeutischen Fragen bei diesem Krankheitsbild befaßt hat, da wir ja nur die erwachsenen Patienten erhalten und für die Atemgelähmten ein Beatmungszentrum hier aufgebaut haben. Ich danke aber auch für die Unterstützung durch das pathologisch-anatomische Institut, von dem uns Herr Prof. Dr. Noetzel zur Verfügung steht, der heute den Vortrag über die pathologisch-anatomischen Grundlagen der Poliomyelitis halten wird. Die Organisation des Ganzen lag in den Händen der beiden Herren Dr. Wöhler und Dr. Vivell, die sich große Mühe um das Zustandekommen dieser Tagung gemacht haben.

Meine Damen und Herren! Wie Sie schon aus dem Programm ersehen, ist der Stoff in 3 Hauptthemen eingeteilt. Das erste umfaßt die Ätiologie und auch die pathologischen Grundlagen, das zweite, welches wir heute nachmittag besprechen werden, ist der Epidemiologie und Prophylaxe gewidmet; hier werden vor allem die Fragen der z. T. ja noch sehr umstrittenen Impfung zur Sprache kommen. Das dritte Hauptthema umfaßt die therapeutischen Probleme, die sich in die Behandlung der schweren Atemstörungen und in die medikamentöse Behandlung aufgliedern. Ich glaube, es ist außerordentlich wichtig, daß wir diese Dinge hier eingehend besprechen; denn die Poliomyelitis ist zweifellos in einer Zunahme begriffen. Wir spüren das auch hier in Freiburg; denn jedes Jahr haben wir hier mehr Fälle zu behandeln als im Jahr vorher, und wir müssen darauf gefaßt sein, daß auch einmal größere Epidemien in Deutschland auftreten. Und so ist dieses Symposion gedacht als eine Fortbildungstagung für die praktischen Ärzte; denn Sie draußen, meine Herren, die Sie die Fälle zuerst sehen, sind es, in deren Hand oft die entscheidende Stunde liegt; denn die Früherkennung spielt natürlich eine ganz wesentliche Rolle, auch für die medikamentöse Therapie, wie Sie im Laufe des Symposions noch hören werden. Nun, meine Damen und Herren, damit darf ich schließen. Ich darf aber noch sagen, was eigentlich Symposion heißt. Ein Trinkgelage nach dem Gastmahl, zu dem noch weitere Freunde erscheinen, zu dem auch Hetären geladen sind und ernste und heitere Gespräche stattfinden. Nun, meine Damen und Herren, der Begriff hat sich ein klein wenig gewandelt. Ich glaube, wir brauchen beides, den Ernst und die Heiterkeit. Den Ernst, der notwendig ist, um die Dinge zu erfassen und um die Dinge wissenschaftlich aufzuschließen. Aber auch eine Spur Heiterkeit der Seele ist notwendig im Kampf gegen eine solch entsetzliche Erkrankung, die die Menschen aus dem blühendsten Leben plötzlich herausreißt, Kinder, aber auch Erwachsene, wie wir das diesen Sommer mehrfach erlebt haben; denn ohne diesen ganz kleinen Schuß von Heiterkeit könnten wir kaum dieser schweren Aufgabe, dem Kampf gegen diese Krankheit, als Ärzte gewachsen sein. Und so darf ich beides mischen, den Ernst und die Heiterkeit in diesem Becher des Trinkgelages, des Symposions, das wir heute miteinander beginnen.

Inhaltsverzeichnis

Virologie der Poliomyelitis und verwandter Viruskrankheiten

Epidemiologie und Prophylaxe der Poliomyelitis

Therapeutische Probleme der Poliomyelitis

Autorenverzeichnis

Die fettgedruckten Seitenzahlen bezeichnen den Beginn der Hauptreferate

Virologie der Poliomyelitis und verwandter Viruskrankheiten

Taxonomie der Enteroviren*

Von

Günther Maass (Freiburg i. Br.)

Mit 9 Abbildungen

Das Bestreben, in der Vielfalt der uns umgebenden Tier- und Pflanzenwelt ein allgemeines Ordnungsprinzip zu erkennen und die Entwicklung verschiedener Arten aus möglichen gemeinsamen Vorstufen zu verstehen, hat immer wieder zu Versuchen geführt, die Lebewesen in einem natürlichen System zu erfassen. So beschrieb J. Huxley die Aufgabe des Systematisierens in der Biologie als eine des Aufdeckens der Wirksamkeit der Evolution. Versucht man dagegen eine Systematik der Viren oder auch nur der Enteroviren aufzustellen, so muß man sich von diesen mehr naturphilosophischen Gesichtspunkten frei machen, denn die hier allein mögliche Ordnung ist bei den fehlenden Kenntnissen über die Evolution der Viren eine Systematik nach rein pragmatischen Gesichtspunkten. Die Vielzahl der Viren, die aus dem menschlichen Intestinaltrakt isoliert werden können, müssen nach einzelnen konstanten und in entsprechenden Tests leicht reproduzierbaren Merkmalen gruppiert werden, um die täglich bei infizierten Menschen gefundenen Virusstämme anhand dieser, im einzelnen zu schildernden Merkmale rasch einordnen zu können. Da Viren — als obligate Zellparasiten — zu keiner meßbaren Eigenleistung in der Lage sind, muß man sich vorwiegend auf Charakteristika der Wechselwirkung des Virus mit der in vitro gezüchteten Zelle und des Virus mit dem intakten Organismus — sei es der natürliche Wirt oder ein experimentell infiziertes Tier — befassen müssen.

Es ist nun von vielen Zufälligkeiten abhängig, welche Eigenschaften verschiedener Virusstämme man als zusammenfassendes Kriterium einer Virusart ansieht und welche anderen Eigenschaften der Viren eine Zuordnung zu einer bekannten Gruppe verbieten. Während man die Viren früher überwiegend nach dem Erkrankungsbild oder auch nach dem bevorzugten Befall einzelner Organe (sog. Tropismus der Viren) bei der Infektion des Menschen einteilte, treten heute andere Eigenschaften, wie Größe und Aufbau des Viruspartikels, Antigenstruktur, Pathogenität für verschiedene Tierarten bei experimenteller Infektion, Empfänglichkeit in vitro kultivierter Zellen für einzelne Virusarten, epidemiologisches Verhalten des Virus u. ä. als taxonomische Kriterien in den Vordergrund.

Wie der Name Enteroviren (4) bereits andeutet, zeigt diese Gruppe von Viren ihre primären Reduplikationsorte im menschlichen Magen-Darm-Trakt. Welche

---

* Aus dem Hygiene-Institut der Universität Freiburg i. Br. (Direktor: Prof. Dr. R. Haas).

weiteren Gemeinsamkeiten weisen sie auf und welche sonstigen Eigenschaften erlauben eine Unterteilung dieser Viren in die bekannten Gruppen Polio-, Coxsackie- (mit den Untergruppen A und B), ECHO- (mit den Untergruppen A und B) und Reoviren? Zur Beantwortung dieser Frage möchten wir im folgenden einen kurzen Überblick über die verschiedenen, als taxonomische Kriterien verwendeten Eigenschaften der Erreger geben, indem wir zuerst das Viruspartikel als solches, dann die Wechselbeziehungen Virus — Zelle, Virus — Organismus und Virus — Bevölkerung schildern werden, soweit Eigenschaften aus diesen Bereichen als taxonomische Kriterien Verwendung finden.

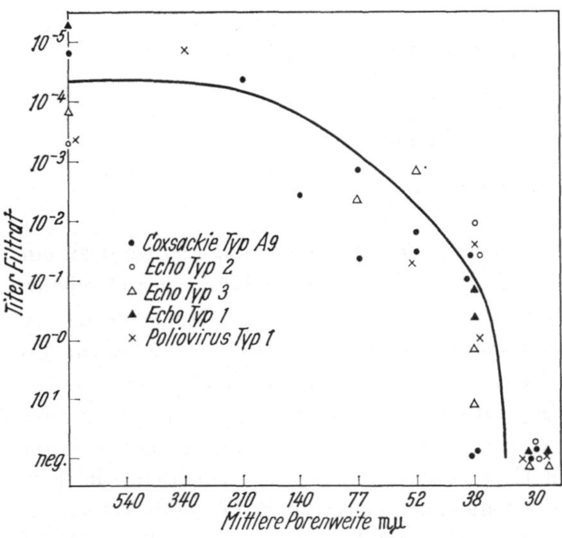

Abb. 1. Größenbestimmung verschiedener Enterovirustypen durch Ultrafiltration durch Membranfilter (nach MELNICK, umgezeichnet)

Betrachtet man erst einmal das *Viruspartikel als solches*, so ist eine der charakteristischen Eigenschaften die Größe des Erregers. Derartige Größenbestimmungen sind durchführbar durch Filtration durch Membranfilter mit bekannter, abgestufter Porenweite (8), durch Sedimentationsmessungen im Schwerefeld (26), durch Messung der elektronenoptisch dargestellten Viruspartikel im Vergleich zu gleichzeitig abgebildeten Kontrollpräparaten bekannter Größe (26) und durch Inaktivierung einzelner Eigenschaften des Viruspartikels durch ionisierende Strahlen (23).

Eine derartige Größenbestimmung verschiedener Enteroviren durch Ultrafiltration durch Membranfilter zeigt Abb. 1. Der Filtrationsendpunkt liegt bei den hier untersuchten Enteroviren, Vertretern der Polio-, Coxsackie- und ECHO-Gruppe, bei etwa 38 mμ. Bei einem Umrechnungsfaktor von 0,64 (8) bedeutet das eine Größenordnung des infektiösen Prinzips von etwa 24 mμ, oder bei einem Umrechnungsfaktor von 0,5 (3) von etwa 18 mμ, eine Angabe, die man ebenfalls häufig in der Literatur findet. Lediglich die eine, hier nicht dargestellte Gruppe von Enteroviren, die Reoviren (25), zeigen eine hiervon abweichende Größenordnung. Der Filtrationsendpunkt liegt bei diesen Viren bei 125 mμ, das bedeutet eine Größe der infektiösen Partikel von etwa 70—80 mμ.

Die Größe des mit der Komplementbindungsreaktion nachweisbaren Antigens verschiedener ECHO- und Poliostämme liegt zwischen 7 und 13 mμ, wie durch Bestrahlung von Virussuspensionen mit ionisierenden Strahlen festgestellt werden konnte (2).

Soweit die Morphologie der Viruspartikel dieser Typen untersucht worden ist, zeigt das einzelne Partikel eine kugelige Gestalt mit einem Durchmesser von 27 mμ (27) (Abb. 2).

Diese Viruspartikel zeigen einen relativ einfachen Aufbau. Ein innerer Anteil von Ribonucleinsäure wird von einem äußeren, in sich wieder strukturierten

Proteinmantel umgeben. Die RNS ist der Träger der genetischen Eigenschaften, während der Proteinmantel die Adsorption an die Receptoren empfänglicher Zellen vermittelt, wie durch zahlreiche Versuche (*1, 5, 11, 12*) — in Analogie zu entsprechenden Experimenten mit der Desoxyribonucleinsäure von Phagen (*10*) — bei verschiedenen Enterovirustypen nachgewiesen werden konnte.

Alle Enteroviren sind resistent gegen die Einwirkung von Äther, ein Merkmal, das sie deutlich von anderen Viren, z. B. den Myxoviren, trennt.

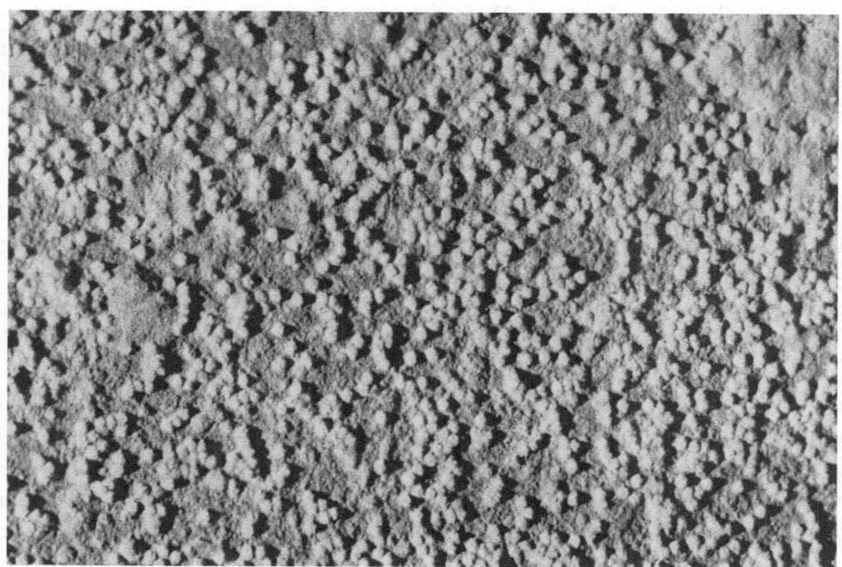

Abb. 2. Elektronenmikroskopische Aufnahme von Polio-Virus (Typ I). Auftrocknung aus Ammoniumacetat, Uranbedampfung, etwa 30000: 1 (nach DREES)

Die für die Systematik der Enteroviren wesentliche Eigenschaft ist die Antigenstruktur der Erreger, die man durch Verwendung spezifischer Antiseren mit Hilfe serologischer Methoden ermitteln kann. Als wesentliches Verfahren steht hierfür der Neutralisationstest zur Verfügung, der auf einer Hemmung der infektiösen Eigenschaften des Virus durch die Bindung mit typenspezifischem Antiserum beruht, d. h. im positiven Fall bleibt die Viruswirkung auf die Zelle bzw. den Organismus aus. Anhand der Antigenstruktur läßt sich die große Zahl der heute bekannten Enteroviren — unbeschadet ihrer sonstigen Eigenschaften — im Neutralisationstest voneinander unterscheiden. Hierbei ist es unwesentlich, daß einige Typen, offenbar auf Grund gemeinsamer Antigenkomponenten, Kreuzreaktionen aufweisen, die als solche aber leicht zu erkennen sind.

Es ergibt sich in diesem Zusammenhang die Frage nach der Konstanz der Antigenität der verschiedenen Enterovirustypen. So wurde bei einzelnen Enteroviren eine einseitige Kreuzung im Neutralisationstest beschrieben; Wildstämme werden von dem gegen den Prototypstamm hergestellten Antiserum nicht oder nicht in dem gleichen Ausmaß wie im umgekehrten Versuchsansatz neutralisiert (*21*). Die Stämme mit der größeren antigenen Breite werden als „prime" Stämme bezeichnet. Ein derartiges Phänomen konnte bei zahlreichen ECHO- und einzelnen

1*

Coxsackie-Typen beobachtet werden. Es ist allerdings fraglich, ob dieses Verhalten eine konstante Eigenschaft der Virusstämme darstellt oder ob sich durch Adaptierung der Stämme an Gewebekulturen Veränderungen dieser Eigenschaft einstellen (*29*). Im Hinblick hierauf müssen die von einzelnen Autoren angegebenen Befunde über eine antigene Heterogenität von ECHO 6-Stämmen mit Vorsicht bewertet werden (*16*).

Auch nach diesen einschränkenden Bemerkungen bleibt die Antigenstruktur das wesentliche und charakteristische Merkmal der verschiedenen Enteroviren. Sie unterscheidet die bekannten Enterovirustypen voneinander und erlaubt mit einem verhältnismäßig geringen Arbeitsaufwand die Zuordnung frisch isolierter Virusstämme zu den bekannten Prototypstämmen. Diese Antigenstruktur unterscheidet die z. Z. bekannten 3 Poliotypen, die verschiedenen ECHO-Typen, die die Ziffern 1—28 tragen, die 23 Coxsackie A- und 6 Coxsackie B-Typen sowie die 3 Typen der Reoviren.

Die infektiösen Partikel der Polio-, Coxsackie- und ECHO-Typen besitzen keine in der Komplementbindungsreaktion nachweisbaren gemeinsamen Antigenkomponenten, während die verschiedenen Reovirustypen ein gemeinsames Komplement-bindendes Antigen aufweisen.

Eine andere, an das Viruspartikel als solches gebundene Eigenschaft einzelner Enteroviren muß in diesem Zusammenhang noch erwähnt werden. Die ECHO-Typen 3, 6, 7, 10, 11 und 12 sowie der Typ Coxsackie B 3 führen zu einer Agglutination menschlicher 0-Erythrocyten (*9*). Diese Hämagglutination ist an das Viruspartikel gebunden, die Receptoren der Erythrocyten für die Adsorption der Viren sind jedoch nicht mit denen für Myxoviren identisch, wie durch ihre fehlende Zerstörung durch Receptor-zerstörendes Enzym (RDE) bewiesen werden konnte. Die hämagglutinierende Fähigkeit verschiedener ECHO-Virustypen wird durch Inkubation bei 37° C in unterschiedlicher Weise beeinflußt. Auf der einen Seite stehen die Typen 3, 6 und 11, bei ihnen senkt die Inkubation bei 37° C den Hämagglutinationstiter, auf der anderen Seite die Typen 7 und 12, bei denen das nicht der Fall ist. Diese Eigenschaften laufen mit anderen, noch zu besprechenden Unterteilungskriterien parallel und erlauben eine Unterteilung der ECHO-Viren in die beiden Untergruppen A und B.

Auch die Reoviren zeigen eine Agglutination menschlicher 0-Erythrocyten. Die Receptoren der Zellen für diese Viren werden ebenfalls nicht durch RDE zerstört, dagegen werden sie durch Natriumperjodat – dies wiederum im Gegensatz zu den ECHO-Viren – abgebaut (*25*).

Betrachtet man jetzt die *Wechselbeziehung Virus — Zelle*, so ist ein wesentliches Charakteristikum der betreffenden Viren die Empfänglichkeit bestimmter, in vitro gezüchteter Zellen für einzelne Enterovirusarten. So vermehren sich die Polio-Viren, die ECHO-Viren und einzelne Coxsackie-Virustypen (d. h. alle Typen der B- und einzelne der A-Gruppe) in Kulturen aus Geweben von Primaten oder bestimmten Affenarten, dagegen sind Gewebekulturen von anderen Säugetieren nicht empfänglich. Reoviren dagegen vermehren sich auch in Nierengewebekulturen von Schweinen, Katzen, Meerschweinchen usw. (*15*).

Als Unterscheidungskriterium der ECHO-Viren in die beiden schon angedeuteten Untergruppen A und B dient die unterschiedliche Empfänglichkeit der Nierengewebekultur von einer afrikanischen Affenart, des Patas-Affen (*14*). Während die

Viren der ECHO-Gruppe A (Typen 1, 2, 3, 5, 6, 11, 13 und 14) sich in diesen Gewebekulturen nicht vermehren, zeigen die ECHO-Typen der B-Gruppe (Typen 7, 8 und 12) eine gute Vermehrungsfähigkeit in diesen Kulturen.

Es muß in diesem Zusammenhang darauf hingewiesen werden, daß die später gefundenen ECHO-Typen, die die Ziffern 15—28 tragen, in ihrer Cytopathogenität für die Patasnieren-Gewebekultur noch nicht untersucht wurden.

Die fehlende Vermehrung einzelner Enterovirusarten in bestimmten Zellkulturen ist offenbar durch unterschiedliche Mechanismen bedingt. Sie kann an

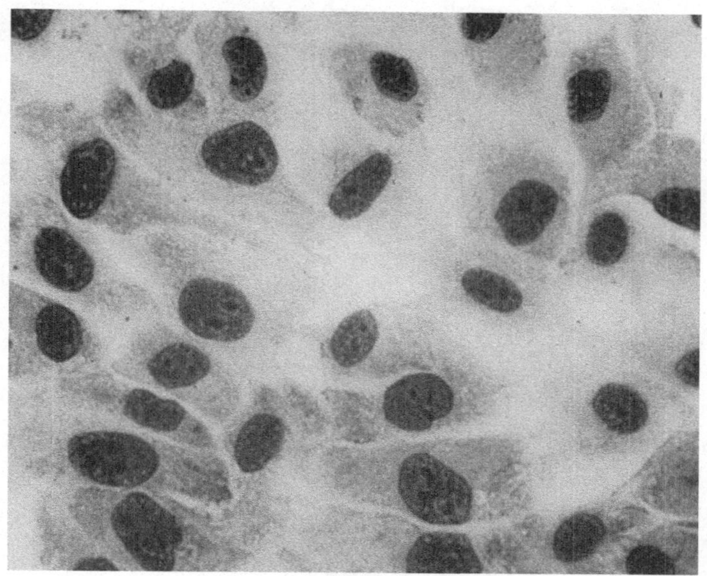

Abb. 3. Normale Affennierengewebekultur.H.-E. 320: 1

einer fehlenden Adsorption der Viren an die Zellen, aber auch anderen, im einzelnen nicht näher bestimmbaren Zellfaktoren während der intracellulären Virusvermehrung nach der Adsorption beruhen.

Ein wesentliches Charakteristikum der Virusvermehrung ist der cytopathologische Effekt. Diese charakteristischen morphologischen Veränderungen der Zelle während der Virusvermehrung in vitro teilen die Enteroviren wiederum in zwei große Gruppen, sofern man einmal die lediglich im diagnostischen Tierversuch nachweisbaren Coxsackie A-Typen aus der Betrachtung ausnimmt.

Der durch Polio-Viren, Coxsackie-Viren und ECHO-Viren hervorgerufene cytopathologische Effekt ist gekennzeichnet durch eine Randverlagerung des Kerns, eine Kernfältelung, eine Abrundung der Zellen und eine schließliche Ablösung der Zellen von der Unterlage als Ausdruck des Zelltodes. In Abb. 3 ist eine normale Affenierengewebekultur wiedergegeben, Abb. 4 zeigt einen charakteristischen cytopathologischen Effekt, der durch Polio-Virus Typ I hervorgerufen wurde. Hiervon unterscheidet sich der durch Reo-Viren hervorgerufene cytopathologische Effekt, der im wesentlichen durch die Bildung mehrkerniger Symplasmen und intracytoplasmatischer Einschlüsse gekennzeichnet ist (Abb. 5).

Die Vermehrungsrate der Viren spiegelt sich auch in der Ausbildung von sicht-
baren Zellnekrosen unter Agar, sog. Plaques, wider. Die Polio-Viren und die cyto-

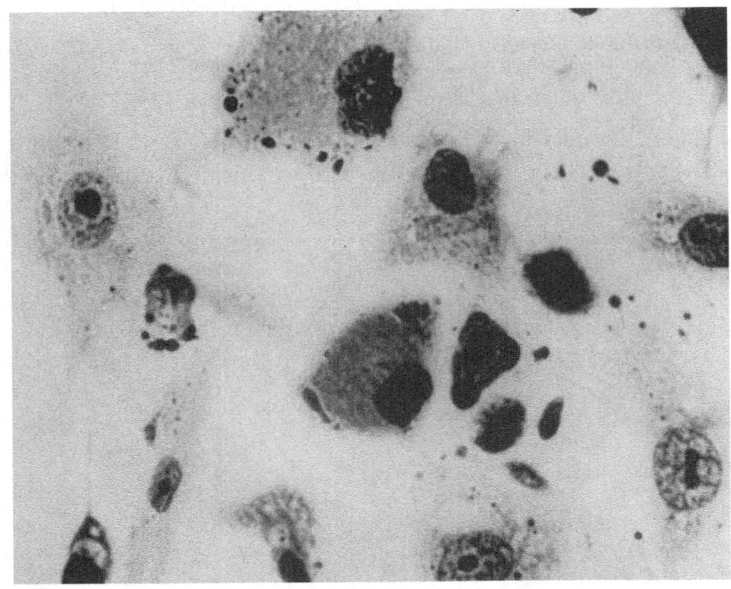

Abb. 4. Affennierengewebekultur nach Beimpfung mit Polio-Virus (Typ I). H.-E., 360:1

pathogenen Coxsackie-Virustypen rufen große, glatt begrenzte, in sich homogene
Plaques hervor; das gleiche gilt für einen Teil der ECHO-Viren, nämlich die

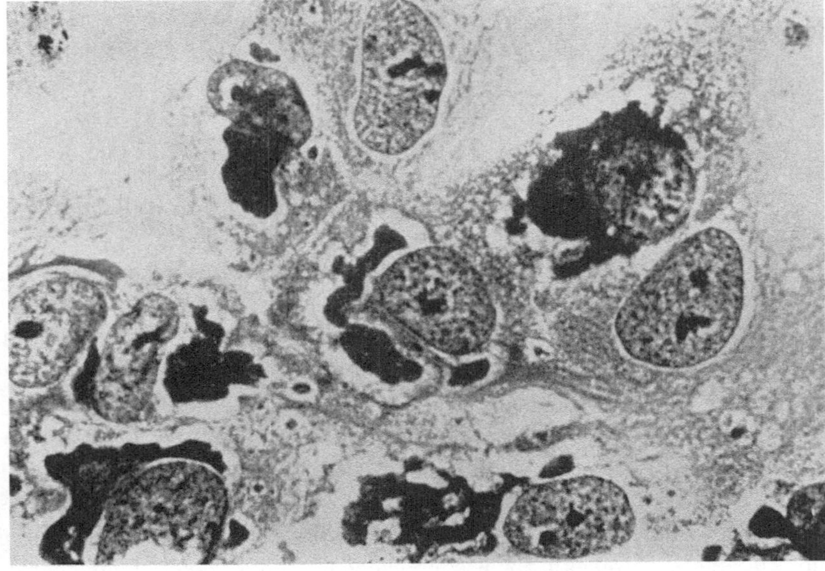

Abb. 5. Affennierengewebekultur nach Beimpfung mit Reo-Virus (Typ SA-3). 960:1 (nach MALHERBE und HARWIN)

bereits oben angeführten ECHO-Viren der Gruppe B, d. h. die Typen 7, 8 und 12.
Die ECHO-Viren der Gruppe A rufen dagegen unscharf begrenzte, kleine und

inhomogene Plaques auf Rhesus-Affennierengewebekultur hervor (*13*). Durch die Plaquemorphologie hat man also eine weitere Differenzierungsmöglichkeit in der Hand (Abb. 6).

Bei der Besprechung der *Wechselbeziehung Virus — Organismus* müssen zwei verschiedene Gesichtspunkte unterschieden werden, einmal die Erkrankung des natürlichen Wirtes dieser Enteroviren, d. h. des Menschen und andererseits die experimentelle Infektion von Tieren. Wie weit erlauben charakteristische klinische Syndrome oder pathognomonische Symptome der Erkrankung des Menschen eine Charakterisierung einzelner Virusarten? Das klinische Bild der Poliomyelitis mit den charakteristischen Lähmungen vom Vorderhorntyp diente ja ursprünglich als taxonomisches Kriterium der Polio-Viren. Es erscheint aber nach unseren heutigen Kenntnissen zweifelhaft, wie weit selbst dieses klinisch wohl umschriebene Krankheitsbild noch eine ätiologische Krankheitseinheit darstellt. Darüber hinaus verbietet auch die Epidemiologie der Enteroviren — nur ein geringer Prozentsatz der Infektionen mit diesen Erregern führt ja zu klinisch faßbaren Funktionsstörungen — eine Verwendung dieser Gesichtspunkte in der Taxonomie.

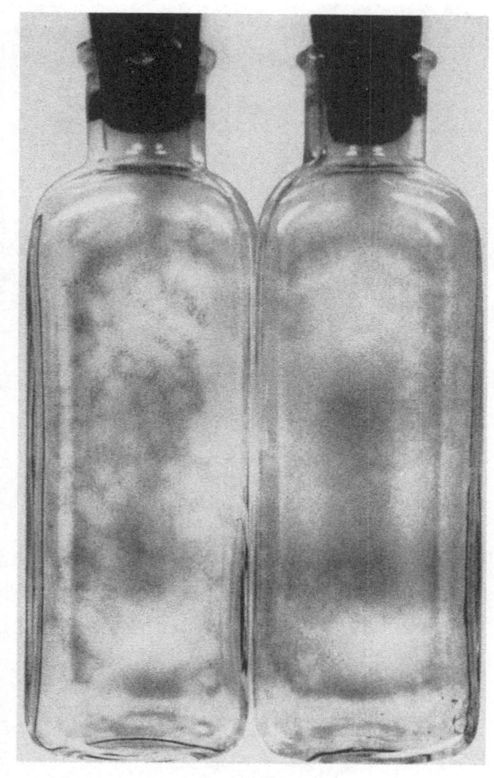

Abb. 6. Ausbildung von Plaques nach Beimpfung mit Echo-Virus Typ 12 (linke Flasche) und Echo-Virus Typ 1 (rechte Flasche)

Die Erkrankung des experimentell infizierten Tieres ist dagegen für die Systematik der Enteroviren wesentlich. Hier muß zunächst an die Pathogenität der Polio-Viren für Affen erinnert werden (*18*); diese Tiere stellten ja lange Zeit das einzige Substrat für die Isolierung intestinaler Viren dar. Die zweite große Gruppe der Enteroviren, die Coxsackie-Viren, sind definitionsgemäß ausschließlich pathogen für saugende Mäuse. Sie rufen nach experimenteller Infektion in diesen Tieren charakteristische Läsionen hervor, die eine Unterteilung in die Untergruppen A und B erlauben (*6, 7*). Während die Viren der Gruppe A zu ausgedehnten Muskelnekrosen mit entsprechenden entzündlichen Veränderungen der quergestreiften Muskulatur führen (Abb. 7), geben die Viren der Gruppe B zu fokaler Myositis, Fettgewebsnekrosen (Abb. 8) und encephalitischen Veränderungen neben anderen, weniger regelmäßig vorkommenden Organveränderungen Veranlassung.

In diesem Zusammenhang muß darauf aufmerksam gemacht werden, daß die anfänglich angenommene ausschließliche Pathogenität der Coxsackie-Viren für saugende Nagetiere sich in dieser Form als nicht zutreffend herausgestellt hat, nachdem gezeigt werden konnte, daß zahlreiche Stämme verschiedener Serotypen (z. B. Coxsackie A 7, A 14, verschiedene Typen der Coxsackie-B-Gruppe) in der Lage sind, auch bei experimenteller Infektion von Rhesusaffen einen entzündlichen Prozeß im Zentralnervensystem hervorzurufen.

Bei den Coxsackie-Viren zeigt sich aber deutlich die Problematik der Anwendung von Pathogenitätskriterien in der Taxonomie überhaupt. Es muß in diesem Zusammenhang an die ausgedehnte Meningitis-Epidemie der Jahre 1956/57 erinnert werden, die durch ein Enterovirus hervorgerufen wurde, das sich als pathogen für saugende Mäuse erwies (*17*), in seiner Antigenstruktur aber identisch mit dem ECHO-Typ 9 war, d. h. einem nach damaligen Untersuchungsbefunden nicht tierpathogenen Virus (*21*). Die Mäusepathogenität des ECHO-Typ 9 erwies sich also — wie auch bei anderen Enterovirusarten — als eine inkonstante, in Epidemieabläufen und auch in der Geschichte des einzelnen

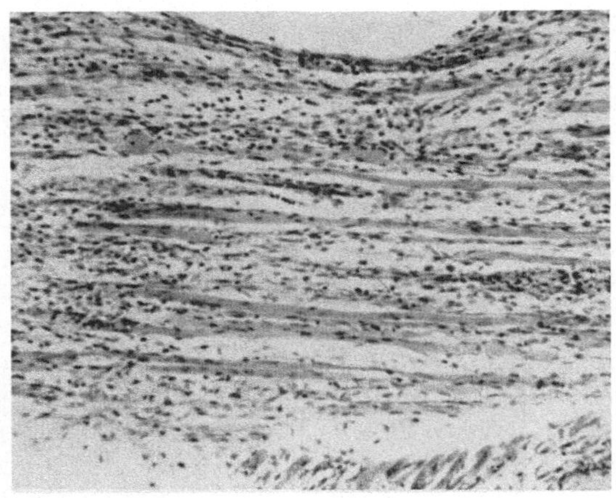

Abb. 7. Saugende Maus, ausgedehnter Untergang der quergestreiften Muskulatur nach Verimpfung eines Virusstammes der Coxsackie A-Gruppe. H.-E., 150:1 (nach Lennartz, Maass und Kersting)

Typs wechselnde und zudem durch Labormanipulationen auch wandelbare Eigenschaft des Virus (*24*). Hinzu kommt, daß diese elektive Pathogenität für saugende Mäuse nicht auf die Coxsackie-Viren begrenzt ist. Reo-Viren führen zu Veränderungen im Sinne der Coxsackie B-Gruppe (*25*); andere Viren, die auf Grund ihres Übertragungsmodus nicht zur Enterovirusgruppe gezählt werden können, wie das Virus der Maul- und Klauenseuche, der Erreger des Denguefieber und des Pappatacifieber sind ebenfalls elektiv pathogen für saugende Mäuse (*24*). Und schließlich, wenn man die Pathogenitätskriterien konsequent anwendet, so sind die abgeschwächten Polio-Virusstämme, die ihre Affenpathogenität verloren haben, keine Polio-Viren mehr.

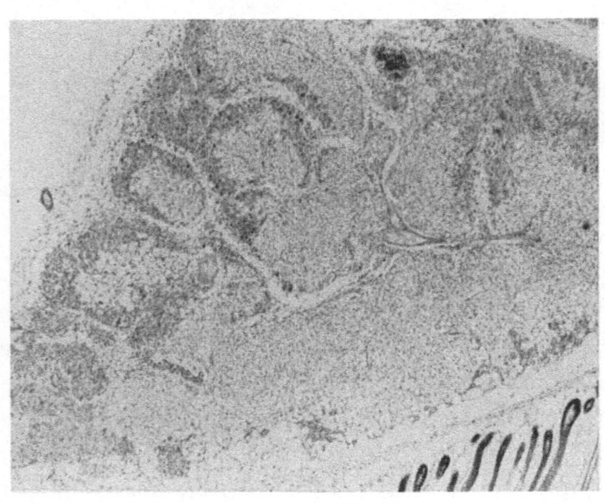

Abb. 8. Saugende Maus, Nekrosen im Nackenfett nach Verimpfung eines Virusstammes der Coxsackie B-Gruppe. H.-E., 20:1 (nach Lennartz, Maass und Kersting)

Es wäre also sicher folgerichtig, wenn man die Unterteilung der Enteroviren nach Pathogenitätskriterien fallen lassen würde und sich auf die Verwendung der Antigenität als alleinigem taxonomischen Kriterium beschränken würde, wobei die anhand ihrer serologischen Merkmale definierten Enterovirustypen einfach fortlaufend katalogisiert würden. Ein entsprechender Vorschlag wurde schon vor Jahren gemacht (*22*), fand aber nicht die allgemeine Zustimmung, so daß heute die Überführung eines Virusstammes von der ECHO-Gruppe in die Coxsackie-Gruppe oder umgekehrt Gegenstand langer Debatten ist. So wurde vorgeschlagen, den vorhin erwähnten Typ ECHO 9 in die Coxsackie A-Gruppe zu übernehmen und als Serotyp 23 zu registrieren (*28*).

Betrachtet man jetzt als letztes die *Wechselwirkung Virus — Bevölkerung* oder mit anderen Worten: das epidemiologische Verhalten eines Virus, so zeigen die

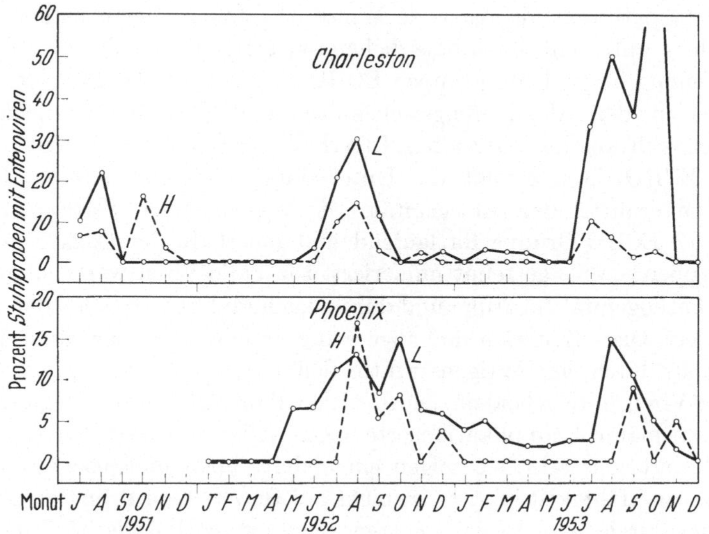

Abb. 9. Prozentsatz von Stuhlproben, die in dem angegebenen Versuchszeitraum in den Ortschaften Charleston, W. Va. und Phoenix, Ariz. Enteroviren enthielten. Die Untersuchungen wurden getrennt in Bevölkerungsteilen mit hohem (*H*) und niedrigem (*L*) Lebensstandard durchgeführt. (Nach Melnick umgezeichnet)

Polio-, Coxsackie- und ECHO-Viren die gleichen Charakteristika. Die deutliche Häufung von Infektionen durch diese Viren in den Sommer- und Herbstmonaten zeigt Abb. 9. Die gleichsinnige Häufung der Poliomyelitiserkrankungen ist ja allgemein bekannt; die Ursachen dieser Saisonverteilung sind im übrigen unbekannt.

Wieweit die Reo-Viren sich von diesem Verhalten unterscheiden, ist noch nicht geklärt. Nach orientierenden Untersuchungen scheinen die durch diese Virusgruppe hervorgerufenen Erkrankungen keinen Sommer-Herbstgipfel, sondern einen Frühjahrsgipfel aufzuweisen (*25*).

Faßt man die verschiedenen Merkmale zusammen, die zur *Systematik der Enteroviren* in die Gruppen: Polio-Viren, Coxsackie-Viren mit den Untergruppen A und B, ECHO-Viren mit den Untergruppen A und B und Reo-Viren verwendet werden, so ergibt sich folgendes Bild:

Die Enteroviren im engeren Sinne, d. h. die Polio-, Coxsackie- und ECHO-Viren besitzen ihre primären Vermehrungsorte im menschlichen Magendarmtrakt, die Größe ihres infektiösen Prinzips beträgt etwa 27 mμ, in ihrem epidemiologischen Verhalten zeigen sie den bekannten Sommer-Herbstgipfel der Häufigkeitsverteilung. Sieht man einmal von den nicht-cytopathogenen Coxsackie A-Typen ab, so erweisen sich für die übrigen Virustypen der drei genannten Arten nur die in vitro gezüchteten Zellen von Primaten oder bestimmten Affenarten als empfänglich. Die mit der Virusvermehrung in vitro einhergehenden Zellveränderungen, der sog. cytopathologische Effekt, weist für alle drei Arten die gleichen Charakteristika auf.

Die Gruppierung in die genannten drei Arten erfolgt nach Pathogenitätskriterien. Die Viren der Coxsackie-Gruppe sind, mit den oben angegebenen Einschränkungen, elektiv pathogen für saugende Mäuse, das pathologisch-anatomische Substrat der durch diese Viren hervorgerufenen Erkrankung der Tiere dient zur Unterteilung in die beiden Untergruppen A und B. Die ECHO-Viren sind dagegen nicht pathogen für saugende Mäuse und andere Versuchstiere, sie vermehren sich — außerhalb ihres natürlichen Wirtes — nur in der Gewebekultur. Die Unterteilung in die Untergruppen ECHO A und B erfolgt nach der Plaquemorphologie in der Affennierengewebekultur und der Empfänglichkeit von Nierengewebekulturen des Patasaffen. Innerhalb der Coxsackie A- und B-Gruppe sowie der ECHO-Viren erfolgt die Unterteilung nach der mit serologischen Methoden zu ermittelnden Antigenität. Die verschiedenen Serotypen werden innerhalb der ECHO-Gruppe fortlaufend und innerhalb der Coxsackie A- und B-Untergruppen jeweils getrennt numeriert. Die Polio-Viren waren ursprünglich durch ihre Pathogenität für Affen und durch das Krankheitsbild der Poliomyelitis charakterisiert. Diese Kriterien sind aber wenig sinnvoll, man sieht diese Viren am einfachsten als durch ihre Antigenstruktur definiert an.

Die Reo-Viren unterscheiden sich in vielen Punkten von den genannten drei Arten. Ihre primären Reduplikationsorte liegen außer im Intestinaltrakt offenbar auch im Respirationstrakt, sie zeigen ein anderes epidemiologisches Verhalten, ihre Vermehrungsfähigkeit in vitro ist nicht auf Gewebe von Primaten oder Affen begrenzt, der durch diese Viren hervorgerufene cytopathologische Effekt unterscheidet sich grundsätzlich von dem, der für die drei anderen Gruppen charakteristisch ist. Die Größe der infektiösen Partikel beträgt etwa 70—80 mμ, innerhalb dieser Gruppe erfolgt die Unterteilung in Typen ebenfalls wieder nach serologischen Merkmalen; die drei z. Z. bekannten Serotypen weisen ein gemeinsames Komplement-bindendes Antigen auf.

Abschließend darf festgestellt werden, daß die taxonomischen Kriterien aus verschiedenen Bereichen gewählt wurden; sie geben z. T. Eigenschaften des Viruspartikels an, zum anderen kennzeichnen sie Eigenarten der Viruszellbeziehung u. ä.

Unklarheiten und Überschneidungen in der Taxonomie der Enteroviren sind hierdurch unvermeidlich. Im wesentlichen läßt die Systematik aber die Isolierungsmethode erkennen, die einmal zum Auffinden der betreffenden Virusart geführt hatte. Wenn man bedenkt, daß die Verwendung neuer Methoden in der Virologie jeweils mit dem Auffinden neuer Gruppen intestinaler Viren verbunden war — so lange lediglich Affen benutzt wurden, kannte man nur die Polio-Viren, durch die Verwendung saugender Mäuse erhielt man von den Coxsackie-Viren Kenntnis, die Verwendung der Gewebekultur ließ die große Zahl von ECHO- und Reo-Viren erkennen — wenn man sich das vergegenwärtigt und außerdem berücksichtigt, daß auch bei zahlreichen Tierarten enterale Viren gefunden wurden, so zeigt dies alles, daß die Lehre von den intestinalen Viren sich erst im Beginn eines noch nicht übersehbaren Weges befindet.

Literatur

1. ALEXANDER, H. E., G. KOCH, J. M. MOUNTAIN, K. SPRUNT and O. VAN DAMME: Virology 5, 172 (1958).
2. BENYESH, M., E. C. POLLARD, E. M. OPTON, F. L. BLACK, W. D. BELLAMY and J. L. MELNICK: Virology 5, 256 (1958).
3. BLACK, F. L.: Virology 5, 391 (1958).
4. Committee on the enteroviruses: Natl. Foundat. Inf. Paral.: Amer. J. publ. Hlth 47, 1556 (1957).
5. COLTER, J. S.: V. Internat. Poliom. Congr., Kopenhagen 1960.
6. DALLDORF, G.: Münch. med. Wschr. 94, 2113 (1952).
7. — Ann. Rev. Microbiol. 9, 277 (1955).
7a. DREES, O.: Unveröffentlicht.
8. ELFORD, W. J.: In Handbuch der Virusforsch. (Herausgeb. R. DOERR u. C. HALLAUER) Bd. 1. Wien 1938.
9. GOLDFIELD, M., S. SRIHOMGSE and J. P. FOX: Proc. Soc. exp. Biol. (N. Y.) 96, 788 (1957)
10. HERSHEY, A. D., and M. CHASE: J. gen. Physiol. 36, 39 (1956).
11. HOLLAND, J. J., L. C. MCLAREN and J. T. SYVERTON: J. exp. Med. 110, 65 (1959).
12. — — — Proc. Soc. exp. Biol. (N. Y.) 100, 843 (1959).
13. HSIUNG, G. D., and J. L. MELNICK: J. Immunol. 78, 128 (1957).
14. — — J. Immunol. 78, 137 (1957).
15. — Proc. Soc. exp. Biol. (N. Y.) 99, 387 (1958).
16: KARZON, D. T.: Spec. Publ. N. Y. Acad. Sci. 5, 388 (1957).
17. LENNARTZ, H., G. MAASS u. G. KERSTING: Klin. Wschr. 35, 327 (1957).
18. MAGNUS, H. v.: J. H. S. GEAR and J. R. PAUL: Virology 1, 185 (1955).
19. MALHERBE, R., and R. HARWIN: Brit. J. exp. Path. 38, 539 (1957).
20. MELNICK, J. L.: Ann. N. Y. Acad. Sci. 61/4, 737 (1955).
21. — IV. Internat. Poliom. Congr., Genf 1957.
22. — Ann. N. Y. Acad. Sci. 53/3, 587 (1953).
23. POLLARD, E. C.: The physics of viruses. New York 1953.
24. SABIN, A. B.: Ann. N. Y. Acad. Sci. 67/8, 209 (1957).
25. — Science 130, 1387 (1959).
26. SCHAFFER, F. L., and C. E. SCHWERDT: Advanc. Virus Res. 5, 151 (1959).
27. SCHWERDT, C. E.: IV. Internat. Poliom. Congr., Genf 1957.
28. SICKLES, G. M., M. MUTTERER and H. PLAGER: Proc. Soc. exp. Biol. (N. Y.) 102, 742 (1959).
29. WIGAND, R.: Zbl. Bakt. I. Abt. Orig. 177, 504 (1960).

Die Encephalitisviren*

Von

HANS MORITSCH (Wien)

Im Gegensatz zu der Poliomyelitis und den durch andere Enteroviren hervorgerufenen Infektionen des Zentralnervensystems (ZNS) nehmen die „Encephalitis"-Viren eine Sonderstellung ein. Abgesehen von rein taxonomischen Kriterien besteht vor allem vom Standpunkt des Klinikers gesehen der Hauptunterschied gegenüber den Enteroviren in deren Übertragungsvorgang auf den empfänglichen Menschen.

Dieser Vorgang wird im allgemeinen durch Arthropoden vermittelt, die hierzu in einen bestimmten Cyclus eingeschaltet sind. Die Entdeckung eines derartigen Cyclus geht dabei auf FINLAY im Jahr 1881 zurück, der erstmalig die Übertragungsweise des Gelbfiebers durch Aedes richtig erkannte und dessen These dann durch REED et al. im Jahr 1900 schließlich verifiziert werden konnte.

Seither hat man schon etwa 130 neue Viren entdeckt, die durch Arthropoden übertragen werden und die man heute nach einer aus dem Englischen entnommenen Abkürzung der Einfachheit halber in toto als „ARBOR (= ARthropod-BORne)"-Viren bezeichnet.

Diese Viren besitzen zum größten Teil gemeinsame Gruppen-Antigene, so daß es mit Hilfe des Hämagglutinations-Hemmungstestes (HHT) relativ einfach möglich ist, eine Gruppeneinteilung vorzunehmen. Bisher konnte man schon 4 Gruppen aufstellen, nämlich A, B, C und die Bunyamwera-Gruppe; allerdings gibt es noch eine Reihe von ARBOR-Stämmen, die sich in diese serologische Ordnung nicht einteilen lassen, so daß man in Zukunft nicht nur mit der Isolierung neuer Stämme, sondern auch mit der Aufstellung neuer Gruppen wird rechnen müssen.

Von diesen 130 ARBOR-Viren, die zum größten Teil aus tropischen und subtropischen Regionen stammen und deren Pathogenitätsspektrum insbesondere im Hinblick auf die Erkrankungen der Menschen noch wenig erforscht ist, interessiert uns hier in Mitteleuropa im Zusammenhang mit menschlichen Erkrankungen des ZNS nur der Erreger der *Frühsommer-Meningo-Encephalitis* (FSME).

Dieses Virus gehört neben den bekannten viscerotropen Viren des Gelbfiebers, der Dengue sowie anderen neurotropen Viren der japanischen B-, australischen Murray-Valley und der amerikanischen St. Louis-Encephalitis zur ARBOR-Gruppe B und ist im Antigenaufbau nahezu identisch mit den in Omsk und in Indien isolierten Viren des Hämorrhagischen Fiebers (s. Tab. 1).

Unter natürlichen Bedingungen wird dieses Virus vor allem durch Zecken, hier in Mitteleuropa durch Ixodes ricinus, auf wild lebende, aber auch domestizierte Groß- und Kleintiere übertragen, ohne daß die Zecken und die befallenen Wirtstiere daran erkranken.

---

* Aus dem Hygiene-Institut der Universität Wien.

Tabelle 1. *Arbor-Viren.* (Nach CASALS 1960). Gruppe B

Name oder Laboratoriums-Bezeichnung	Ort der Isolierung
Bat Salivary Gland (Rio Bravo)	USA
Bussuquara	Belem (Brasilien), Kolumbien
Dengue, Typ 1	Hawaii, Neu-Guinea, Japan, Indien, Malaya
Dengue, Typ 2	Neu-Guinea, Indien, Trinidad, Thailand
Dengue, Typ 3	Philippinen-Inseln
Dengue, Typ 4	Philippinen-Inseln
Ilheus	Brasilien (Ilheus, Belem), Trinidad, Honduras
Japonica B	Japan, östlich Asien von der Sowjet-Union bis Malaya, Indien, Guam
Modoc	USA (Kalifornien)
Murray Valley Encephalitis	Australien, Neu-Guinea
Ntaya	Uganda
Spondweni	Süd-Afrika
St. Louis	USA, Trinidad, Panama
Truthahn Meningo-Encephalitis	Israel
Uganda S	Uganda
Wesselbron	Süd-Afrika
West-Nil	Uganda, Süd-Afrika, Ägypten, Israel, Indien
Gelbfieber	Afrika, Zentral- und Süd-Amerika, Trinidad
Zika	Uganda, Nigeria
AMM 1775	Malaya
SA H 336	Süd-Afrika (ähnlich Uganda S)
Frühsommer-Meningo-Encephalitis (FSME)	Nord-, Mittel- und Ost-Europa
Kyasanur Forest Disease (KFD)	Indien
Langat (TP 21)	Malaya
Louping ill	Großbritannien
Omsker Hämorrhagisches Fieber	Sowjet-Union
Powassan	Kanada, USA (?)

Im einzelnen spielt sich dieser Vorgang so ab, daß eine Zecke während einer Blutmahlzeit an einem Vertebraten, der sich gerade im Stadium der Virämie befindet, das Virus mit dem Blut einnimmt; die Zecke verdaut dann fermentativ das Blut und verwandelt sich in das nächsthöhere Entwicklungsstadium (Larve → Nymphe → Imago), um dann neuerdings — in jedem Stadium aber nur einmal (!) — ein Wirbeltier zwecks Blutmahlzeit zu befallen. Das Virus hat aber die Metamorphose wahrscheinlich intracellulär überdauert und kann im nächsten Stadium — auch wenn ein ganzer Winter dazwischen liegt — mit dem Stich auf den nächsten Wirt abgegeben werden. Die Zecke bleibt aber infiziert und kann das Virus auch auf die folgende F_1-Generation transovariell übertragen.

Die Infektion des Wirbeltieres führt nach einigen Tagen zur Virämie und auch zur Ausscheidung durch die Milch, so daß auch auf diesem alimentären Weg eine Infektion der Jungtiere, aber auch des Menschen, möglich ist. Nach der Infektion erwirbt das Tier eine solide Immunität, die bei neuerlichem Stich durch eine infizierte Zecke eine konsekutive Virämie, wie auch eine Ausscheidung durch die Milch unterdrückt.

Die Ausscheidung des Virus kann bei den Zecken durch den Stich und durch den Kot, bei den Wirbeltieren und auch bei Menschen — selbst nach alimentärer Infektion — nur durch die Milch erfolgen.

Eine Ausscheidung durch die Exkremente — ähnlich wie bei den Enteroviren — gibt es nicht, da alle ARBOR-Viren Galle-empfindlich sind und daher gegebenenfalls sehr rasch schon im Darm inaktiviert werden. Eine Isolierung des Virus aus dem Stuhl ist daher auch nicht zu erwarten und auch noch nicht gelungen. Dies ist

im Zusammenhang mit der Verbreitung des Virus von wesentlicher Bedeutung, da
somit eine Kontaktinfektion von Mensch zu Mensch mit einer Steigerung bis zur
Epidemie, wie man es von den Enteroviren her kennt, bei ARBOR-Viren nicht
möglich ist. Hier hat man also einen andersartigen — an die Entwicklung der
Zecken gebundenen — epidemiologischen Ablauf der Infektion zu erwarten.

Das *klinische Bild* der Erkrankung des Menschen spielt sich wie bei anderen
neurotropen Infektionen in zwei Phasen ab. Nach einer Inkubationszeit von
1—2 Wochen entwickelt sich ein virämisches Stadium mit sehr uncharakteristischen Symptomen, wie z. B. Schmerzen im Kopf, Wirbelsäule, Gelenken und Muskeln, Katarrhe der Conjunctiva, Nasen- und Rachenschleimhaut, mit einer mäßigen
Temperaturerhöhung.

Die erste Phase dauert 2–4 Tage, um wieder völlig abzuklingen und in ein
symptomloses Intervall bis zum Beginn der Phase 2 überzugehen; es können aber
auch die Beschwerden andauern und an Intensität sogar zunehmen, um dann mit
Beginn der zweiten Phase ihr Maximum zu erreichen. Im Durchschnitt ist der
Beginn der zweiten Phase 12 Tage nach dem Beginn der Phase 1 anzusetzen. Diese
zweite Phase setzt u. a. akut mit hohem Fieber und heftigen Kopf- und Rücken-
schmerzen mit beginnender Nackensteifigkeit, evtl. mit Schwindelgefühl und Erbrechen, ein. Die weitere Entwicklung hängt nun von der Schwere des Krankheitsbildes ab, das vom klinischen Standpunkt aus eine meningitische, encephalitische
und paralytische Verlaufsform annehmen kann.

Diese Verlaufsformen sind aber keinesfalls per se spezifisch, sondern unterscheiden sich von den anderen durch neurotrope Viren hervorgerufenen Erkrankungen des menschlichen ZNS nur durch ihre Ätiologie. Es soll daher in diesem
Zusammenhang nur insofern darauf näher eingegangen werden, als man etwas
Besonderes daraus ableiten kann. Dazu gehört die *Altersverteilung*:

Tabelle 2. *Altersverteilung der FSME sowie aller anderen Virusinfektionen des ZNS im Bezirk*
Neunkirchen 1956—1959

	FSME			alle anderen Virusinfektionen des ZNS		
	meningitisch	encephalitisch	paralytisch	meningitisch	encephalitisch	paralytisch
0—10	8	—	—	12	3	5
11—20	8	7	—	19	4	1
21—30	6	4	—	9	5	2
31—40	6	7	—	6	2	1
41—50	10	17	1	—	2	—
51—60	4	14	1	3	4	—
61—70	1	4	1	—	3	—
71—80	—	1	1	—	1	—
81—90	—	—	1	—	—	—
	43	54	5	49	24	9

Wie man aus der Tab. 2 entnehmen kann, scheint die Entwicklung der Verlaufsform, insbesondere die Zunahme der Komplikationshäufigkeit, vom Alter der
Patienten direkt abzuhängen. Man hat bis zum 40. Lebensjahr vor allem mit einer
meningitischen, vom 40.—60. Lebensjahr mit einer encephalitischen und vom
60. Lebensjahr an mit einer paralytischen Verlaufsform zu rechnen. Im Gegensatz
dazu zeigen die im gleichen Bezirk auftretenden virusbedingten Infektionen des

ZNS anderer Ätiologie, insbesondere hervorgerufen durch Enteroviren, nicht diese Altersabhängigkeit. Während das Durchschnittsalter für FSME mit 38,2 Jahren ermittelt wurde, lag das Durchschnittsalter der anderen Infektionen bei 23,4 Jahren, mit einem signifikanten Mittelwertsunterschied von 14,8 Jahren ($t = 5,7$ $p < 0,01$). Dies ist wohl auch auf die Unterschiede im Infektionsmodus und in der Durchseuchungsgeschwindigkeit zurückzuführen und weist darauf hin, daß die Menschen im Endemiegebiet relativ spät ihre erste Infektion mit dem neurotropen FSME-Virus erleben. Dafür spricht auch die niedrige Durchseuchungsrate der gesunden Bevölkerung, die angeblich noch nie eine Erkrankung des ZNS durchgemacht hatte und bei der nur in 14% der untersuchten Fälle neutralisierende Antikörper gefunden wurden. Man hat daher Grund zur Annahme, daß das FSME-Virus nicht so gutartig wie die Enteroviren eine Bevölkerung durchseuchen kann. Ob das am Virus selbst liegt oder nur an dem Umstand, daß das FSME-Virus — im Gegensatz zu den Enteroviren — auf Grund des besonderen Übertragungsmodus erst relativ ältere Menschen erstmalig infiziert, kann daraus nicht mit Sicherheit geschlossen werden. Auf jeden Fall steht aber fest, daß die Komplikationsbereitschaft im ZNS mit zunehmendem Lebensalter steigt. Die Letalität schwankt in Europa von 1 bis 5% und beträgt auf Grund der eigenen Untersuchungen in Niederösterreich 3,9%.

Eine *spezifische Therapie* gibt es wie bei anderen neurotropen Virusinfektionen nicht. Ebensowenig hat sich auch die Applikation von Antikörpern in Form von Rekonvaleszentenserum oder Hyperimmunglobulin zum Zeitpunkt der klinischen Ausfallserscheinungen im ZNS bewährt; dies ist nicht verwunderlich, da zu diesem Zeitpunkt immer auch neutralisierende Antikörper im Patientenserum schon nachgewiesen werden, so daß eine weitere Zufuhr von Antikörpern auch vom theoretischen Standpunkt aus nicht angezeigt erscheint. Ansonsten erstreckt sich die Therapie auf rein symptomatische Maßnahmen, angefangen von der Lumbalpunktion bis zur physikalischen Wiederherstellungstherapie, und unterscheidet sich in keiner Weise von den sonst bei Erkrankungen des ZNS üblichen Gepflogenheiten.

Eine Diagnose der Erkrankung ist — wie auch schon aus dem Erwähnten ersichtlich — auf der Basis klinischer Untersuchungen nicht möglich. Zwar wird der erfahrene Kliniker bei den encephalitischen und paralytischen Verlaufsformen manchmal schon rein gefühlsmäßig einen gegenüber Poliomyelitis unterschiedlichen Verlauf erkennen, so z. B. ist bei der paralytischen Form die Schultergürtelmuskulatur gegenüber den Muskeln der unteren Extremitäten bevorzugt befallen, jedoch kann man auf Grund der klinischen Symptome allein eine *sichere* Abgrenzung der beiden Infektionen nicht vornehmen. Bei der meningitischen Form ist auch eine Präzisierung des klinischen Verdachtes nicht möglich.

Auch durch *pathologisch-histologische Untersuchungen* konnte diese FSME ursprünglich nicht als eine Infektion sui generis diagnostiziert werden. Wenn ein Patient — meist unter dem Bild einer Landryschen Paralyse — ad exitum kam, dann fand der Pathologe genauso wie bei Poliomyelitis die entzündlichen Veränderungen in der grauen Substanz des ZNS. Da die virologische Untersuchung derartiger Fälle erst in der letzten Zeit obligat ist, wurden in den vergangenen Jahrzehnten alle diese Fälle als Poliomyelitis gedeutet. Das führte sogar in dem niederösterreichischen Endemiegebiet von Neunkirchen, in welchem diese Erkrankung schon seit 1927 durch SCHNEIDER und später durch KRAUSLER regel-

mäßig beobachtet und registriert wurde, zu der Vorstellung, daß diese damals erstmalig in Mitteleuropa beobachtete Erkrankung nur als „Meningitis serosa" auftreten könne, da die schwer verlaufenden Fälle, insbesondere jeder Exitus, als
Poliomyelitis diagnostiziert wurden. Mittlerweile gelang es in systematischer Zusammenarbeit zwischen Virologen und Neurohistologen auch auf Grund patholo-
gisch-histologischer Kriterien, eine Differentialdiagnose der FSME aufzubauen.
Zum Unterschied von der bisher üblichen Routineuntersuchung verlangt aber diese
Differentialdiagnose die genaue Übersicht über das topische Läsionsschema. Das
heißt, es genügt nicht nur die histologische Untersuchung einzelner Anteile des
ZNS, sondern es muß das ZNS in toto in Formalin fixiert und die Schnittführung
so angelegt werden, daß man nicht nur ein Bild über qualitative Veränderungen
gewinnt, sondern auch aus den einzelnen Präparaten exakte Rückschlüsse über
Topik und Quantität der Läsionen ziehen kann. Auf diese Weise kann man nach-
stehendes Verteilungsschema der Läsionen durch Infektion mit FSME- bzw.
Poliomyelitis-Virus unterscheiden (Tab. 3).

Tabelle 3

Region	FSME	Poliomyelitis
Rückenmark .	Keine verläßlichen Unterschiedskriterien	
Hirnstamm . .	Keine verläßlichen Unterschiedskriterien	
Kleinhirn . . .	ausgedehnte und gleichförmige Läsionen in den zentralen Kernen und in der *ganzen Rinde*	Läsionen in den zentralen Kernen und in der Rinde des Unter- wurmes
Stammganglien	Keine verläßlichen Unterschiedskriterien	
Großhirn . . .	nicht obligatorisch befallen, dann aber diffuse Läsionen über die ganze Rinde und das subcorticale Mark	Konstanter Befall auf motorische Frontalregion beschränkt

Daraus geht hervor, daß man — insbesondere bei Berücksichtigung der Veränderungen in der Klein- und Großhirnrinde — Unterschiede gegenüber einer
Poliomyelitis auch histologisch schon erkennen kann.

In allen anderen Fällen kann eine sichere Diagnose nur durch *gezielte virologisch-
serologische Untersuchungen* gestellt werden. Eine Virusisolierung ist während der
ersten virämischen Phase aus dem Blut und im Fall eines Exitus aus dem Parenchym des ZNS möglich. Da man aber die Phase 1 im allgemeinen nur retrospektiv
aus der Anamnese des Patienten erfährt und die Letalität sehr gering ist, spielt die
Isolierung — im Gegensatz zur Diagnostik der Enteroviren — nur eine unter-
geordnete Rolle. Für die Praxis bleibt daher nur die serologische Diagnostik übrig,
und zwar Neutralisationsversuch und KBR, die man heute unter Einsatz geeigne-
ter Zellgewebekulturstämme auch routinemäßig schon mit Erfolg durchführen
kann. Dabei hat sich folgendes Verfahren in Niederösterreich bewährt:

Vom Patienten wird

1. sofort nach der Einweisung in das Krankenhaus,
2. im Abstand von 8—10 Tagen und
3. zum Zeitpunkt der Entlassung,

also mindestens dreimal, Blut steril abgenommen und per Post dem Hygiene-
Institut zugesandt. Das erste Serum wird sofort in einer Verdünnung 1 : 5 und

1:40 auf Gehalt an neutralisierenden Antikörpern gegen 100–300 $TCID_{50}$ eines FSME-Stammes untersucht. Findet man auch in einer Verdünnung 1:5 keine neutralisierenden Antikörper, dann kann eine FSME mit Sicherheit ausgeschlossen werden, da bei einer FSME auch am ersten Tag der Phase 2 immer schon der Nachweis neutralisierender Antikörper im Serum gelingt. Im positiven Fall wird mit den restlichen Sera eine quantitative Untersuchung im Neutralisationsversuch und in der KBR angestellt. Dies ist notwendig, um zu klären, inwieweit der im ersten Serum gefundene Titer neutralisierender Antikörper in einen kausalen Zusammenhang mit der gerade bestehenden oder mit einer längst durchgemachten Infektion zu bringen ist. In sehr vielen Fällen übersteigt ein anamnestischer Titer im Neutralisationstest nicht die Verdünnung 1:40 und bleibt in der KBR negativ, so daß man im allgemeinen mit Hilfe dieser serologischen Untersuchung eine sichere Diagnose stellen kann.

Einen unterstützenden Hinweis für die Verdachtsdiagnose können auch *epidemiologische Unterlagen* liefern. Dazu gehört die jahreszeitliche und geographische Häufung der Erkrankungsfälle.

Es gehört zu einem besonderen epidemiologischen Charakteristikum, daß – zumindest hier in Mitteleuropa – die FSME in den Monaten Mai und Juni und mit einem Maximum im Juli auftritt, um dann in der zweiten Jahreshälfte gegenüber den anderen zahlenmäßig dominierenden Infektionen, insbesondere durch Enteroviren, fast völlig zu verschwinden. Dies hängt mit der eigenartigen Verbreitung des Virus in der Natur und seiner Abhängigkeit von den Zecken zusammen, so daß daher auch die Bezeichnung „Frühsommer-Meningo-Encephalitis" durchaus korrekt erscheint. Diese Abhängigkeit von den Zecken wird besonders deutlich, wenn man in diesen Monaten alle Patienten eines Krankenhauses nach vorausgegangenen Zeckenstichen befragt. Dann findet man zwar unter den Patienten mit FSME eine viel höhere Befallsrate als unter den Vergleichsgruppen, es fällt aber doch auf, daß auch diese „Zeckenanamnese" nicht in allen Fällen von FSME zu erbringen ist. Bei den eigenen Fällen in Neunkirchen (N. Ö.) bejahten z. B. nur 33% der Patienten den Zeckenstich, während 49% negierten und 18% der Patienten mit FSME eine unverläßliche Antwort gaben. Da das Virus auch mit der Milch ausgeschieden werden kann und die milchproduzierenden Ziegen und Kühe fast durchwegs durchseucht sind, könnte auch dieser Infektionsweg in Betracht gezogen werden. Da aber ein geringer Teil der Patienten, meist Hausfrauen und Kinder, den Genuß roher Milch zugaben, dürfte dieser alimentäre Infektionsweg im allgemeinen nicht von größerer Bedeutung sein.

Daß er aber unter Umständen auch zu einem explosionsartigen Ausbruch einer Epidemie führen kann, lehrt das Beispiel in Roznava in der Slowakei (1951);

Tabelle 4. *Monatliche Verteilung der FSME-Fälle in Neunkirchen 1956—1959*

Monat	FSME	andere Virusinfektionen des ZNS
Januar . . .	1	6
Februar . . .	—	—
März	1	2
April	2	3
Mai	14	1
Juni	23	1
Juli	32	10
August . . .	10	21
September . .	9	11
Oktober . . .	5	7
November . .	4	16
Dezember . .	1	5
Summe . . .	102	83

damals erkrankten 660 Personen nach Genuß von Ziegen- und Kuhmilch, die
von der Molkerei gemischt und nicht vor der Abgabe pasteurisiert worden war.

Auf Grund dieser unklaren und unbefriedigenden Angaben der Patienten
erhebt sich die Frage, inwiefern vielleicht auch noch andere Arthropoden bei der
Übertragung des Virus auf den Menschen eine Rolle spielen könnten. Es wurde an
Läuse, Flöhe, Stechmücken und Milben gedacht, jedoch konnte dies weder auf
Grund experimenteller Untersuchungen, noch auf Grund von Beobachtungen über
natürliche Verbreitung bewiesen werden, so daß daher die Frage der *Übertragung
des Virus*, insbesondere auf den Menschen, *noch nicht* als *restlos geklärt* bezeichnet
werden kann.

Wenn man die Verbreitung des Virus auf der Landkarte verfolgt, dann zeich-
nen sich zunächst einmal drei geographisch nicht zusammenhängende Herde ab,
in welchen diese Infektion ursprünglich beobachtet wurde:

1. Nordengland und Schottland. Hier wurde schon seit Ende des 18. Jahrhunderts eine bei Schafen auftretende Epizootie beschrieben, die im Lauf des 19. Jahrhunderts als "Louping-ill" bezeichnet wurde und die — wie man heute weiß —
keinesfalls nur Schafe befällt, sondern auch unter natürlichen Bedingungen auf
den Menschen übergehen und eine Infektion des ZNS auslösen kann.

2. Bezirk Neunkirchen in Niederösterreich. Hier wurde seit 1927 regelmäßig
von SCHNEIDER eine scheinbar gutartige Meningitis serosa beobachtet, deren
Ätiologie durch die systematischen Untersuchungen am Wiener Hygiene-Institut
geklärt werden konnte.

3. Ferner Osten. Hier wurde seit 1932 eine infektiöse Encephalitis beobachtet,
die durch die russischen Untersuchungen von 1937—1939 als ARBOR-Virusinfek-
tion identifiziert wurde.

Während man noch vor dem 2. Weltkrieg diese drei Herde unabhängig voneinander untersuchte, gelang es während des Krieges, die Antigeneinheit der
schottischen und fernöstlichen Stämme nachzuweisen. Nach dem Krieg konnte
dann auch der Zusammenhang mit den mitteleuropäischen Fällen bewiesen werden,
und von diesem Zeitpunkt an wird laufend über neue Herde in Europa berichtet.
Inwieweit diese menschlichen Erkrankungen in diesen Gegenden nicht auch schon
früher aufgetreten und nur jetzt erst unter Einsatz moderner diagnostischer Hilfsmittel als eine Infektion sui generis entdeckt wurden, läßt sich heute nicht mehr
mit Sicherheit aufklären. Zur Zeit kennt man jedenfalls diese menschliche Erkrankung in Nordeuropa, in Schweden, und auf den Aaland Inseln (Finnland), und
vielleicht auch in Norwegen (?), und im östlichen Europa und Sibirien ungefähr
östlich einer Linie, die man von der Ostsee zur Adria in Nord-Süd-Richtung ziehen
kann, wobei aber in Sibirien der 60. Breitegrad die nördliche Begrenzung darstellt.
In diesem geographisch zusammenhängenden Gebiet kommen

1. das Virus,
2. die Zecken: Ixodes ricinus und Ixodes persulcatus und
3. die menschliche Erkrankung

vor.

Eigenartig erscheint zunächst nur der isolierte Herd auf den Britischen Inseln,
bei welchem auch die Erkrankung der Schafe besonders hervortritt, wie wir es
sonst in den Endemiebezirken auf dem Kontinent nicht beobachten. Man kennt

aber heute auch schon andere Orte auf der Erde, in welchen zwar das Virus, nicht aber die Zecken und die Erkrankung gefunden wurde, und zwar gelang es

a) in Malaya aus Ixodes granulatus, einer Zeckenart, die Menschen nicht befällt (Gordon Smith, 1956), und

b) in Nord Colorado aus Dermacentor andersoni einen Virusstamm zu isolieren (Thomas et al., 1960), ohne daß man dort die menschliche Erkrankung kennt. Außerdem gelang es nun auch in Kanada, aus dem Gehirn eines an einer Encephalitis verstorbenen 5jährigen Knaben das Virus zu isolieren (McLean and Donohue, 1959), jedoch ist auch in Nordamerika über die Verbreitung durch Zecken bzw. über andere menschliche Fälle nichts weiter bekannt.

Aus diesen Einzelbefunden geht somit hervor, daß — im Gegensatz zur herkömmlichen Ansicht — das Virus nicht nur auf Eurasien und auf das Vorkommen von Ixodes ricinus oder persulcatus beschränkt ist, sondern vielleicht sogar schon kosmopolitisch verbreitet ist. Die näheren Umstände, warum das Virus einmal für eine vornehmlich epizootische Erkrankung (Schottland), das andere Mal für eine obligat humane Erkrankung (Kontinent) verantwortlich ist bzw. nur in Arthropoden ohne Erkrankung von Tier und Mensch nachgewiesen wird, sind noch unerforscht. Vielleicht sind für das Angehen der Infektion unter natürlichen Bedingungen auch noch gewisse Voraussetzungen im Biotop notwendig, die man aber noch nicht kennt. Diese variable Erscheinungsform des Virus könnte aber möglicherweise auch eine Erklärung dafür sein, daß die Erkrankung des Menschen nicht überall im heute bekannten Endemiegebiet gleichzeitig aufgetreten ist, obwohl das Virus bereits cyclisch verbreitet war. Das könnte aber unter Umständen auch bedeuten, daß man auch an Orten, in welchen diese menschliche Erkrankung noch nicht in Erscheinung trat — vor allem auch hier in Mitteleuropa — mit dem Auftreten dieser Infektion möglicherweise zu rechnen hätte, zumal auch gewisse Voraussetzungen, wie das Vorkommen der Zecken, gegeben sind.

So z. B. wird berichtet, daß diese Infektion nach russischen Untersuchungen in Ostpreußen und nach persönlichen Angaben von Sinnecker auch in 7 der 14 Provinzen Ostdeutschlands vorkommt. Eigene Untersuchungen ergaben, daß in den γ-Globulin-Chargen der Behring-Werke erhebliche Konzentrationen von neutralisierenden Antikörpern gegen FSME-Virus nachzuweisen waren. Ob die Erklärung, daß etwa die Hälfte der Blutspender Flüchtlinge aus dem Osten Deutschlands waren, in deren Distrikten nach unserem heutigen Wissen die FSME endemisch verbreitet ist, und vielleicht vor längerer Zeit die Infektion durchgemacht hatten, ausreichend und befriedigend ist, läßt sich heute mangels gezielter Untersuchungen auf diesem Gebiet noch nicht feststellen. Auf Grund der Erfahrungen in anderen europäischen Ländern (z. B. Schweden) würde ich aber eher zu der Ansicht neigen, daß — solange man nicht das Gegenteil bewiesen hat, d. h. sowohl bei Gesunden, wie bei Patienten mit Erkrankungen des ZNS, als auch bei Haustieren (Kühe, Schafe, Ziegen) keine neutralisierenden Antikörper gefunden hat, und es nie gelungen ist, aus aufgelesenen Zecken das Virus zu isolieren — man keinesfalls prima vista die Infektion mit diesem ARBOR-Virus auch in Westdeutschland exkludieren darf.

Ich glaube daher, daß es in Zukunft notwendig sein wird, auch in Westdeutschland die FSME bei der Differentialdiagnose der virusbedingten Infektionen des

ZNS mehr zu berücksichtigen, zumal es sich dabei um eine Erkrankung handelt, die zwar im klinischen Ablauf große Ähnlichkeit mit den durch Enteroviren bedingten Infektionen besitzt, sich aber ätiologisch und epidemiologisch davon grundsätzlich unterscheidet, so daß sie auch durch die heute so vielverbreitete Poliomyelitisprophylaxe nicht beeinflußt wird. Die Aufklärung des praktischen Arztes ist somit von wesentlicher Bedeutung, da von ihm aus die erste Verdachtsdiagnose gestellt und der erste Schritt für eine gezielte virologisch-serologische Untersuchung veranlaßt werden könnte, die man heute im Viruslaboratorium schon routinemäßig durchführen kann.

Literatur

Siehe Übersicht: Durch Arthropoden übertragene Virusinfektionen des Zentralnervensystems in Europa: In „Ergebnisse der Inneren Medizin und Kinderheilkunde" Bd. 17. Berlin-Göttingen-Heidelberg: Springer 1961.

Pathogenese der Poliomyelitis*

Von

R. Thomssen (Freiburg i. Br.)

Mit 9 Abbildungen

Als erster fester Ansatzpunkt für das experimentelle Studium der Pathogenese der Poliomyelitis gilt der Versuch von Landsteiner und Popper aus dem Jahre 1909 (*24*). Die Autoren verimpften eine bakterienfreie Emulsion des Rückenmarks eines an Poliomyelitis gestorbenen Menschen intraperitoneal an Rhesusaffen. 7–14 Tage später erkrankten die Tiere u. a. mit schlaffen Lähmungen. Das der menschlichen Poliomyelitis ähnliche Krankheitsbild war mit Hilfe der gleichen Technik von einem zum anderen Affen übertragbar. Der Erreger wurde der Klasse der Viren zugeordnet. Heute, 50 Jahre später, läßt sich das klassische Problem jeder Infektionskrankheit, der Eintritt, die Ausbreitung und die Wirkung des Erregers im Organismus für die durch das Poliovirus hervorgerufene Erkrankung in einige Teilfragen gliedern.

1. Worin besteht der pathogenetische Elementarvorgang der Infektion?

2. Welche Gewebe des Organismus werden primär infiziert?

3. Welchen Weg nimmt das Virus von den primär infizierten Geweben in das ZNS?

4. Worin liegt die Ursache für die Erkrankung des ZNS, welche Rolle spielen Eigenschaften des Erregers, welche Rolle spielen Abwehrmechanismen des Organismus?

Der für alle Virusinfektionen grundlegende pathogenetische Vorgang ist die Infektion von Körperzellen und deren durch die Infektion bedingte Zerstörung. Die Vermehrung von Viren ist auf Mechanismen angewiesen, wie sie nur in der lebenden Zelle bereitgestellt sind. Studien an mit Polioviren in-

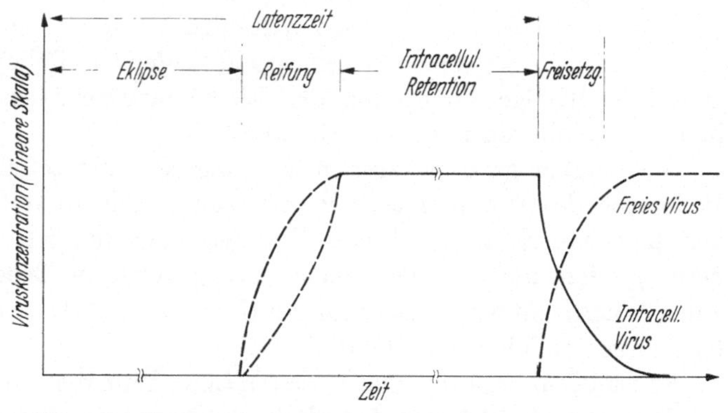

Abb. 1. Der Vermehrungscyclus von Poliovirus in der Einzelzelle: schematisch (nach Howes)

fizierten Gewebekulturen liefern heute geeignete Modelle für die Infektion von Zellen des Organismus im Verlaufe einer Erkrankung. Abb. 1 verdeutlicht schematisch einzelne Phasen der Vermehrung von Polioviren in einer einzelnen Gewebekulturzelle

---

* Aus dem Hygiene-Institut der Universität Freiburg i. B. (Direktor: Prof. Dr. R. Haas).

(*15*). Wenn man nach Adsorption und Penetration der Viren die infizierte Zelle mechanisch aufbricht und die Konzentration vermehrungsfähiger Viruspartikel mißt, ist diese zunächst gleich Null. Das Virus ist verschwunden. Man darf heute auf Grund vieler Hinweise annehmen, daß in dieser unterschiedlich langen, oft zwei bis drei Stunden dauernden Phase aus den infizierenden Viruspartikeln jene Stoffe freigesetzt werden, die verschiedene energieliefernde und synthetische Mechanismen der Zelle aktivieren und z. T. für die Synthese neuer Viruspartikel verwenden. Mit dem Ende dieser sog. Eklipsephase erscheinen die ersten neugebildeten infektiösen Partikel im Cytoplasma der infizierten Zellen. Die Konzentration steigt rasch an und hält sich eine wiederum unterschiedlich lange Zeit auf gleicher Höhe. Bei HeLa-Zellen kann bereits 7 Std. nach der Infektion 90% des maximal von der Zelle gebildeten vermehrungsfähigen Materials vorliegen (*2*). Erst dann erscheint Virus extracellulär und wird oft ruckartig schnell freigesetzt. Das wird besonders deutlich in der Abb. 2. 5 einzelne Zellen wurden eine Zeitlang nach der Infektion beobachtet und das extracelluläre Virus in stündlichem Abstand gemessen. Die Freisetzung des Virus erfolgt jeweils in sehr kurzer Zeit (*15, 25*). Eine Einzelzelle vermag eine Menge von 400—800 infektiöser Partikel zu bilden. Dazu kommt etwa das 30fache an nichtinfektiösem Poliovirusmaterial, welches man elektronenoptisch als sog. physikalische Partikel auszählen kann. Natürlich hängen diese Zahlen von den Zellarten und bestimmten Ernährungsbedingungen, aber interessanterweise auch vom Virusstamm ab (*8*). Abb. 3 vermittelt einen Eindruck von der intracellulären Lagerung reifer und reifender Poliovируspartikel, z. T. ist

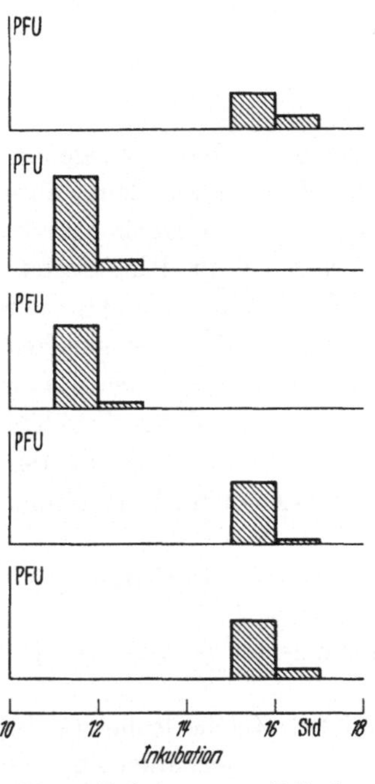

Abb. 2. Freisetzung von Poliovirus Typ 1 aus infizierten Einzelzellen (nach Howes)

eine kristallartige Anordnung der Elementarkörperchen erkennbar. Die Aufnahme stammt von Fogh und Stuart (*10*).

Aus diesem grob skizzierten Vorgang der intracellulären Vermehrung von Polioviren, dessen experimentelle Untersuchung heute weitgehend eine Angelegenheit biochemisch ausgerichteter Virologie geworden ist, möchte ich eine Phase herausgreifen, die von spezifischer pathogenetischer Bedeutung ist, insofern sie einen experimentellen Ansatz für die Untersuchung des sog. Organ- oder Gewebstropismus von Viren verschafft.

Es ist lange bekannt, daß in erster Linie Primaten und der Mensch an Poliomyelitis erkranken können. Innerhalb des Organismus befällt das Poliovirus bevorzugt bestimmte, z. T. funktionell wichtige Zellarten. Man kennt heute nun bestimmte Kriterien für die natürliche Infizierbarkeit von Zellarten. Untersuchungen in Gewebekulturen zeigen, daß empfängliche Zellen in der Zellwand einen Mechanismus besitzen, der die Viren nach der ersten lockeren Haftung nahezu irreversibel adsorbiert und wohl auch in die Eklipsephase überführt (*2, 14*). Syverton u. Mitarb. haben Zellwandfraktionen verschiedener Zellarten mit infektiösen Polioviren gemischt und festgestellt, daß die Viren durch solche Zellwandbestandteile inaktiviert werden konnten (*14*). Nur Zellwandfraktionen aus natürlich infizierbaren Zellen inaktivierten, Fraktionen aus unempfänglichen Zellen dagegen nicht. Abb. 4 zeigt das Verhalten von Kaninchenfibroblasten gegenüber menschlichen

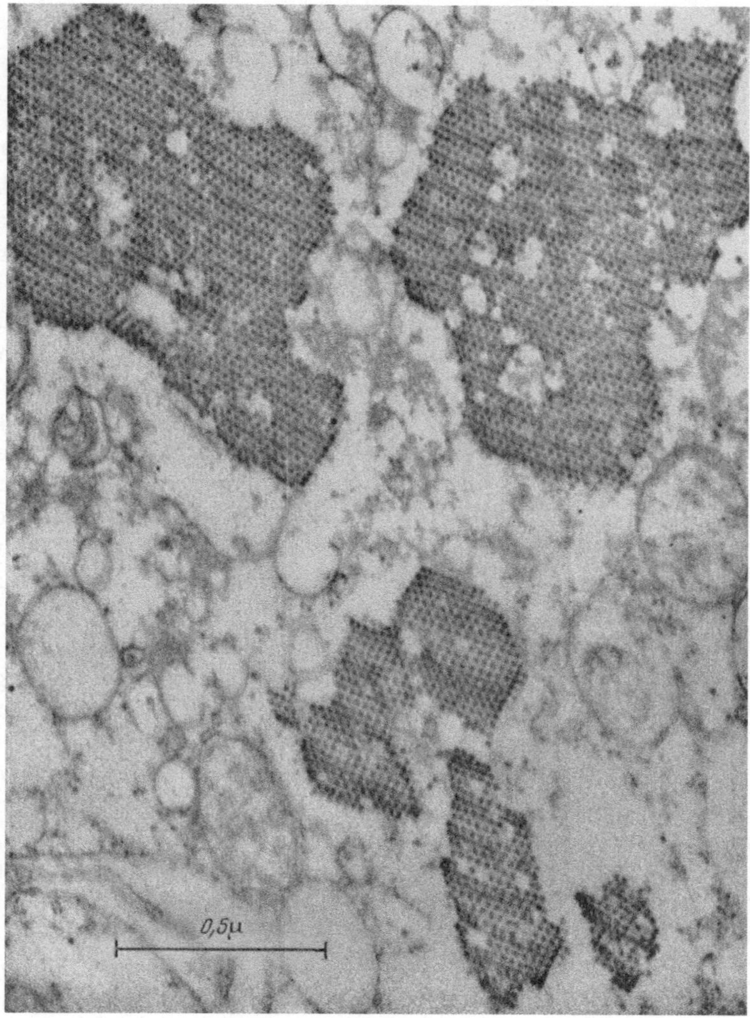

Abb. 3. Kristalline Aggregate von Polioviruspartikeln im Cytoplasma von HeLa-Zellen. Vergrößerung: × 60000 (nach Fogh und Stuart jr.)

Amnionzellen bei Inkubation mit verschiedenen Enteroviren. Kaninchenfibroblasten sind natürlicherweise nicht empfänglich, in Amnionzellen können sich die aufgeführten Enteroviren vermehren. Entsprechend fällt das Adsorptionsexperiment aus. Bei den wirksamen Stoffen scheint es sich nach grober Untersuchung um Lipoproteine zu handeln (*14*).

Diese für die Empfänglichkeit verantwortlichen Mechanismen müssen von dem eigentlichen Vermehrungsvorgang zeitlich und stofflich getrennt werden. Denn trotz dem fehlenden Adsorptionsmechanismus können natürlich unempfängliche Zellen sehr wohl jene Mechanismen besitzen, die zu einer Synthese neuer Viruspartikel nach einem eingebrachten Muster fähig sind. Man kann die erste Phase der Virusinfektion experimentell dadurch umgehen, daß man statt oberflächenintakter Viruspartikel nucleaseempfindliche Phenolextrakte aus ihnen in die Zelle gelangen läßt. Die Verimpfung solcher Extrakte aus Polioviren auf Affennierenzellkulturen, einer natürlich empfänglichen Zellart, führt zur Plaquebildung, d. h. es werden neue intakte Poliviruspartikel gebildet. Ribonuclease inaktiviert die Extrakte. In diesem Fall findet keine Plaquebildung statt. Diese Extrakte haben zwar eine vergleichsweise geringe Infektiösität, dafür gilt für sie nun jedoch nicht die Beschränkung auf bestimmte, durch den oben erwähnten Adsorptionsapparat gekennzeichnete empfängliche Zellarten. Man kann mit ihnen auch Nichtprimatengewebe infizieren, welches von Natur aus unempfänglich für Polioviren ist (14).

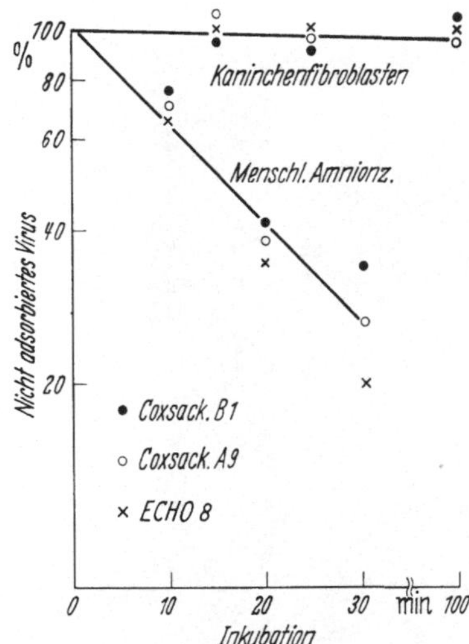

Abb. 4. Adsorption von Enteroviren an empfängliche und unempfängliche Zellen (nach Holland, McLaren u. Syverton)

Syverton u. Mitarb. haben diese Untersuchungen erstmals bei Polioviren durchgeführt (14), nachdem die Infektiösität von Nucleinsäurefraktionen aus Viren erstmals von Gierer und Schramm am Tabakmosaikvirus (13) und von Colter (7) und Alexander u. Mitarb. (1) am Poliovirus nachgewiesen wurden. Tab. 1 erläutert das Prinzip an Befunden, die wir mit Phenolextrakten aus Coxsackie A_2-Viren erhoben haben. Dieses Virus vermehrt sich normalerweise in den angeführten Geweben nicht. Eine Vermehrung findet statt, wenn man phenolextrahierte, nucleaseempfindliche Extrakte aus dem Coxsackie A_2-Virus infizierter Mäusemuskulatur verwendet (36).

Diese Untersuchungen geben einen Hinweis darauf, daß sich in dem vorwiegenden Befall bestimmter Zellen des Organismus im Rahmen einer Poliovirusinfektion ein Geschehen dokumentieren mag, welches in erster Linie von Oberflächeneigenschaften der Polioviren und der empfänglichen Zellen gelenkt wird. Der Begriff des Virustropismus findet damit eine rationale, experimentell angehbare Grundlage.

Tabelle 1. *Bildung von Coxs.-A_2-Virus durch primär nicht empfängliche Gewebe nach Beimpfung mit Phenolextrakt aus infizierter Mäusemuskulatur*

Zelltyp	Extrakt + RN ase	Extrakt (0,5 ml 1 : 10)
Affenniere	—	100 LD_{50}/ml
Fl (menschl. Amnion)	—	1000 LD_{50}/ml
HeLa	—	100 LD_{50}/ml
Hühnchenfibrobl. . .	—	100 LD_{50}/ml
Amnion (Brutei) . .	—	100 LD_{50}/ml

Die erste Phase der Untersuchungen über die primäre Lokalisation der Poliovirusinfektion in der Zeit nach Entdeckung des Erregers war durch die Verwendung des sog. MV-Stammes des Poliovirus gekennzeichnet. Mit diesem Virus gelang es, eine Infektion des ZNS von Rhesusaffen über den N. olfactorius herbeizuführen, während eine Erkrankung des ZNS nach Verfütterung des Virus nicht hervorgerufen werden konnte. Von den peripheren Nervenendigungen in der

Nasenschleimhaut schien sich die Infektion direkt ins ZNS ausbreiten zu können. Die Gültigkeit dieser alten Experimente ist unbestritten. Heute weiß man jedoch, daß gewisse Zufälle dabei von Bedeutung waren. Der MV-Stamm des Poliovirus ist infolge mehrfacher Affenhirnpassagen fast streng neurotrop, d. h. er findet im extraneuralen Gewebe keine empfänglichen Zellen. Weiterhin sind Rhesusaffen aus unbekannten Gründen gerade für intracerebrale Injektionen von Poliovirus sehr empfänglich. Die Verallgemeinerung der oben mitgeteilten Befunde auf Vorgänge bei der natürlichen Infektion des Menschen mußte damit zwangsläufig zu Trugschlüssen führen.

Die erste Bresche in diese Vorstellungen schlugen PAUL und SABIN mit ihren Mitarbeitern in den USA um das Jahr 1940 (*37, 32*). Die Autoren stellten fest, daß es im Verlauf einer Poliomyelitiserkrankung des Menschen fast regelmäßig zu einer Virusausscheidung mit dem Stuhl kommt. Der entscheidende Beweis dafür, daß Polioviren nicht streng neurotrop sind, sondern sich auch in extraneuralen Geweben vermehren können, wurde dann 1949 von ENDERS u. Mitarb. geliefert. Es gelang die Züchtung von Polioviren auf nicht neuralem Primatengewebe in Gewebekulturen (*9*).

Es ist nicht genau bekannt, ob sich das Poliovirus nach oraler Aufnahme in den Mucosazellen der Rachenschleimhaut und des Darmes oder in deren lymphatischem Gewebe vermehrt. Eine ausführliche Diskussion über diese Fragen findet man in Arbeiten von SABIN, BODIAN und HORSTMANN (*33, 4, 17*). Da man zunächst aus den Peyerschen Plaques des Ileum und aus Tonsillengewebe Polioviren reichlich isolieren konnte, hielt man lymphatische Zellen für den Ursprungsort der Infektion. SABIN hat vergleichende Konzentrationsbestimmungen des Poliovirus in infizierter Mucosa mit reicher lymphatischer Versorgung und solcher mit geringer lymphatischer Versorgung durchgeführt und in der Mucosa mit wenig Lymphzellen höhere Viruskonzentrationen festgestellt. Freilich, ein direkter Beweis dafür, daß die Mucosazellen primär infiziert werden, steht aus. Nach experimentellen Infektionen sind Polioviren natürlich auch in den regionären Lymphknoten nachweisbar. Die These, periphere Ganglienzellen vom Typ des Plexus mucosus würden in erster Linie infiziert, ist heute mit experimentellen Befunden nicht mehr zu vereinen.

Rachenschleimhaut und Darmschleimhaut können sich in ihrer Rolle als primärer Infektionssitz gewissermaßen vertreten. Eine Infektion der Rachenschleimhaut ist für die Entwicklung einer Allgemeininfektion aber nicht Voraussetzung. Man kann Menschen experimentell durchaus infizieren, wenn man das Virus z. B. in Kapseln verfüttert, die erst im Darm gespalten werden. Andererseits besteht die Möglichkeit, daß das Virus z.T. aus den primären Vermehrungsorten im Darm auf dem Blutweg in die Schleimhaut des Rachens gelangt und dort sekundär eine Infektion mit Ausscheidung des Virus in die Rachenflüssigkeit hervorruft.

Von den infizierten Schleimhautzellen des oberen und unteren Darmtraktes wird Virus in großen Mengen ausgeschieden. Die Ausscheidung beginnt bereits in der sehr unterschiedlich langen Latenzzeit der Infektion vor dem Eintritt der klinischen Erscheinungen und dauert oft mehrere Wochen bis Monate. Die Ausscheidung des Virus im Rachen hält allerdings weniger lange an. Meist endet sie mit dem Anstieg neutralisierender Antikörper im Serum. Zu Beginn der Erkrankung findet man oft bis zu 10 Millionen infektiöser Polioviruspartikel pro cm^3

Stuhlmaterial. In der Ausscheidung des Virus mit dem Stuhl liegt der Ansatzpunkt für die Infektionsketten. Die Verhältnisse werden durch Abb. 5 verdeutlicht. Die Poliomyelitis als Infektionskrankheit ist eine Infektion der Schleimhaut des Darmtraktes. In den meisten Fällen bleibt die Infektion auf dieses Organ beschränkt und verläuft inapparent. Das Poliovirus ist somit nur ein besonders prominentes Enterovirus, dessen Besonderheit in dem möglichen Befall des ZNS liegt. Wie aber gelangt das Poliovirus von Zeit zu Zeit dorthin?

Als um 1940 Sabin und Paul (*32, 37*) die Darminfektion bei der Poliomyelitis in den Vordergrund rückten, bedurfte auch die These der Ausbreitung der Infektion über den N. olfactorius in das ZNS einer Erweiterung. In der Tat, eine Blockade des N. olfactorius verhinderte eine Infektion des ZNS nicht. Umgekehrt fehlten oft Schädigungen der Neurone des Bulbus olfactorius, wenn eine Schädigung im übrigen Teil des ZNS bestand. Auch in diesem Punkt erweiterte Sabin die alten Vorstellungen, indem er nachwies, daß auch periphere Neurone an anderen Stellen des Organismus als Eintrittspforte ins ZNS dienen könnten (*33*).

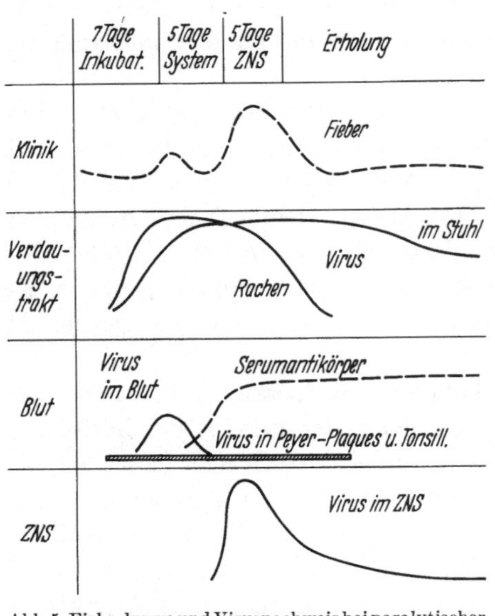

Abb. 5. Fieberkurve und Virusnachweis bei paralytischer Poliomyelitis (nach Bodian)

1952 stellten Bodian (*3*) und Horstmann (*16*) jedoch erstmalig fest, daß es im Verlaufe von paralytischen Poliomyelitiden fast regelmäßig zu einer Virämie kommt, nachdem Melnick u. Mitarb. 1946 schon einmal ein Zufallsbefund gelungen war. Abb. 5 verdeutlicht, daß diese Virämie zeitlich zwischen der ersten Beobachtung der Virusausscheidung aus dem Darm und dem Konzentrationsanstieg im ZNS liegt. Die im Blut nachgewiesenen Viruskonzentrationen sind oft recht hoch. Eine Infektion des ZNS auf diesem Wege schien möglich zu sein.

Man muß zunächst unterscheiden zwischen der Frage nach der Ursache der Virämie und der Frage nach ihrer Bedeutung für den Befall des ZNS.

Obwohl z. B. in ihrer Virulenz abgeschwächte Virusstämme in gleichem Ausmaß wie ihre virulenten Mutanten im Darm vermehrt werden, gelangen sie nur sehr selten ins Blut. Das bedeutet, daß offenbar eine Viruseigenschaft als Bedingung für eine Virämie vorhanden sein muß, die über die Fähigkeit, sich in großer Menge im Darm vermehren zu können, hinausgeht. Sabin diskutiert auf Grund von Befunden über die Verteilung von Polioviren im infizierten Organismus, daß das Virus von den primären Vermehrungssorten über die regionären Lymphabflußwege zunächst in kleinen Mengen in Form einer 1. virämischen Phase an andere extraneurale, extraenterale Vermehrungsorte gelangt (*33*). Von diesen Produktionszentren soll die massive Ausschüttung der Viren ins Blut, die eigentliche Virämie erfolgen. Die sekundär befallenen Gewebe sollen dagegen abgeschwächten Viren nicht mehr als Vermehrungsort dienen können.

Die andere Frage nach der Bedeutung der Virämie für den Befall des ZNS steht in Alternative zur Frage nach einer primär neuralen Ausbreitung der Infektion ins ZNS. Hier bestehen immer noch gegensätzliche Anschauungen. Abb. 6 skizziert die Anschauungen von Bodian (4). Er sieht in der Virämie den direkten Weg ins ZNS, die Vermehrung des Poliovirus im extraneuralen Gewebe liegt gleichsam im Nebenschluß. Für seine These spricht die hohe Korrelation von Virämie mit paralytischer Erkrankung sowie die Tatsache, daß Antikörper im Serum eine paralytische Erkrankung mit großer Sicherheit verhindern, vorausgesetzt, sie sind rechtzeitig da. Sabin (Abb. 7) dagegen sieht in der Virämie eine Sackgasse. Sie

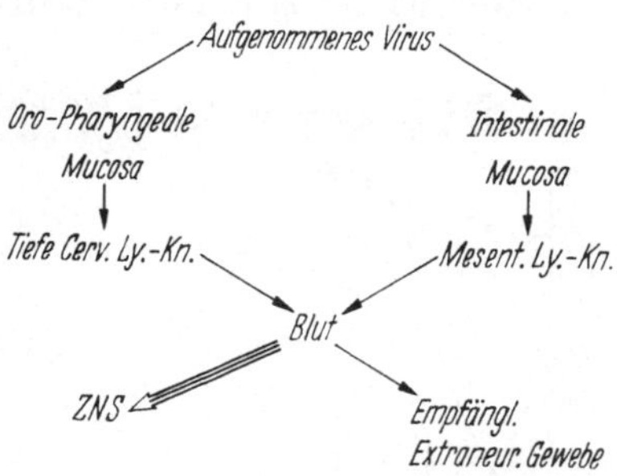

Abb. 6. Virusausbreitung im Organismus bei Poliomyelitis (nach Bodian)

sei lediglich Ausdruck einer starken Vermehrung des Virus im extraneuralen extraenteralen Gewebe. Die Infektion des ZNS erfolge über periphere Ganglien von den sekundären extraneuralen Vermehrungszentren her. Auch für diese Ansicht gibt es gewichtige Befunde. Experimentell scheint der Erreger über beide Wege ins ZNS gelangen zu können. Umstritten ist bis heute der Weg der natürlichen Infektion.

Die wichtigste Bedingung für den Befall des ZNS durch die Polioviren ist das Vorhandensein von Zellen, die für die Virusinfektion spezifisch empfänglich sind und Mechanismen besitzen, die eine Vermehrung des Virus gestatten. Modellversuche an Gewebekulturzellen, anfangs erwähnt, die diese Mechanismen als solche erläutern, beweisen natürlich noch nicht, ob sich das Poliovirus in den motorischen Vorderhornzellen

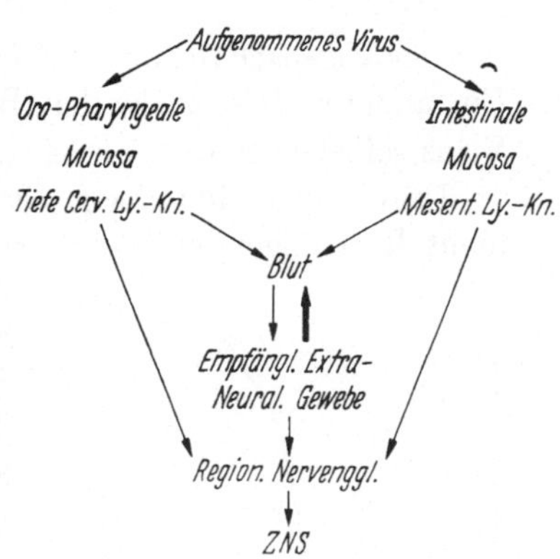

Abb. 7. Virusausbreitung im Organismus bei Poliomyelitis (nach Sabin)

selbst vermehren kann. Tatsächlich ist diskutiert worden, ob nicht vielmehr das Gliagewebe der primäre Angriffsort des Virus ist und infolge der Entwicklung einer Entzündungsreaktion sekundär zur Schädigung der Ganglienzellen führt. Bodians Experimente sprechen für eine direkte Infektion der motorischen Vorderhornzellen (5):

1. In ganz frühen Stadien der experimentellen Infektion des Affen sieht man im histologischen Präparat nur Ganglienzellzerstörung.

2. Die Verteilungsgebiete entzündlicher Veränderungen folgen denen der motorischen Vorderhornzellen im ZNS.

3. Der Virustiterverlauf im ZNS folgt der Entwicklung der histologischen Veränderungen in den Vorderhornzellen. Letzteres geht besonders deutlich aus Abb. 8 hervor. Oben sind schematisch die jeweils vorherrschenden Stadien der Zellschädigung angedeutet, die Kurve veranschaulicht Anstieg, Maximum und Abfall der Viruskonzentration. Dabei ist der relativ rasche Abfall besonders interessant. Ein direkter Nachweis für die Vermehrung von Polioviren in den Ganglienzellen ist bisher nicht gelungen.

Das Vorhandensein empfänglicher, funktionell wichtiger Zellarten erklärt andererseits noch nicht die eigentliche Ursache für den Befall des ZNS durch das Poliovirus. Es ist nur eine Bedingung. Auf der einen Seite weiß man, daß es im allgemeinen bei einer natürlichen Infektion mit virulenten Stämmen nur sehr selten zu einer Erkrankung des ZNS kommt. Hier blockieren verschiedenartige Resistenzfaktoren des Organismus den Fortgang der Infektion. Auf der andern Seite zeigen Tierexperimente mit abgeschwächten Viren, daß die Eigenschaft des Poliovirus, sich im Darm vermehren zu können, nicht

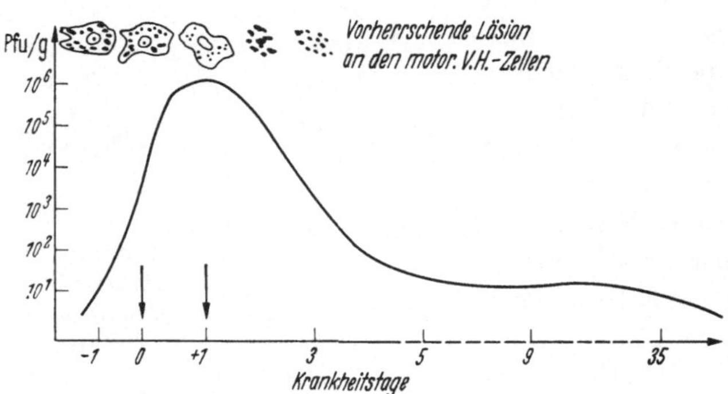

Abb. 8. Poliovirus-Konzentration in spinalen Segmenten gelähmter Extremitäten (Virusstamm: Mahoney) (nach Bodian)

mit der Eigenschaft, im ZNS Läsionen hervorzurufen, gekoppelt zu sein braucht. Ein anderer Faktor für den Befall des ZNS muß also in einer Eigenschaft des Virus selbst liegen.

Unterschiede in der sog. Neurovirulenz von Poliovirusstämmen werden experimentell in folgender Weise erfaßt: Intracerebrale Injektionen einer bestimmten Menge von Polioviren beim Affen rufen in einem geringeren oder höheren Prozentsatz virusbedingte Schäden und Lähmungserkrankungen hervor als die gleiche Menge eines Vergleichsstammes. Die Schäden breiten sich bei den abgeschwächteren Viren von der Injektionsstelle her kaum in andere Teile des ZNS aus. Man kann aus diesem unterschiedlichen Verhalten von Virusstämmen, gleiche Empfänglichkeit beim Wirt vorausgesetzt, die Existenz wirtsunabhängiger Virulenzfaktoren folgern. Die sog. Neurovirulenz der Polioviren scheint jedoch nicht einheitlich determiniert zu sein, sondern vielmehr in einem Komplex verschiedener Eigenschaften zu bestehen, die erst zusammengenommen in der Lage sind, die vom Organismus gegen die Virusvermehrung getroffenen Abwehr-

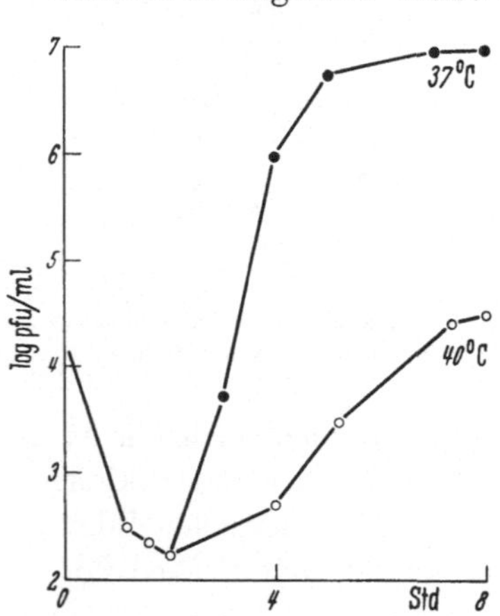

Abb. 9. Vermehrung von Poliovirus Typ 1 bei 37°C und 40°C (nach Lwoff)

maßnahmen zu überspielen. Dieser Sachverhalt wird insbesondere aus den Untersuchungen von Lwoff an Gewebekulturen deutlich (26).

In der Gewebekultur lassen sich Einflüsse von Milieufaktoren auf die Virusvermehrung an dem Verhältnis der Zahl, der eine Zelle infizierenden, zur Zahl der pro Zelle erzielten Virusausbeute leicht und verläßlich bestimmen. Abb. 9 zeigt den Einfluß erhöhter Temperaturen auf die Virusproduktion infizierter Zellen. Bei 37°C ist hier die Virusausbeute beträchtlich höher als bei 40°C. Dieser Einfluß der Temperatur auf die Vermehrung des hier gewählten Poliovirusstammes besteht nicht etwa in einer thermischen Inaktivierung, sondern greift irgendwie in den

Vermehrungsvorgang selbst ein. Die Temperatur beeinflußt anscheinend einen bestimmten Syntheseschritt in der späten Eklipsephase, wie man durch zeitliche Variation des experimentellen Ansatzes leicht feststellen kann (*26*).

In unserem Zusammenhang gewinnt dieser einfache Tatbestand an Bedeutung, wenn man erfährt, daß es Poliovirusstämme gibt, die sich bei 40° nicht mehr vermehren können und andere Stämme, die dazu fähig sind. Jene Poliovirusstämme aber, die sich bei 40°C vermehren können, sind im intracerebralen Affentest mit Neurovirulenz korreliert (*27*). Umgekehrt sind bekannte, in ihrer Virulenz abgeschwächte Viren, die zu Impfzwecken verwendet werden, T-negativ, d. h. sie vermehren sich bei 40° C in Affennierengewebekulturen nicht.

Tabelle 2. *Korrelation der d- und T-Marker von Polioviren mit Affenneurovirulenz*
(nach MELNICK 1959)

	Marker	Intraspinal	Intracerebral	Rectalabstrich Intracerebral
		$10^{2.5}$	$10^{7.0}$	$10^{1.5}$
Verfüttertes Virus	d— T—	0/9	0/32	—
Ausgeschiedenes Virus.	d— T—	0/9	0/2	0/6
	d± T—	2/2	—	2/2
	d+ T—	16/16	2/6	3/9
	d+ T+	4/4	5/5	2/2

Ähnliches gilt nun auch von einer niederen Bicarbonatspannung im Nährmedium bzw. für ein niedriges p_H (*21, 38*). Polioviren, die sich bei einer solchen niedrigen Bicarbonatspannung im Nährmedium der Gewebekulturen nicht vermehren, sog. d—Stämme, sind im intracerebralen Affentest wiederum eng mit niederer Neurovirulenz korreliert. Tab. 2 erläutert diese Zusammenhänge. In der oberen Zeile erkennt man, daß d—T—Stämme keine Neurovirulenz zeigen, unten sieht man, daß bei d+ T+-Stämmen 100% der geimpften Affen an Lähmungen erkranken (*28*).

Temperatur und Säuregrad des Gewebemilieus als Kriterien für genetisch fixierte Merkmale von Viren, die mit Neurovirulenz korreliert sind, erscheinen aber gleichzeitig als mögliche Faktoren einer unspezifischen Infektresistenz im Organismus, die das oben genannte Verhältnis von Virusangebot zu Virusausbeute erhöhen und damit zum Abflauen der Infektion beitragen können. Die dynamische Beziehung zwischen der Virulenz als Erregereigenschaft, und unspezifischen Abwehrmechanismen des Organismus andererseits, wird unter diesen sehr vereinfachten Bedingungen in der Gewebekultur experimentell faßbar und könnte als Ansatzpunkt dienen, kompliziertere Zusammenhänge aufzuklären. So einfach nämlich die Dinge hier liegen, so unübersichtlich werden sie im Organismus, für den Temperaturerhöhung und Säuregrad im Entzündungsherd sicherlich nicht die einzigen Resistenzfaktoren darstellen.

Schon auf der Stufe der Infektion der Darmschleimhaut scheint eine von neutralisierenden Antikörpern verschiedene, vielleicht mehr cellulär gebundene, oft spezifisch gegen einen Erreger gerichtete Immunität möglich zu sein, die sich im Verlauf einer Erstinfektion erst entwickeln muß, bei einer zweiten Infektion sofort vorhanden ist. Hinweise geben folgende Beobachtungen. Menschen mit Agammaglobulinämie sind verschiedenen Virusinfekten gegenüber relativ resistent, auch wenn es sich um recurrierende Infekte handelt. Der klinische Verlauf von Poliomyelitis bei diesen Personen wich von dem Bilde bei normalen Personen nicht ab (12). Die Anwesenheit neutralisierender Antikörper im Serum verhindert die Infektion der Schleimhautzellen mit Poliovirus nicht. Nach Salk mit inaktivierten Viren schutzgeimpfte Personen können infiziert werden und Virus ausscheiden (11). Personen dagegen, die natürlich infiziert wurden, oder die mit in ihrer Virulenz abgeschwächten Viren geimpft wurden, sind Polioviren gegenüber weniger empfänglich als Personen, die Antikörper durch eine Salkimpfung erworben hatten (17). Der eigentliche Mechanismus dieser Immunität ist unbekannt. Isaaks und Lindemann haben bei Influenzaviren gezeigt, daß virusinfizierte oder mit abgetötetem Virus inkubierte Zellen der Chorioallantois des bebrüteten Hühnereies Bestandteile, sog. Interferone, freisetzen können, die eine Infektion mit gleichen und anderen Viren hemmen, wenn man sie vor der Infektion den Zellen zusetzt (23). Ob eine bei Polioviren gemachte Beobachtung auf ein ähnliches Prinzip zurückgeführt werden kann, ist noch offen (19).

Etwas ferner liegen Analogieschlüsse zu Untersuchungen an Bakteriophagen, die im Gegensatz zu Polioviren DNS-haltig sind. Bakterienviren können so beschaffen sein, daß sie wohl ein Bacterium infizieren, nicht aber Vermehrungsvorgänge in Gang setzen, die zur Zellzerstörung führen. Die genetisch determinierende Substanz dieser Phagen, DNS, wird vielmehr als sog. Prophage Bestandteil des Genapparates der Bakterienzellen. Er wird bei der Zellteilung mit auf die Tochterzellen übertragen und kann den Bakterienstoffwechsel sehr subtil beeinflussen, beim Di-Bacterium beispielsweise die Bildung von Diphtherietoxin anregen. Die wichtigste Eigenschaft in vorliegendem Zusammenhang aber besteht darin, daß eine solchermaßen lysogene Zelle immun gegen eine Superinfektion mit einem virulenten Phagen der gleichen Art geworden ist. Eine derartig oder analog cellulär verankerte Immunität, also ein sog. „Provirus", wird bei der Infektion tierischer Zellen diskutiert, konnte jedoch definitiv noch nicht nachgewiesen werden.

Schließlich könnte auf dieser Stufe der Infektion ein mehr ökologischer Faktor eine Rolle spielen, die sog. Interferenz. Eine Infektion der Darmschleimhaut wird dann gehemmt, wenn bereits eine Infektion durch ein anderes Enterovirus besteht. Natürlich gilt das nicht uneingeschränkt. Man kennt eine Reihe von Virusarten, die sich gegenseitig in ihrem Vermehrungsvorgang stören können. Der Mechanismus scheint auf verschiedenen Stufen der intracellulären Vermehrung des Virus stattzufinden. Ob der Interferenz innerhalb einer stark mit verschiedenen Enteroviren durchseuchten Bevölkerung eine prophylaktische Bedeutung zukommt, bleibt vorerst ungeklärt (39).

Neben den Mechanismen der unspezifischen Infektresistenz und denen einer mehr cellulär gebundenen und spezifischer gerichteten Immunität hält der Organismus weitere Abwehrmaßnahmen bereit. Schon sehr früh im Verlaufe der Infektion werden zirkulierende neutralisierende Antikörper gebildet. Ihre Bildung erfolgt unabhängig davon, ob die Infektion inapparent bleibt oder zur offenen Erkrankung führt. Die Anwesenheit spezifisch zirkulierender Antikörper gegen das infizierende Virus verhindert eine paralytische Erkrankung. Das ist von Bodian (5) in Affenversuchen recht eindeutig gezeigt worden, kommt aber auch in den Ergebnissen des Feldversuches im Jahre 1954 bei der Einführung der Salkvaccine zum Ausdruck. Wenn immer wieder Beobachtungen mitgeteilt werden, daß beim

Menschen eine paralytische Erkrankung auftritt trotz Anwesenheit spezifisch gerichteter neutralisierender Antikörper, dann liegt das im allgemeinen daran, daß das Virus schon vorher ins ZNS gelangt. Bis zur Ausbildung klinischer manifester Lähmungen braucht es eine gewisse Zeit. So wirksam diese neutralisierenden Antikörper sich in der Prophylaxe erwiesen haben, zur Verhinderung einer Erkrankung bei Erstinfektion mit dem Poliovirus kommen sie viel zu spät. Abb. 5 weist darauf hin, daß ein Befall des ZNS eintreten kann, bevor Antikörper im Serum in nachweisbaren Mengen vorhanden sind. Es fragt sich also, ob die Invasion des Virus ins ZNS überhaupt durch Abwehrmechanismen im Verlaufe einer Erstinfektion verhindert werden kann, wenn ein virulentes Virus erst einmal die celluläre Barriere an den primären Vermehrungsorten durchbrochen hat.

Allerdings scheinen solche Barrieren, kurz, Mechanismen unspezifischer Infektresistenz, auch innerhalb des ZNS vorhanden zu sein. Die Grundfrage jeder Betrachtung der Poliomyelitis lautet ja, wieso kommt es nach dem Befall des ZNS durch das Poliovirus und nach den ersten dort gesetzten Schäden trotzdem in den meisten Fällen zum Stillstand der Infektion und nicht zur radikalen Vernichtung sämtlicher empfänglichen Ganglienzellen, die den Tod zur Folge hätte. Unabhängig davon, daß Unterschiede in der Empfänglichkeit von motorischen Vorderhornzellen bestehen können, wie Affenversuche eindeutig ausweisen, ist es bis heute völlig unklar, wieso es fast gesetzmäßig als Ausdruck dieses allgemeinen Sachverhaltes nach einem ersten steilen Anstieg der Viruskonzentration im ZNS zu dem raschen Abfall kommt, der übrigens unabhängig davon auftritt, ob Antikörper im Serum vorhanden sind oder nicht. Hier wird man in erster Linie wieder an ähnliche Mechanismen der cellulären Immunität denken müssen, wie sie auch in der Stufe des primären Vermehrungsortes im Darm wirksam sind.

Die eben skizzierten Abwehrmechanismen des Organismus sind der Erregervirulenz entgegengerichtet. Eine Reihe von Faktoren jedoch erhöht das Erkrankungsrisiko im Rahmen einer Poliovirusinfektion. Sie sind seit langem Ansatzpunkte für das Studium der Pathogenese der Poliomyelitis, z. T. aber auch von praktischem Interesse.

1. Die Erkrankungsrate ist bei 20—30 jährigen etwa 10 mal so hoch wie bei Kindern im Alter von drei Jahren (*40*).

2. Die Lähmungsrate ist höher bei Schwangeren (*30*).

3. Die Lähmungsrate ist höher bei vermehrter Muskelleistung, intramuskulären Injektionen von Toxoiden im Rahmen von Schutzimpfungen und anderen Traumata. Es werden Lähmungen in der geschädigten Extremität provoziert (*20, 41, 6, 18, 29, 31*).

4. Menschen, bei denen eine Tonsillektomie durchgeführt wurde, erkranken häufiger an bulbären Lähmungen als Menschen einer nicht operierten Vergleichsgruppe (*30*).

5. Cortison soll die Empfänglichkeit für eine Erkrankung des ZNS erhöhen (*35*).

6. Die Häufigkeit des Zusammentreffens von Lähmungen infolge Poliomyelitis bei eineiigen Zwillingen soll höher sein, als bei zweieiigen (*22*).

Es handelt sich bei diesen Bedingungen und provokativen Faktoren für ein erhöhtes Erkrankungsrisiko, z. T. um Ergebnisse statistischer Untersuchungen. Statistische Significanz ist in einigen Fällen erreicht, bedeutet aber noch nicht Einsicht in kausale Zusammenhänge. Diese fehlt insbesondere bei den Beobachtungen

eines erhöhten Erkrankungsrisikos bei Personen im Alter von 25—36 Jahren. Man
diskutiert, ob es sich gegenüber anderen Erwachsenen nicht einfach um einen
Expositionsfaktor handelt. Sie fehlt ebenfalls bei Zwillingsuntersuchungen, wobei
erschwerend hinzukommt, daß diese Untersuchungen zu einer Zeit gemacht wurden, als noch keine Virusisolierungsbefunde als exakte Beurteilungskriterien zur
Verfügung standen.

Anders steht es mit dem provokativen Effekt nach vermehrter Muskelleistung
in der präparalytischen Phase der Infektion, sowie den Befunden nach intramuskulären Schutzimpfungen gegen Tetanus und Pertussis. Die statistischen Erhebungen, die besonders sorgfältig vom British Medical Council Committee vorgenommen
wurden und von Holt einer Analyse unterzogen wurden, haben einwandfrei
ergeben, daß bei Tetanus und Pertussisschutzimpfungen besonders z. Z. der Polio-
myelitissaison ein erhöhtes Lähmungsrisiko besteht, welches seinen besonderen
Ausdruck auch in der Prädilektion der geimpften Extremität findet. Freilich, der
Effekt ist nicht besorgniserregend stark und überschreitet die Gefährdung an den
genannten Infektionen selbst nicht. Er ist nicht bei Pockenschutzimpfungen oder
Poliomyelitisschutzimpfungen zu erwarten. Die Möglichkeit einer Provokation
durch die genannten Faktoren ist ferner durch sorgfältig angelegte Tierexperimente belegt. Die Untersuchungen haben zu bestimmten pathogenetischen Vorstellungen geführt, insbesondere zur Frage des Eintrittsortes des Virus in das ZNS
und zur Empfänglichkeitsvariabilität von Neuronen. Das Virus scheint in diesen
Fällen auf dem Nervenwege in das ZNS zu gelangen.

Von pathogenetischem Interesse ist auch der Einfluß hormonaler Faktoren auf
eine Empfänglichkeitssteigerung, z. B. der Einfluß von Cortison. Nach unphysio-
logisch hohen Gaben dieses Hormons sind Rhesusaffen intracerebralen Injektionen
geringster Virusdosen gegenüber erhöht empfänglich. Man macht sich diesen Tatbestand seit langem bei dem Sicherheitstest für inaktivierte Poliovaccinen zu
nutze, bei dem es ja darauf ankommt, Virus in geringen Mengen nachzuweisen,
falls es überhaupt vorhanden ist.

Schließlich beeinflussen Tonsillektomien die Häufigkeit bulbärer Lähmungen.
Man findet eine Häufung bulbärer Paralysen sowohl im Anschluß an Tonsillektomien als auch eine Häufung der Erkrankung bei Personen, bei denen irgendwann
einmal eine Tonsillektomie durchgeführt wurde. Man nimmt an, daß es infolge der
Tonsillektomie zu einer Empfänglichkeitssteigerung peripherer Neurone in dem
geschädigten Gewebe kommt, und daß das Virus auf neuralem Wege in das ZNS
gelangt.

Zusammenfassung

Der pathogenetische Elementarvorgang der Poliovirusinfektion besteht in dem
Befall bestimmter empfänglicher Körperzellen, in denen das Poliovirus sich vermehren kann. Die Poliovirusinfektion ist als Infektionskrankheit eine Infektion des
Darmtraktes. Primär infiziert werden Mucosa oder lymphatische Zellen in der
Mucosa. Eine Erkrankung des ZNS tritt nur sehr selten ein. Experimentell gelingt
eine Infektion des ZNS über den Blutweg und den neuralen Weg. Der bevorzugte
natürliche Weg ist unbekannt. Die Ursache für eine Erkrankung des ZNS liegt in
der Empfänglichkeit der motorischen Vorderhornneurone, in der Neurovirulenz
des Erregers und in der Entwicklung von Abwehrmechanismen vom Typ der

unspezifischen Infektresistenz und der mehr spezifischeren cellulären Immunität. Zirkulierende Antikörper schützen in erster Linie bei Zweitinfektionen vor einer Erkrankung des ZNS, nicht aber vor einer Infektion des Darmes. Verschiedene provokative Faktoren können das Erkrankungsrisiko erhöhen.

Literatur

1. ALEXANDER, H. E., G. KOCH, I. M. MOUNTAIN, K. SPRUNT and O. VAN DAMME: Infectivity of ribonucleic acid of poliovirus on Hela Cell monolayers. Virology 5, 172 (1958).
2. ACKERMANN, W. W.: Cellulär aspects of the cell-virus relationship. Bact. Rev. 23, 223 (1959).
3. BODIAN, D.: A reconsideration of the pathogenesis of poliomyelitis. Amer. J. Hyg. 55, 414 (1952).
4. — Emerging concept of poliomyelitis infection. Science 122, 105 (1955).
5. — Poliomyelitis: Pathogenesis and histopathology. In: RIVERS/HORSFALL jr. "Viral and rickettsial infections of man". Philadelphia: 3 nd edition. J. B. Lippincott Co.
6. — Viremia, invasiveness and the influence of injections. Ann. N. Y. Acad. Sci. 61, 877 (1955).
7. COLTER, J. S., H. H. BIRD, A. W. MOYER and R. A. BROWN: Infectivity of ribonucleic acid isolated from virus infected tissues. Virology 4, 522 (1957).
8. DUNNEBACKE, T. H.: The yield of poliovirus from individual cells in tissue culture. Virology 7, 243 (1959).
9. ENDERS, F., T. H. WELLER and F. C. ROBBINS: Cultivation of the Lansing strain of poliomyelitis virus in cultures of various human embryonic tissues. Science 109, 85 (1949).
10. FOGH, J., and D. C. STUART jr.: Intracellular crystalls of polioviruses in HeLa cells. Virology 11, 308 (1960).
11. GELFAND, H. M., L. POTASH, D. R. LE BLANC and J. P. FOX: Revised preliminary report on the Louisiana observations of the natural spread within families of living vaccine strains of poliovirus. In: Live poliovirus vaccines. First Intern. Conf. Scient. Pub. No. 44 of the Pan Americain Health Organization pp. 203 (1959).
12. GOOD, R. A., R. A. BRIDGES and R. M. CONDIE: Host-parasite relationsships in patients with dysproteinemias. Bact. Rev. 24, 115 (1960).
13. GIERER, A., u. G. SCHRAMM: Die Infektiosität der Nucleinsäure aus Tabakmosaikvirus. Z. Naturforsch. 11b, 138 (1956).
14. HOLLAND, J. J., L. C. MCLAREN and J. T. SYVERTON: The mammalian cell virus relationship IV. Infection of naturally insusceptible cells with enterovirus ribonucleic acid. J. exp. Med. 110, 65 (1959).
15. HOWES, D. W.: The growth cycle of poliovirus in cultures cells. III. The asynchronous response of HeLa cells multiply infected with type 1 poliovirus. Virology 9, 110 (1959).
16. HORSTMANN, D. M.: Poliomyelitis virus in blood of orally infected monkeys and chimpanzees. Proc. Soc. exp. Biol. N. Y. 79, 417 (1952).
17. — Poliomyelitis: Problems in pathogenesis and immunization. The Yale J. Biol. Med. 30, 81 (1957).
18. — Acute poliomyelitis: relation of physical activity at the time of onset to the course of the disease. J. Amer. med. Ass. 142, 236 (1950).
19. HO, M., and J. F. ENDERS: An inhibitor of viral activity in infected cell cultures. Proc. Nat. Acad. Sci. (Wash.) 45, 385 (1959).
20. HOLT, L. B.: A reassessment of the risk of provoking paralytic poliomyelitis by making prophylactic inoculation against diphtheria and pertussis. J. Hyg. (Lond.) 57, 150 (1959).
21. HSIUNG, G. D., and J. L. MELNICK: Effect of sodium bicarbonate concentration in plaque formation of virulent and attenuated polioviruses. J. Immunol. 80, 282 (1958).
22. HERNDON, C. N., and R. G. JENNINGS: A twin family study of susceptibility to poliomyelitis. Amer. J. hum. Genet. 3, 17 (1951).
23. ISAACS, A., and J. LINDENMANN: Virus interference I. Interferon. Proc. roy. Soc. B. 147, 258 (1957).
24. LANDSTEINER, K., u. F. POPPER: Übertragung der Poliomyelitis acuta auf Affen. Z. Immun.-Forsch. 2, 377 (1909).

25. Lwoff, A. R., R. Dulbecco and M. Vogt: Kinetics of release of poliomyelitis virus from single cells. Virology 1, 128 (1955).
26. Lwoff, A.: Factors influencing the evolution of viral diseases at the cellular level and in the organism. Bact. Rev. 23, 109 (1959).
27. — et M. Lwoff: Remarques sur quelques caractères du dévelopement du virus de la poliomyélite. C. R. Soc. Biol. 248, 1725 (1959).
28. Melnick, J. L., and J. C. Brennan: Monkey neurovirulence of attenuated polioviruses vaccines being used in field trials. In: Live poliovirus vaccines. First Intern. Conf., Scient. Pub. No. 44 of the Pan Americain Health organization. p. 101 (1959).
29. — and N. Ledinko: Vaccination as a provoking factor in poliomyelitis: an experimental approach. J. infect. Dis. 90, 279 (1952).
30. Paffenbarger, R. S., and V. O. Wilson: Previous tonsillectomy and current pregnancy as they affect risk of poliomyelitis attack. Ann. N. Y. Acad. Sci. 61, 856 (1955).
31. Russel, W. R.: Paralytic poliomyelitis. The early symptoms and the effect of physical activity on the course of the disease. Brit. Med. J. 1, 465 (1949).
32. Sabin, A. B., and R. Ward: The natural history of poliomyelitis; distribution of virus in nervous and non-nervous tissues. J. exp. Med. 73, 771 (1941).
33. — Pathogenesis of poliomyelitis. Reappraisal in the light of new data. Science 123, 1151 (1956).
34. Shwartzman, G., St. M. Aronson, C. Teodoru, M. Adler and R. Jahiel: Endocrinological aspects of pathogenesis of experimental poliomyelitis. Ann. N. Y. Acad. Sci. 61, 869 (1955).
35. Syverton, J. T., K. T. Brunner, J. O. H. Tobin and M. M. Cohen: Recovery of viable virus from poliomyelitis vaccine by use of monkeys pretreated with cortisone and x-radiation. Amer. J. Hyg. 64, 74 (1956).
36. Haas, R., R. Thomssen u. G. Reimold: Über die Infektiosität von Phenolextrakten aus Coxs. A_2 infizierten saugenden Mäusen. (In Vorbereitung).
37. Trask, J. D., A. J. Vignec and J. R. Paul: Poliomyelitis virus in human stools. J. Amer. med. Ass. 111, 6 (1938).
38. Vogt, M., R. Dulbecco and H. A. Wenner: Mutants of poliomyelitis viruses with reduced efficiency of platings in acid medium and reduced neuropathogenicity. Virology 4, 141 (1957).
39. Wagner, R. R.: Viral interference. Bact. Rev. 24, 151 (1960).
40. Weinstein, L.: Influence of age and sex on susceptibility and clinical manifestations in poliomyelitis. New. Engl. J. Med. 257, 47 (1957).
41. Brit. Med. Research Council Committee: Poliomyelitis and prophylactic inoculation against diphtheria, whooping cough and smallpox. Lancet 1956 II, 1223.

Die Diagnostik der Enteroviren*

Von

Viktor Dostal

Es ist bekannt, daß Krankheitserreger, z. B. Bakterien, Viren u. a., einerseits verschiedenartige klinische Krankheitsformen auslösen, andererseits aber auch sehr ähnliche Krankheitsbilder durch verschiedenartige Mikroben hervorgerufen werden können. Dies gilt im besonderen für die Gruppe der Enteroviren, zu denen wir die Polio-, Coxsackie- und ECHO-Viren zählen. So können z. B. die Vertreter dieser drei Gruppen eine Meningitis hervorrufen oder drei ganz verschiedenartige Krankheitsformen. In den meisten Krankheitsfällen ist es daher unmöglich, von der Symptomatik her eine ätiologische Diagnose zu stellen. Es ist darum notwendig, auf Laboratoriumsuntersuchungen zurückzugreifen. Die in den vergangenen Jahren entwickelten virologischen Untersuchungsmethoden erlauben heute, wenn der Aufwand auch groß und kostspielig ist, in vielen Fällen eine Klärung verschiedener virusbedingter Erkrankungen.

Bekanntlich kann man eine ätiologisch verwertbare Diagnose aus Untersuchungsmaterialien durch den direkten mikroskopischen Erregernachweis, durch eine Erregerisolierung oder durch den Nachweis von Antikörpern im Serum gegen den homologen Erreger erbringen.

Wenn wir die diagnostischen Möglichkeiten, die ich eben angeführt habe, bei der Gruppe der Enteroviren anwenden wollen, so stellen sich im Gegensatz zur bakteriellen Diagnostik eine Reihe von Schwierigkeiten entgegen.

Auf Grund ihrer Kleinheit — ihre Größe beträgt etwa 20—40 mμ — reicht das Auflösungsvermögen des Lichtmikroskopes nicht aus, um sie im Untersuchungsmaterial sichtbar zu machen. In einigen Fällen kann man an Hand von histologischen Schnitten erkrankter Organe die Diagnose stellen. Jedoch ist das nur in wenigen Fällen möglich, da verschiedene Viren ähnliche Reaktionen in den Organen auslösen. Auch ist der Wert dieses Verfahrens aus begreiflichen Gründen noch dadurch eingeschränkt, daß nur postmortal entnommene Organe untersucht werden können.

Im Gegensatz zu den Bakterien und verschiedenen anderen Mikroben, deren Züchtung in Gegenwart von totem Substrat möglich ist, benötigen die Viren die lebende Zelle zu ihrer Reduplikation; sie sind obligate Zellparasiten. Für die Isolierung und Vermehrung von Viren stehen eine Reihe von Zellsystemen zur Verfügung. Bis vor wenigen Jahren bot der Tierversuch (Affe, Kaninchen, Frettchen, Hamster, Maus u. a.) die einzige Möglichkeit, menschenpathogene Viren zu isolieren. Inzwischen hat man in Erfahrung gebracht, daß bestimmte Viren im Hühnerembryo oder seinen Anhangsgebilden sowie in Gewebekulturen mit Geweben verschiedener Provenienz gezüchtet werden können. Damit ist der relativ

---

* Aus dem Schweizer Serum- und Impfinstitut, Bern.

teure und viel Aufwand erfordernde Tierversuch — wie z. B. die intracerebrale Verimpfung von Untersuchungsmaterial bei Affen — und auch die gewisse Unsicherheit bei der Beurteilung der Versuche infolge der bei Tieren latent vorkommenden Viren in den meisten Fällen fortgefallen. Darüber hinaus hat man nach den neuen Methoden (bebrütetes Hühnerei, Gewebekulturen) eine Reihe von Viren isolieren können, die bisher unbekannt waren, weil sie keine Pathogenität für Laboratoriumstiere besitzen. Hierher gehören z. B. die ECHO-Viren der Entero-Virusgruppe.

Kein Virus kann auf allen zur Verfügung stehenden Zellsystemen zur Vermehrung gebracht werden; jedes Virus besitzt ein bestimmtes Wirtsspektrum. Schon auf Grund der gefundenen Vermehrung in vitro in bestimmten Zellen oder der Pathogenität bei Versuchstieren ist in manchen Fällen eine Zuordnung des isolierten Agens in eine bestimmte Gruppe bereits möglich.

Die Vermehrung von Viren in Gewebekulturen ist meistens mit einer Degeneration der Zelle selbst verbunden, und zwar deshalb, weil nach dem Eindringen des genetischen Materials der Anstoß zur Synthese von neuer Virusnucleinsäure und Virusprotein gegeben wird. Daneben werden auch zelleigene Bestandteile in so reichlichem Maß gebildet, daß das Gleichgewicht des Zellstoffwechsels gestört wird und es dadurch zum Zelltod kommt. Die Nekrose der Zellen, die sehr charakteristisch bei den verschiedenen Vertretern der Enterovirusgruppe auftritt, wird als cytopathogener Effekt (CPE) bezeichnet. Die Zellalterationen sind so deutlich, daß sie von den unbeimpften Kontrollkulturen leicht unterschieden werden können. Der Anstieg der Viruskonzentration in der Zelle geht meistens parallel mit dem Grad der Zelldegeneration.

Auch an dem Verhalten des p_H-Indicators, den das Kulturmedium enthält, kann man erkennen, ob eine Virusvermehrung eingetreten ist. Die Hemmung des Zellstoffwechsels als Folge der stattgehabten Virusvermehrung (Degeneration der Zellen = CPE) zeigt sich bei bestimmten Viren in dem unveränderten p_H des Gewebekulturüberstandes. Dagegen zeigen unbeimpfte Kulturen zum selben Zeitpunkt eine p_H-Verschiebung im Nährmedium ins Saure, bedingt durch den normalen Stoffwechsel der Zellen. Auf diesem Prinzip sind eine Reihe von virologischen Testen (Colour Change Test) aufgebaut, die für die Virusisolierung, -titration und Antikörperbestimmung in vielen Fällen herangezogen werden. Neben diesen erwähnten diagnostischen Methoden (Isolierung, Viruskonzentrationsbestimmung, Bestimmung neutralisierender Antikörper) wird die Gewebekultur auch für die serologische Identifizierung von isolierten Viren herangezogen. Der methodische Vorgang ist ähnlich dem Neutralisationsversuch, nur daß man versucht, das unbekannte Agens (Virus) mit bekannten Immunsera zu neutralisieren. Das Ausbleiben des CPE bei Verwendung eines entsprechenden Immunserums ergibt uns den Hinweis auf das homologe Virus. Damit ist es möglich, in vitro eine serologische Identifizierung des Virus auf einfache und sichere Weise durchzuführen.

Bevor der spezielle Ablauf der diagnostischen Maßnahmen bei der Isolierung von Enteroviren geschildert wird, soll anhand eines Schemas die Herstellung der Gewebekulturen erläutert werden (Tab. 1).

Wie das Schema zeigt, sind eine Reihe von Arbeitsgängen und ein beträchtlicher Aufwand notwendig, um überhaupt geeignete Nährböden für das virologische

Arbeiten zu erhalten. Es würde in diesem Rahmen zu weit führen, näher auf die Technik der Herstellung von Gewebekulturen einzugehen.

Die so hergestellten Kulturen werden als sog. Primärzellkulturen bezeichnet, und zwar deshalb, weil sie aus frischem Organmaterial kultiviert worden sind. Außer diesen Zellen verwenden wir in der virologischen Diagnostik auch noch sog. „permanente Zellstämme". Es handelt sich dabei um Zellen, bei denen es gelungen

Tabelle 1. *Schema der Gewebeaufarbeitung*

Nephrektomie beim Affen

↓

Präparation der Nieren (Entfernung der markhaltigen Nierenteile, mechanische Zerkleinerung)

↓

Fermentativer Aufschluß der Niere (Trypsinierung)

↓

Freiwaschung der Zellen von Trypsin (fraktionierte Zentrifugation)

↓

Resuspension des gewaschenen Zellsedimentes (etwa 400000 Zellen/cm³) in einem geeigneten Nährmedium

↓

Abfüllung der Zellsuspension in entsprechende Kulturgefäße

↓

Inkubation bei 37° C mehrere Tage, bis die sedimentierten Zellen am Boden des Kulturgefäßes zu einem homogenen Zellrasen ausgewachsen sind

↓

Beimpfung der Kulturen mit vorbereiteten Untersuchungsmaterialien für die Virusisolierung

ist, sie in fortlaufenden Passagen weiterzuzüchten. Meist ist der Ursprung solcher Zellstämme schnellwachsende, meist carcinomatöse Gewebe oder normale embryonale Zellen. Einer der bekanntesten Zellstämme ist die Zellinie HeLa. Sie wurde ursprünglich aus einem Cervixcarcinom explantiert. Die permanenten Zellstämme sind nicht als Ersatz für Affennierengewebe, sondern als Ergänzung des „Zellspektrums" aufzufassen. Die Erfahrung hatte nämlich gezeigt, daß die in Passagen fortgezüchteten Zellen ihre Empfänglichkeit gegenüber Viren ändern. Zum andern hat man auch gesehen, daß verschiedene Viren auf permanenten Zellstämmen besser vermehrt werden als auf Geweben von frischen Ausgangsmaterialien.

Will man bei Verdacht auf eine Entero-Virusinfektion eine Erregerisolierung vornehmen, so ist dies durch Wahl der entsprechenden Gewebe oder Versuchstiere ohne besondere Schwierigkeiten möglich.

Die Tab. 2 bringt in einer *vereinfachten Darstellung* das Wirtsspektrum der Entero-Virusgruppe.

Das Affennierengewebe gestattet, außer den Coxsackie A 1—8 und 10—15 praktisch alle Erreger der Entero-Virusgruppe zu isolieren. Dagegen kann man auf HeLa-Zellen nur die Polioviren sicher vermehren. Babymäuse sind unerläßlich bei einem Verdacht auf eine Coxsackie A-Infektion. Leider ist die Identifizierung nicht in allen Fällen so schematisch durchführbar wie in dem eben angeführten Beispiel; denn es gibt auch Coxsackiestämme (zu A 9 und B 1—5 gehörig), die in der Gewebekultur isoliert wurden, aber nicht säuglingsmaus-pathogen sind.

Tabelle 2

	Affenniere	HeLa	Baby-Maus	Affe
Polio-Virus 1, 2, 3	+	+	—	+
Coxsackie A 1—8, 10—15	—	—	+	—
Coxsackie A 9 B 1—5	+	(±)	+	—
ECHO-Viren	+	—	—	—

Umgekehrt gibt es in der Säuglingsmaus isolierte Stämme, die sich in der Gewebekultur aber nicht vermehren, obzwar andere Coxsackiestämme desselben Typs das tun. Weitere Ausnahmen möchte ich der Übersicht wegen nicht erwähnen.

An einem praktischen Beispiel soll nun der Vorgang der Isolierung, der im Laboratorium durchgeführt wird, gezeigt werden:

Bei der Patientin N. N. besteht eine Meningitis mit Verdacht auf eine Enterovirusinfektion. Dem Laboratorium sind als Untersuchungsmaterialien Rachenspülwasser, Liquor und Stuhl aus der akuten Krankheitsperiode eingeschickt worden. Zunächst erfolgt die Aufarbeitung des Untersuchungsmaterials, das bis zur Verarbeitung bei — 20° C lagerte.

Das folgende Schema soll den weiteren Untersuchungsgang aufzeigen:

Aufarbeitung des Untersuchungsmaterials (Rachenspülwasser und Stuhl, fraktionierte Zentrifugation, Liquor ohne Aufarbeitung, Zugabe von Antibiotica)

↓

Verimpfung des Materials auf Affennierenkulturen

↓

Beobachtung der Kulturen 7—10 Tage
— bei keinerlei Veränderungen Blindpassage des Kulturüberstandes in frischen Kulturen
— bei Eintreten eines CPE serologische Identifizierung mit Polioimmunsera Typ 1, 2, 3 und ECHO-Virus Typ 9 sowie Weiterverimpfung auf Babymäuse.

↓

Erhalten wir z. B. mit den verwendeten Antisera keine Neutralisation, so liegt der Verdacht nahe, daß es sich um eine Coxsackie- oder ein anderes ECHO-Virus handelt. Treten dagegen Lähmungen nach Verimpfung des Materials auf Babymäusen auf, dann könnte ein Virus der Coxsackie-Gruppe (B 1—5, A 9) in Frage kommen. Jetzt wäre es angebracht, durch entsprechende Antisera dieser

Gruppe die weitere serologische Identifizierung vorzunehmen. Einen Vertreter der ECHO-Virusgruppe kann man auch damit ausschließen, daß man das Material auf Hela-Zellen verimpft. Wenn sich das Material nicht vermehren läßt, handelt es sich höchstwahrscheinlich um kein ECHO-Virus (mit Vorbehalt).

In den Fällen, wo wir in der Gewebekultur keine Isolierung erhalten haben, bringen wir das *Ausgangsmaterial* auf Babymäuse. In vielen Fällen ist es dann möglich, die Coxsackieviren der Gruppe A zu isolieren.

Außer den vorgenannten Differenzierungsmethoden gibt die Plaque-Methode, insbesondere die Morphologie der Plaques, eine weitere Charakterisierung der verschiedenen Viren der Enterovirusgruppe. Im Gegensatz zu den Plaques der Polioviren, die klar aussehen und durch einen scharfen Rand gekennzeichnet sind, sind die Plaques der meisten ECHO-Virusstämme irregulär in der Form, und die Ränder diffus. Eine Ausnahme machen die ECHO-Virusgruppen 7 und 12 sowie einige Stämme des Typs 8. Die Plaques der Coxsackieviren Gruppe B sind den Poliovirus-Plaques ähnlich.

Zur Klärung der Ätiologie einer Viruserkrankung ist neben der Ermittlung des Erregers auch noch der Nachweis homologer Antikörper erwünscht. Ferner kann man in jenen Fällen, wo eine Virusisolierung nicht gelungen ist, durch den Nachweis von Antikörpern das Krankheitsbild zu klären versuchen. Ich möchte gleich vorwegnehmen, daß ein einmaliger Antikörper-Nachweis noch nichts aussagt über den Zeitpunkt, zu dem der Organismus sich mit dem entsprechenden Erreger auseinandergesetzt hat. Dieses Ergebnis kann deshalb nicht mit der bestehenden Erkrankung in ursächlichen Zusammenhang gebracht werden. Darum müssen Blutproben aus dem akuten Krankheitsstadium und der Rekonvaleszenz untersucht werden, um die Möglichkeit zu haben, die relative AK-Konzentration zu ermitteln. Nur ein Antikörperanstieg im Verlaufe einer Erkrankung kann einen diagnostischen Hinweis geben. Leider steht das Ergebnis solcher Untersuchungen wahrscheinlich erst dann zur Verfügung, wenn es für die Klinik bereits an Bedeutung verloren hat.

Die Verfahren zum Nachweis und zur Messung von AK bei Enteroviruserkrankungen sind im wesentlichen folgende:

Der Neutralisationstest, die Komplementbindungsreaktion (KBR), der Präcipitintest sowie der Agar-Gel-Diffusionstest, um nur einige zu nennen. Die beiden letztgenannten haben vorerst mehr wissenschaftliches Interesse, so daß ich nur vom Neutralisationstest und der KBR bei Enterovirusinfektionen sprechen möchte.

Beim *Neutralisationstest* lassen wir Patientenserum und Virus aufeinander einwirken und prüfen das Gemisch auf empfänglichen Zellsystemen oder Versuchstieren, ob das Serum die vorgelegte Virusmenge neutralisiert hat. Das Ausbleiben der Virusvermehrung in der Kultur oder das Fehlen von Krankheitserscheinungen beim Versuchstier zeigen uns das Vorhandensein von neutralisierenden Antikörpern an. Die relative Konzentration der Antikörper wird dadurch bestimmt, daß man konstante Virusmengen mit fallenden Serumkonzentrationen zusammenbringt und diese prüft.

Ich möchte noch darauf hinweisen, daß die neutralisierenden Antikörper sehr früh im Serum erscheinen, z. B. bei der Polio bereits zum Zeitpunkt des Auftretens der Paralysen; deshalb ist es erforderlich, daß die 1. Blutentnahme für die Untersuchung aus der relativ symptomarmen Zeit zur Verfügung steht, um den Antikörperanstieg mit der Auswertung der 2. Probe auch wirklich zu erfassen. Die neutralisierenden Antikörper persistieren mehrere Jahre, und ihr Vorhandensein gibt den Hinweis auf eine stattgehabte Infektion. Infolge ihrer langdauernden Persistenz kann man diese für serologisch-epidemiologische Studien heranziehen. Oft wird die Frage gestellt, welche Antikörper-Menge im Serum vorhanden sein muß, damit ein Individuum gegen eine bestimmte Viruserkrankung geschützt ist. Diese Frage ist sehr schwer zu beantworten, da eine Erkrankung mit einem bestimmten Viruserreger, abgesehen von seiner Virulenz, auch von dessen Konzentration bei der Infektion abhängt. Allgemein wird die Meinung vertreten, daß der Nachweis von Antikörpern im Serum identisch ist mit einer Immunität.

Analog zur *Komplementbindung* mit bakteriellen Antigenen hat es sich gezeigt, daß antivirale Sera ebenfalls in Gegenwart ihres homologen Antigens komplement binden. Man hat es daher nicht unversucht gelassen, diese diagnostische Reaktion, die sehr gute Ergebnisse mit Antigenen aus der Myxovirusgruppe ergeben hat, auch für die Diagnostik bei Enteroviruserkrankungen anzuwenden. Das Hauptproblem bei der Viruskomplementbindung liegt in der Herstellung ihrer Antigene, die vor allem frei von unspezifischen, interferierenden Substanzen sein müssen. Ferner ist auch die Antigenkonzentration entscheidend für den Ausfall des Ergebnisses. Die meisten Antigene der Enterovirusgruppe, insbesondere der Polio- und ECHO-Viren, werden aus Gewebekulturüberständen virusinfizierter Zellkulturen hergestellt, dagegen die Antigene der Coxsackiegruppe A aus Gehirnen virusinfizierter Babymäuse.

Bei den Enteroviren unterscheidet man zwei komplementbindende Antigene, das eine ist an das infektiöse Partikel gebunden, das andere soll eine eigene Einheit von der Größe eines Makromoleküles von etwa $7-10$ mμ darstellen. Man unterscheidet ferner ein sog. N- (natives) und D- (denaturiertes) Antigen. Das native Antigen, das in den infektiösen Fraktionen gegenwärtig ist, kann durch Erhitzung, UV-Bestrahlung oder chemische Einflüsse in D-Antigen überführt werden. Die komplementbindenden Eigenschaften des D-Antigens sollen mit dem Makromolekülantigen etwa übereinstimmen. Antikörper gegen das D-Antigen bilden sich während einer poliomyelitischen Erkrankung früher als Antikörper gegen das native Antigen. Man kann daher während des akuten Stadiums bereits D-Antikörper serologisch nachweisen, während $1-2$ Wochen später Antikörper gegen beide Antigene gefunden werden. In der späteren Rekonvaleszenz sind nur Antikörper gegen das native Antigen nachweisbar. Was die Spezifität des Testes betrifft, so kann man nur nach einer Erstinfektion mit Poliovirus eine typenspezifische Reaktion mit der KBR erhalten. Dies trifft z. B. für das frühe Kindesalter zu. Erfolgt in den späteren Lebensjahren eine Infektion mit einem heterotypischen Poliovirus, so erhält man in der KBR nicht nur eine Reaktion mit dem entsprechenden homologen Typ, der für die Infektion verantwortlich war, sondern auch Reaktionen mit den anderen Poliovirustypen. Die Ursache liegt beim D-Antigen, weil dieses gruppenantigene Eigenschaften aufweist. Diese machen sich jedoch bei der Erstinfektion noch nicht bemerkbar.

Über die Anwendung der verschiedenen Antigene sind in den vergangenen Jahren viele Arbeiten publiziert worden. In einigen wurde über gute und aussichtsreiche diagnostische Möglichkeiten berichtet, in vielen anderen dagegen waren die Resultate sehr unbefriedigend. Der Grund für das Versagen liegt bei den verwendeten Antigenen. Größtenteils handelte es sich um ungereinigte und nicht angereicherte Gewebekulturüberstände von polio-infizierten Zellkulturen. Entweder ergab die KBR überhaupt kein Ergebnis oder Kreuzreaktionen mit verschiedenen Antigenen aus der Enterovirusgruppe. Antigenpräparationen, die nach verschiedenen Verfahren angereichert und gereinigt sind, erfordern einen großen Aufwand bei der Herstellung. Die Ergebnisse, die man mit solchen Fraktionen erhalten hat, sind zwar besser als mit den Rohantigenen, jedoch hat man nicht jene Erfolge erreicht, die man sich erwünschte (s. oben).

Leider müssen wir feststellen, daß uns derzeit keine Antigene aus der Enterovirusgruppe für die Komplementbindung zur Verfügung stehen, die uns eine verläßliche ätiologische Klärung erlauben.

Erkrankungen durch ECHO-Viren*

Von

RUDOLF SAUTHOFF (Freiburg i. Br.)

Mit 2 Abbildungen

Die Forschungsergebnisse des Nobelpreisträgers ENDERS (*9*) in der Gewebe-kultur, die Verbesserung der Gewebekulturtechnik (u. a. *6, 7, 33*) und ihre breite Anwendung im Viruslaboratorium führten in den letzten Jahren zur Entdeckung zahlreicher bis dahin unbekannter Viren, von denen einige als sog. ECHO-Viren (*2*) zusammengefaßt worden sind. Der Zusammenschluß unter der Bezeichnung ECHO, enteric cytopathogenic human orphan, konnte wegen physikalischer und biolo-gischer Ähnlichkeit vorgenommen werden. Diese Viren kommen transitorisch im menschlichen Darmtrakt vor, sie waren cytopathogen für bestimmte Affen- und menschliche Zellen in vitro und nichtpathogen für Versuchstiere. Als „orphan-Wai-sen" wurden die Erreger deshalb bezeichnet, weil sie sich von den bekannten Viren unterschieden und eine ätiologische Beziehung zu menschlichen Erkrankungen zu-nächst vermissen ließen. Bis heute sind schon 28 menschliche Serotypen (*2, 3, 11*) der ECHO-Viren charakterisiert und klassifiziert, andere noch untypisierte Stämme werden vielerorts bearbeitet.

Die 1955 von einem amerikanischen Komitee (*2*) vorgenommene vorläufige Gruppierung hat sich bewährt, obwohl die Kriterien eines orphan-Status für die meisten ECHO-Virustypen nicht mehr zutreffen. Es ist bis jetzt lediglich von 4 Typen (Typ 1, 13, 15, 17) noch unbekannt, ob sie mit Krankheiten vergesell-schaftet sind. Alle anderen ECHO-Virustypen konnten mit irgendeinem erkenn-baren klinischen Syndrom in Zusammenhang gebracht werden; wichtige neue Erkenntnisse sind seit der Entdeckung dieser Viren für den Arzt gewonnen worden.

Das klinische Bild für die als Krankheitserreger geltenden ECHO-Viren ist von irreführender Vielfältigkeit, die dadurch noch vergrößert wird, daß die bei Krank-heitsfällen isolierten Stämme innerhalb der Typen unterschiedliche Eigenschaften gegenüber den Prototypen aufweisen (u. a. *3, 14, 15, 23, 27, 30*). Wir sind heute zu der Aussage berechtigt, daß ECHO-Virustyp 4, 6, 9 und 16 im Erwachsenen- und Kindesalter, der Typ 18 im Säuglingsalter *Epidemien* von Krankheitssyndromen auslösen können, die übrigen Typen ließen sich bei *sporadischen* Krankheitsfällen isolieren.

Unsere Kenntnisse über die neuen Viren und ihre Bedeutung für klinische Krankheitsbilder vermögen wir am besten zu erweitern, wenn wir das Spektrum der klinischen Manifestationen betrachten, das die einzelnen ECHO-Virustypen auslösen können. Besonders gut und zuverlässig läßt sich eine solche Analyse bei gehäuftem Auftreten von virologisch geprüften Krankheitsfällen und Vorherr-schen eines bestimmten Typs durchführen.

---

* Aus der Universitäts-Kinderklinik Freiburg i. Br. (Direktor: Prof. Dr. W. KELLER).

Eine solche Gelegenheit bot sich uns in einer Untersuchungsreihe 1956/57, in die wir 486 Krankheitsfälle einbezogen; wir konnten 170 Infektionen mit Enteroviren nachweisen (25). Die ECHO-Viren ließen sich leicht aus dem Stuhl, Rachenspülwasser und gewisse Typen bei Fällen von abakterieller Meningitis aus dem Liquor isolieren. Sie kennen alle die Situation des Jahres 1956: Über weite Gebiete Deutschlands und Mitteleuropas breitete sich eine Meningitisepidemie zunächst unklarer Ätiologie aus. Wie erinnerlich, erkannte man in einigen Laboratorien schon sehr bald als Ursache dieser Erkrankung: Stämme vom ECHO-Virus Typ 9. Ich greife diesen Typ aus unseren Ergebnissen heraus; Sie sehen, daß die Infektion Influenza-ähnliche Krankheitsbilder, Exantheme, abakterielle Meningitiden mit oder ohne Exanthem auslöst. Die Meningitis zeigt eine neurovirale Infektion an, selten konnte der Erreger bei leichter paralytischer Manifestation aufgefunden werden. Die Betrachtung dieses einen ECHO-Virustyps läßt eine vielfältige Symptomatik erkennen, die nicht nur durch andere ECHO-Virustypen, sondern auch — wie aus der Tab. 1 hervorgeht — durch weitere Enteroviren verursacht wird. Andere Erreger müssen außerdem als auslösende Ursache der aufgeführten Syndrome in Betracht gezogen werden. Zusammenfassend gelingt es also nicht, typische Krankheiten nach ECHO-Virusinfektionen zu erkennen.

Tabelle 1. *Typenverteilung nachgewiesener Enterovirusinfektionen bei 486 untersuchten Fällen der Jahre 1956 und 1957 (Aus* SAUTHOFF *und* MITTELSTRASS *25)*

Krankheitsbilder	Zahl der Fälle	nachgewiesene Infektion	Polio			ECHO						Coxsackie-Viren					NT*
			I	II	III	4	5	6	7	9	11	B 1	B 2	B 3	B 4	A 9	
unklarer fieberhafter Infekt	104	31	10	1		1	2	1	1	2	1	4					8
abakterielle Enteritis .	69	6			1										1		4
unklares Exanthem . .	13	8								5	1		1				1
Exanthem u. Meningitis	3	2								2							
abakt. Meningitis . . .	86	38	16	2	1		1		1	10		1		1		1	4
Paralyse	89	75	61	4	4				1	3							2
verschiedene andere Diagnosen	122	10	2		2					1		2					3
Summe	486	170	89	7	8	1	3	1	3	23	2	7	1	1	1	1	22

* NT = bisher nicht typisierbar

Eine Antwort auf die Frage, ob das Erscheinungsbild der Infektion im Wirt zu suchen ist, kann bei Befall einer Familie gegeben werden, da wir im Erreger gleiche Viruskonstitution und gleiche funktionelle Aktivität mit größter Wahrscheinlichkeit erwarten dürfen. Die Reaktion auf den gleichen Stamm eines ECHO-Virus Typ 9 mit einer mannigfaltigen klinischen Antwort sehen Sie in der Abb. 1. Es handelt sich hierbei um eine virologisch gesicherte Familieninfektion, bei der wir Krankheitsbilder finden, die ich Ihnen vorstehend in der Tab. 1 zeigte, nämlich eine abakterielle Meningitis mit unklarem Exanthem, „Röteln", ein leichtes Erbrechen sowie einen fieberhaften Meningismus.

Der ECHO-Virusstamm war also in der Lage, ein buntes Spektrum von Krankheitssymptomen innerhalb einer Familie auszulösen.

Die verschiedenen Krankheitsmanifestationen können wir unserem Verständnis erschließen, wenn wir eine Analyse des Infektionsablaufs versuchen, wobei uns die vor kurzem mitgeteilten Untersuchungsergebnisse von YOSHIOKA und HORSTMANN (*32*) zu Hilfe kommen: Die Autoren wiesen in ihren Untersuchungen eine Virämie bei ECHO-Virus 9-Infektion nach, die der klinischen Erkrankung um mehrere Tage vorausgeht, außerdem entsprachen die erhobenen Virusisolationsbefunde aus Blut, Rachen und Stuhl und die Entwicklung der Antikörper denen der Poliomyelitisvirusinfektion. Wenn wir diese Erkenntnisse in Verbindung mit den Auffassungen von BURNET (*1*) und FENNER (*10*) über die Pathogenese der exanthematischen Erkrankungen bringen, ergibt sich eine Darstellung, wie wir sie — zunächst einmal theoretisch — in Abb. 2 versucht haben. Das für die exanthematischen Erkrankungen angenommene Durchlaufen einer 1. und 2. virämischen Phase steht nicht im Gegensatz zu unseren modernen Kenntnissen über die Pathogenese der Poliomyelitis, wie sie u. a. von SABIN (*24*) vertreten wird.

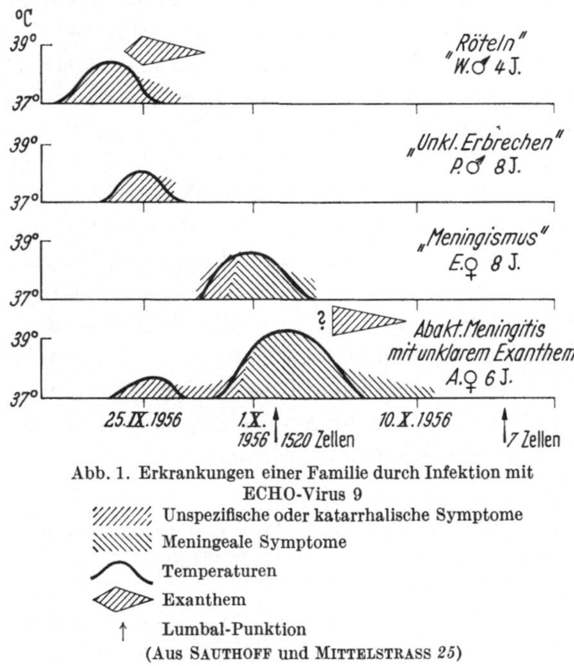

Abb. 1. Erkrankungen einer Familie durch Infektion mit ECHO-Virus 9

Unspezifische oder katarrhalische Symptome
Meningeale Symptome
Temperaturen
Exanthem
↑ Lumbal-Punktion

(Aus SAUTHOFF und MITTELSTRASS *25*)

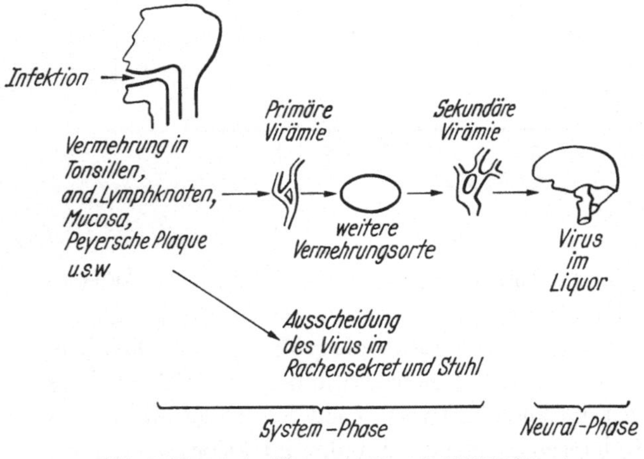

Abb. 2. Theorie der Virusausbreitung bei ECHO-Virustyp 9-Infektion. (Aus SAUTHOFF und MITTELSTRASS *25*)

Diesem Ablauf der ECHO-Virus 9-Infektion entsprechen die verschiedenen klinischen Erscheinungsformen vom abortiven Stadium bis zur abakteriellen Meningitis und leichten Paralyse: So war die charakteristische Erkrankung nach Infektion mit den Epidemiestämmen häufig durch biphasische und seltener durch triphasische Fieberkurven gekennzeichnet, die erhöhten Temperaturen konnten bis zu einer Dauer von 15 Tagen — im Durchschnitt 6 Tage — beobachtet werden. Die Patienten klagten über ein starkes retrobulbäres Kopfweh und Schwindel. Ein maculo-papulöses Exanthem, das meistens mit Fieberbeginn auftrat, war regionär unterschiedlich sowohl in Ausdehnung als auch in Häufigkeit.

Oft bestand ein Exanthem und eine Tonsillitis. Auffallend für die ECHO-9-Meningitis war die hohe Pleocytose. Im allgemeinen lagen die Werte der Zellzahlen im Liquor um 1000 bis 2000 herum, es wurden Grenzwerte von 130 und 6000 Zellen von den meisten Autoren angegeben. Neben den klinischen Zeichen einer Meningitis sah man bei wenigen Fällen eine vorübergehende Paralyse, auch chorioforme Bewegungen, Gleichgewichtsstörungen und Nystagmus kamen zur Beobachtung. Der Ausgang war immer günstig, es ist lediglich ein virologisch gesicherter letal ausgehender Krankheitsfall bei einem 8 Monate alten Säugling aus Holland berichtet worden (*29*).

Das Spektrum der klinischen Erscheinungsformen bei Infektion mit anderen ECHO-Virustypen, die das Zentralnervensystem befallen können, variiert innerhalb der Typen, und zwar so, wie es uns z. B. von den drei Typen und den verschiedenen Stämmen des Poliovirus hominis bekannt ist. Eine epidemische abakterielle Meningitis wurde auch für das ECHO-Virus Typ 4 und 6, ebenfalls teilweise mit Rash einhergehend, beschrieben. In einigen Fällen bestanden bei den Patienten auch Muskelschwächen, vorübergehende geringe Paralyse. Die Liquorzellzahlen bewegten sich im Gegensatz zur ECHO-9-Meningitis im allgemeinen zwischen 20 und 800 Zellen. Sporadische abakterielle Meningitiden sind für 7 andere Typen mitgeteilt worden (Typ 2, 3, 5, 7, 14, 16 und 17).

Zusammenfassend ergibt sich, daß das Erfolgsorgan einiger ECHO-Virusinfektionen das menschliche Zentralnervensystem ist, das Syndrom einer abakteriellen Meningitis ist die am häufigsten zu findende klinische Manifestation. Nur selten wird eine leichte transitorische Paralyse oder Muskelschwäche beobachtet. Eine abortive Erkrankung stellt sich als fieberhafter Infekt besonders im Sommer dar. Eine Unterscheidung zu einer Poliomyelitisinfektion ist also nicht möglich, klinisch nur dann, wenn ein Meningitis-Exanthemsyndrom vorliegt.

Eine fieberhafte Erkrankung bei Kindern ohne begleitende Meningitis mit Exanthem wird künftig Ihre Aufmerksamkeit auf das Vorliegen einer möglichen ECHO-Virusinfektion mit den Typen 4, 9 und 16 lenken müssen. Ich möchte darauf hinweisen, daß eine Variante des ECHO-Virus Typ 16 der Erreger des sog. Boston-Exanthems ist. Dies ist eine bis 1951 ätiologisch unbekannte exanthematische Erkrankung, die mit erhöhter Temperatur und abdominellen Symptomen einhergeht. Die Kinder zeigen ein einige Tage bestehendes morbilliformes Exanthem; bei der Infektion der Erwachsenen stehen bei einem nur selten beobachteten Exanthem Kopfschmerzen, Augenbrennen, Myalgie, Temperaturerhöhungen sowie Schüttelfrost im Vordergrund (*12, 16, 17, 18*).

Es wird Ihnen verständlich sein, daß in dieser Situation 1958/59 in Deutschland eine intensive Suche nach dem auslösenden Agens der sog. Bläschenkrankheit oder epidemischen Hautfleckenkrankheit (*13*) einsetzte. Verschiedene Autoren glaubten damals auf Grund ihrer Untersuchungsergebnisse einige ECHO-Virustypen in einen ätiologischen Zusammenhang mit der Erkrankung bringen zu können. Unsere eigenen Untersuchungen führten uns 1959 zu einer gegenteiligen Auffassung und zur Äußerung, daß die Ätiologie der Krankheit nicht geklärt sei (*25*).

Wir haben schon erwähnt, daß bei den bisher aufgezählten ECHO-Viren ein abortiver Verlauf zu katarrhalischen Symptomen führt. Bisher noch nicht angeführte Virustypen, nämlich ECHO 10, ECHO 11 und ECHO 20, lassen lediglich

Rachenkatarrhe unterschiedlichen Schweregrades in Erscheinung treten, nicht selten sogar während der Wintermonate. Die ätiologische Beweisführung ist bei Virusinfektionen der Atemwege häufig sehr schwierig, da bei zahlreichen Patienten mit Racheninfekten kein Virus isoliert wird. Ein jetzt als ECHO-Virus Typ 20 klassifizierter Erreger stammte aus dem Rachen und Stuhl von 6 Kindern, die an Fieber und Schnupfen und wäßrigem Durchfall erkrankt waren (3), während von Patienten mit Pseudocroup ein ECHO-Virus Typ 11 isoliert wurde (19). Es erhob sich also die Frage, ob der Nachweis dieser beiden ECHO-Virustypen ein zufälliger Befund war oder tatsächlich die auslösende Ursache der Erkrankung. Zur Klärung des Problems konnten epidemiologische Studien nicht durchgeführt werden. Deshalb verabfolgten TYRRELL u. Mitarb. (28) Freiwilligen Gewebekulturflüssigkeit mit den beiden Virusstämmen in Form von Nasentropfen. Die Versuche mit dem ECHO-Virus 20 zeigten, daß dieser Stamm eine mäßige Pathogenität für Erwachsene hat, es traten leichte Influenza-ähnliche Allgemeinsymptome auf. Die mit ECHO 11 infizierten Freiwilligen klagten über Kopfschmerzen, Gliederschmerzen, Müdigkeit, das einzige Symptom seitens des Respirationstraktes bestand in Halsweh ohne objektiv nachweisbare Krankheitszeichen. Allerdings wurde teilweise über abdominelle Beschwerden und Flatulenz geklagt, auch Durchfall wurde beobachtet. So bestehen nicht zu übersehende Anhaltspunkte dafür, daß einige ECHO-Virustypen eine ätiologische Rolle bei Atemwegsinfektionen in Verbindung mit enteralen Symptomen spielen.

Von SABIN (22) ist kürzlich eine neue Gruppe cytopathogener Viren, die sog. Reo-Viren, aufgestellt worden, indem der Autor sowohl das früher als ECHO 10 klassifizierte Virus als auch antigen eng verwandte Viren in einer Gruppe zusammenfaßte, weil diese Viren sich von allen anderen bekannten, einschließlich der übrigen ECHO-Viren unterscheiden: Die Größe beträgt etwa 72 mμ, sie sind damit größer als sämtliche übrigen Enteroviren, aber kleiner als die Myxo- und Adenoviren. Die Isolation gelang bisher nicht nur bei Menschen, sondern auch bei Schimpansen, anderen Affen und Kälbern. *Reo*-Virusstämme werden in Verbindung mit *respiratorischen* und *enteralen* Erkrankungen bei Menschen und Schimpansen gebracht, eine Tatsache, die uns nach SABIN veranlassen sollte, die ätiologische Rolle dieser Viren in systematischen Studien bei Krankheitssyndromen wie Diarrhoe, Steatorrhoe, Enteritis bei Kindern und Erwachsenen sowie bei Erkrankungen des Respirations- und Darmtraktes anzusetzen. Da die Reo-Viren Myokard-, Leber- und Hirnschädigungen in neugeborenen Mäusen verursachen, ergibt sich nach den Erfahrungen bei den Coxsackie-Viren die Notwendigkeit, Untersuchungen über das Vorkommen von Reo-Viren bei Neugeborenen und jungen Säuglingen bei Affektionen dieser Organe vorzunehmen. In unseren eigenen Untersuchungen haben wir bisher einen ECHO-Virustyp 10 oder — nach der neuen Nomenklatur — ein Reo-Virus noch nicht gefunden.

Schließlich rechtfertigt das Auftreten von Diarrhoen im Kindesalter besonders bei Neugeborenen und Säuglingen während des Sommers die Verdachtsdiagnose einer ECHO-Virusinfektion (u. a. 8, 20, 26). Denn die in Cincinnati von SABIN (20) durchgeführten Studien bei Sommerdiarrhoe im Kindesalter haben eindeutig ergeben, daß ECHO-Viren für dieses Krankheitssyndrom ätiologisch verantwortlich zu machen sind. Bei gleichzeitigem Zusammentreffen von pathogenen Bakterien mit den Viren war der Krankheitsverlauf häufig eindeutig schwerer. Die

Schlußfolgerung aus dieser Beobachtung ist, daß die Sommerdiarrhoe bei Säuglingen eine Folge von transitorischen Infektionen mit ECHO-Viren (Typ 2, 7, 8, 10, 11, 12, 14, 19) oder mit pathogenen Bakterien oder mit beiden Erregerarten ist. Eine wesentliche Stütze für eine ECHO-Virusätiologie der akuten Diarrhoe im Säuglingsalter kam von EICHENWALD (8), der in einer kleinen Epidemie von Diarrhoefällen bei Frühgeburten und Neugeborenen eine ECHO-Virus-Typ 18-Infektion als Ursache der Erkrankung erkennen konnte.

Die Häufigkeit der Isolation von ECHO-Viren bei Säuglingen und Kleinkindern variiert, soweit die bisher nur geringen Untersuchungsergebnisse einen Rückschluß erlauben. Wir untersuchten in einer Serie von 31 stationären Fällen in unserer Klinik und bei 28 ambulant beobachteten Erkrankungen an abakterieller Enteritis im Säuglings- und Kleinkindesalter in einer kinderärztlichen Praxis von Herbst 1956 bis Frühjahr 1958 auf eine Infektion mit enteralen Viren. Im Gegensatz zu den Berichten amerikanischer Autoren fanden wir in unserem Untersuchungsgut lediglich einige verschiedene Enteroviren (24). Bei den in der Folge durchgeführten Studien an abakteriellen Enteritiden, teilweise mit cerebralen Reizerscheinungen, konnte ebenfalls kein bestimmter Virustyp in einen ursächlichen Zusammenhang mit der ätiologisch nicht geklärten Krankheit gebracht werden (5).

Meine Damen und Herren, ich habe mich bemüht, Ihnen einiges über die erst seit wenigen Jahren bekannten ECHO-Viren vorzutragen, Erfahrungen, die mir besonders für die Klinik und eine spezielle Diagnostik wichtig erschienen. Wenn wir auch unsere Erkenntnisse in dieser Hinsicht etwas erweitert haben, so geht doch aus meinen Ausführungen auch hervor, daß wir noch am Anfang eines vollständigen Verstehens dieser Virusgruppe und ihrer Bedeutung für menschliche Erkrankungen stehen.

Stellen wir abschließend die Frage, wann eine ECHO-Virusinfektion in die Differentialdiagnose einbezogen werden soll, so möchte ich Ihnen kurz noch einmal die klinischen Kriterien (31), besonders bei Berücksichtigung eines gehäuften Auftretens bzw. einer Epidemiesituation, nennen:

1. ein gehäuftes Auftreten von abakteriellen Meningitiden bei vollständigem Fehlen von Paralysefällen oder nur wenigen Krankheitsfällen mit diskreter Parese,

2. eine fieberhafte Erkrankung im Sommer bei Kindern und Erwachsenen mit oder ohne Meningitis, z. B. Boston-Exanthem, und schließlich

3. Sommerdiarrhoen bei Säuglingen und Kleinkindern sowie Krankenhausepidemien der Neugeborenen ohne Nachweis pathogener Bakterien.

Eine spezifische Prophylaxe gegen ECHO-Virusinfektion besitzen wir nicht. Kinderarzt und Frauenkliniker sollten diskutieren, ob bei epidemischem Auftreten von ECHO-Virusinfektionen die Vorsichtsmaßnahmen zum Schutz der Neugeborenen und Säuglinge gegenüber Virusträgern zu erhöhen sind, um die in meinen Ausführungen erwähnten Erkrankungen dieser Altersperiode zu verhüten.

Literatur

1. BURNET, F. M.: Lancet **1950**, 1059.
2. *Comittee* on the ECHO-Viruses National Foundation for Infantile Paralysis: Science **122**, 1187 (1955).
3. *Comittee* on the Enteroviruses 1957: Amer. J. publ. Hlth **47**, 1556 (1957).

4. CRAMBLETT, H. G., L. ROSEN, R. H. PARROTT, J. A. BELL, R. J. HUEBNER and N. B. McCULLOUGH: Pediatrics **21**, 168 (1958).
5. DOSTAL, V., R. GÄDEKE, H. K. MITTELSTRASS, G. REIMOLD, R. SAUTHOFF, R. THOMSSEN u. O. VIVELL: Dtsch. med. Wschr. **1960**, 1301 u. 1331.
6. DULBECCO, R.: Proc. Nat. Acad. Sci. (Wash.) **38**, 747 (1952).
7. — and M. VOGT: Ann. N. Y. Acad. Sci. **61**, 790 (1955).
8. EICHENWALD, H. F., A. ABABIO, A. M. ARKY and A. P. HARTMAN: J. Amer. med. Ass. **166**, 1563 (1958).
9. ENDERS, J. F., T. H. WELLER and F. C. ROBBINS: Science **109**, 85 (1949).
10. FENNER, F.: In The pathogenesis and pathology of viral diseases S. 99. New York: 1950. Columbia Univ. Press.
11. HAMMON, W. McD., D. S. YOHN and R. A. PAVIA: Proc. Soc. exp. Biol. (N. Y.) **103**, 164 (1960).
12. KIBRICK, S., L. MELENDEZ and J. F. ENDERS: Ann. N. Y. Acad. Sci. **67**, 311 (1957).
13. KLEINSCHMIDT, H.: Landarzt **35**, 120 (1959).
14. LEPOW, M. L., D. H. CARVER and F. C. ROBBINS: Pediatrics **26**, 13 (1960).
15. MELNICK, J. L.: 4. Intern. Poliomyelitis Conf. Genf 1957.
16. NEVA, F. A.: New England J. Med. **254**, 838 (1956).
17. — R. F. FEEMSTER and I. J. GORBACH: J. Amer. med. Ass. **155**, 544 (1954).
18. — and S. M. ZUFFANTE: J. Lab. clin. Med. **50**, 712 (1957).
19. PHILIPSON, L., u. T. WESSLEN: Arch. Virusforsch. **8**, 77 (1958).
20. RAMOS-ALVAREZ, M., and A. B. SABIN: J. Amer. med. Ass. **167**, 147 (1958).
21. SABIN, A. B.: Science **123**, 1151 (1956).
22. — Science **130**, 1387 (1959).
23. — E. R. KRUMBIEGEL and R. WIGAND: Amer. J. Dis. Child. **96**, 197 (1958).
24. SAUTHOFF, R.: Arch. Kinderheilk. **159**, 67 (1959).
25. — u. H. K. MITTELSTRASS: Mschr. Kinderheilk. **108**, 110 (1960).
26. SOMMERVILLE, R. G.: Lancet **1958 II**, 1347.
27. SYVERTON, J. T.: Pediatrics **24**, 643 (1959).
28. TYRRELL, D. A. J., F. E. BUCKLAND and M. L. BYNOE: Europ. Ass. Poliomyelitis **VI**, 165 (1960).
29. VERLINDE, J. D.: 4. Intern. Poliomyelitis Conf. Genf 1957.
30. WENNER, H. A.: Klin. Wschr. **1959**, 313.
31. WHO: 2. Bericht des Sachverständigen-Ausschusses für Poliomyelitis 1957.
32. YOSHIOKA, I., and D. M. HORSTMANN: Fed. Proc. **18**, 606 (1959).
33. YOUNGNER, J. S.: J. Immunol. **73**, 392 (1954).

Erkrankungen durch Coxsackieviren*

Von

O. Vivell

Mit 2 Abbildungen

In den letzten 12 Jahren wurden etwa 150 neue Virustypen beim Menschen isoliert, wobei diese stürmische Entwicklung der virologischen Forschung mit der Entdeckung der Coxsackieviren durch Dalldorf und Sickles 1948 eingeleitet wurde. Sowohl die Verwendung von saugenden Mäusen als Versuchstiere wie der breite Einsatz von Gewebekulturmethoden haben diesen raschen Fortschritt ermöglicht. Die ersten auf Säuglingsmäusen isolierten Viren stammten von 2 Kindern mit paralytischer Poliomyelitis aus dem kleinen Städtchen Coxsackie am Hudson. Da man in der Folgezeit vielfach ähnliche Viren auf Babymäuse isolierte, nannte man diese säuglingsmauspathogenen Erreger Coxsackieviren.

Es handelt sich — wie Sie bereits gehört haben — um eine heterogene Virusgruppe, die bei den Versuchstieren gewöhnlich eine tödliche Erkrankung verursacht. Man unterscheidet nach pathologisch-anatomischen Kriterien der Versuchstiererkrankung eine A- und B-Gruppe. Viren der A-Gruppe verursachen eine ausgedehnte Myositis der Skeletmuskulatur mit schlaffen Pseudoparalysen der Tiere, während Coxsackie B-infizierte Säuglingsmäuse fokale Muskelinfiltrate, Fettgewebsnekrosen, Gehirn- und Rückenmarksveränderungen sowie gelegentlich eine Pankreatitis und Myokarditis erkennen lassen.

Tab. 1 gibt eine Übersicht über die jetzt bekannten 30 Typen der Coxsackieviren. Man erkennt, daß alle säuglingsmauspathogen sind mit teilweiser Ausnahme von A 23, der gleichzeitig als ECHO-Virus Typ 9 klassifiziert wurde.

Die Pathogenität für Gewebekulturen ist in der B-Gruppe ausgeprägter vorhanden als in der A-Gruppe.

Coxsackieviren hat man bei verschiedensten Erkrankungen des Menschen — aber sehr häufig auch bei gesunden Personen — isoliert. Zumeist werden sie im Stuhl gefunden — sie gehören zu den Darmviren des Menschen — doch sind Coxsackie A-Viren auch aus Rachenabstrichen, Bläscheninhalt oder Geschwürsabstrichen, Blut, Muskelbiopsien, Liquor und Urin isoliert worden. Die Coxsackie B-Viren hat man ebenfalls im Rachensekret, Blut, Urin und Liquor gefunden sowie bei Todesfällen aus Gehirn, Myokard, Leber, Milz, Niere und anderen Organen isoliert.

Die Häufigkeit der positiven Virusbefunde macht eine Zuordnung eines solchen Erregers zu einem umschriebenen Krankheitsbild — vor allem, wenn er nur im Stuhl gefunden wird — zu einer nicht einfachen Aufgabe. Auch der Nachweis einer serologischen Reaktion auf das isolierte Virus besagt noch lange nicht, daß diese

---

* Aus der Universitäts-Kinderklinik Freiburg i. Br. (Direktor: Prof. Dr. W. Keller).

immunologische Auseinandersetzung Folge einer klinisch manifesten Erkrankung ist. Hier handelt es sich — wie bei den Poliomyelitisviren — oft um sehr weit verbreitete, aber selten pathogen werdende Erreger. Von einigen Typen kennt man auch heute noch kein Krankheitsbild, obwohl ihre Verbreitung unter der Bevölkerung nach Ausweis virologischer und serologischer Studien beträchtlich ist. Dies gilt z. B. für den Typ A 1, der übrigens oft als Begleitinfektion bei paralytischer Poliomyelitis gefunden wurde. Trotz dieser Schwierigkeiten haben eingehende, in vielen Ländern durchgeführte epidemiologische Studien sowie Virusbefunde in Körperflüssigkeiten und Organen einige charakteristische Krankheitsbilder erkennen lassen, die auf Infektionen mit Coxsackieviren beruhen können. Wie oft sind aber die auf Grund klinischer Kriterien aufgestellten Krankheitsbilder nur selten in dem Sinne ätiologisch einheitlich, daß sie ausschließlich durch einen bestimmten Virustyp verursacht werden, meist sind mehrere Stämme oder Typen beteiligt.

Unter den durch Coxsackie A-Viren hervorgerufenen Erkrankungen ist an erster Stelle die *Herpangina* zu nennen. Schon 1920 von Zahorsky unter dieser Bezeichnung beschrieben, wurde dieser Infektion in der Folgezeit keine Beachtung geschenkt, bis Huebner sie 1950 als durch Coxsackie A-Viren verursacht erkannt hat. Diese Erkrankung ist keineswegs selten, sondern kommt in kleinen Epidemien vorwiegend in den Sommermonaten bei Kindern und jungen Erwachsenen vor. Sie wird wegen ihres meist sehr gutartigen Verlaufs häufiger dem praktischen Arzt als dem Kliniker begegnen. Die Krankheit beginnt akut mit hohem Fieber, Kopfschmerzen, Mattigkeit, Inappetenz, Übelkeit und Gliederschmerzen. Gelegentlich beobachtet man auch Erbrechen und Krämpfe, selten eine Gastroenteritis. Unter leichten Schluckbeschwerden entwickelt sich ein charakteristischer Lokalbefund im Rachen. An beiden Gaumenbögen, weichem Gaumen, Uvula und manchmal auch an den Tonsillen treten einzelne bis mehrere stecknadelkopf- bis linsengroße Bläschen mit zunächst klarem Inhalt und geringer Rötung der Umgebung auf. Diese

Tabelle 1. *Isolierungsmöglichkeiten der Coxsackieviren*

Typ	Säuglings-Maus	Affenzellen		Menschenzellen	
		Niere	Hoden	Uterus	HeLa
A 1	+				
2	+				
3	+				
4	+				
5	+				
6	+				
7	+				
8	+				
9	+	+	+	+	
10	+				
11	+			+	+
12	+				
13	+			+	+
14	+				
15	+			+	+
16	+				
17	+				
18	+			+	+
19	+				
20	+				+
21	+			+	+
22	+				
23 = ECHO 9	(+)	+			
24	+				
B 1	+	+	+		+
2	+	+	+		
3	+	+	+	+	+
4	+	+	+		(+)
5	+	+	+	+	+
6	+	+			

Vesikeln platzen leicht und hinterlassen flache Aphthen mit grauweißen Belägen, die aber in wenigen Tagen abheilen. Nachträglich ist oftmals eine Follikelschwellung zu erkennen. Die Lymphknotenbeteiligung ist gering, das Fieber dauert 1—4 Tage und kann auch einmal biphasisch verlaufen. An typischen Komplikationen ist eine Parotitis sowie Bläschenausschlag am Genitale beschrieben.

Die Abbildungen zeigen Fieberverläufe mit Blutbildern und Senkungsreaktionen von 2 Patienten, bei denen wir Coxsackie A-Viren isolieren konnten.

Differentialdiagnostisch muß vor allem die Stomatitis herpetica abgegrenzt werden, deren Effloreszenzen sich mehr an Gingiva, Lippen, Zunge und Wangenschleimhaut befinden. Die Lokalbeschwerden sind dabei wesentlich heftiger und neben einem foetor ex ore besteht auch eine schmerzhafte Lymphadenitis. Bei der echten Herpangina hat man bis heute folgende Coxsackie A-Virustypen gefunden: A 2, 4, 5, 6, 8 und 10. Da sich nur eine typenspezifische Immunität entwickelt, sind mehrfache Erkrankungen unter dem Bild einer Herpangina möglich. Nicht immer ist aber das klassische Bild der Herpangina, das dem praktischen Arzt schon die Möglichkeit gibt, eine Coxsackie A-Virusinfektion zu

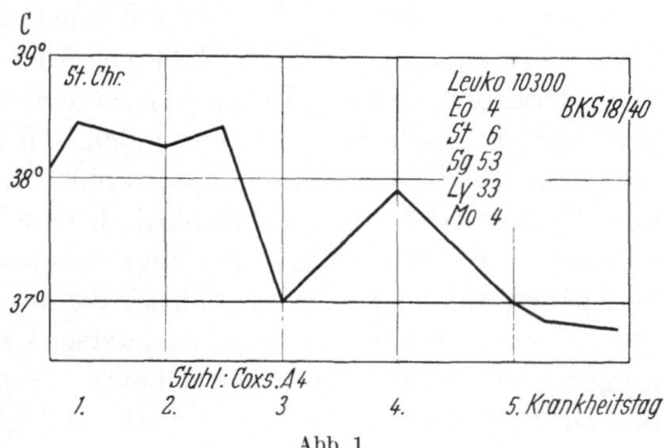

Abb. 1

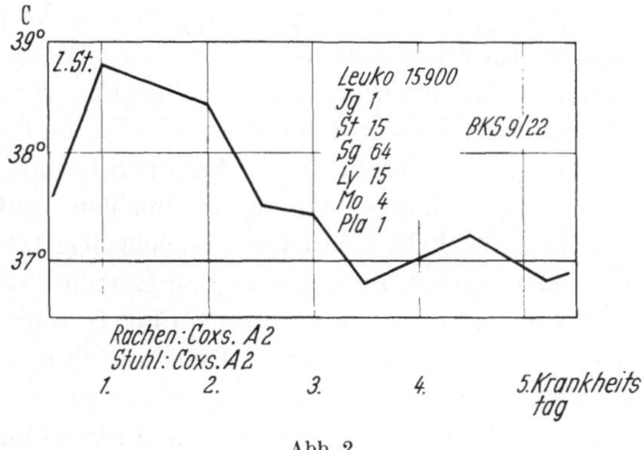

Abb. 2

Abb. 1 und 2. Typische Fieberverläufe bei Herpangina

diagnostizieren, vorhanden. Auch unklare Pharyngitiden, sog. Sommergrippen, 3 Tage Fieber mit Rachenrötung, Kopfschmerzen und Myalgien können durch diese Erreger verursacht sein.

Es besteht heute kein Zweifel mehr, daß die Coxsackievirustypen A 7 und A 9 selten einmal eine abakterielle Meningitis verursachen können, da man zumindest den A 9-Stamm mehrfach aus Liquor entsprechender Erkrankungen isolieren konnte, während Stuhlisolierungen schon häufiger gelangen. Auch andere Coxsackie A-Virustypen können gelegentlich eine solche Infektion der Meningen verursachen, doch müssen hier noch weitere Erfahrungen abgewartet werden. Eine Besonderheit stellt der Typ A 23 dar, der dem ECHO-Virus Typ 9 serologisch entspricht. Über seine klinische Bedeutung als Erreger einer epidemisch auftretenden Meningitis hat Ihnen Herr Sauthoff bereits berichtet. Klinisch lassen sich solche Coxsackievirusmeningitiden nicht von anderen Virusmeningitiden abgrenzen.

Mit größtem Interesse wurde auf der 4. Internationalen Poliomyelitiskonferenz in Genf 1957 die Mitteilung russischer Autoren zur Kenntnis genommen, daß sie einen 4. Typ des Poliomyelitisvirus entdeckt hätten. 1952 wurde in Karaganda von paralytischen Poliomyelitispatienten einschließlich 2 tödlichen Bulbärparalysen ein Virus isoliert, das paralytogen für Affen, Baumwollratten und Säuglingsmäuse war. Ein Vergleich mit den bekannten Coxsackievirusstämmen ergab eine serologische Identität mit dem Stamm A 7 von DALLDORF. Man konnte danach auch tierexperimentell sowohl mit dem Original A 7- wie mit dem Karagandavirus, aber auch dem Stamm A 14 bei Affen im Rückenmark poliomyelitische Veränderungen erzeugen. Inzwischen wurden mehrfach bei Lähmungserkrankungen Coxsackie A-Viren unter Umständen isoliert, die ihre ätiologische Bedeutung sehr nahe legen, so z. B. ohne daß es möglich gewesen wäre, gleichzeitig Poliomyelitisvirus zu finden oder serologisch eine Poliovirusinfektion wahrscheinlich zu machen. Wir müssen uns allerdings erinnern, daß von den paralytischen Poliomyelitiserkrankungen, die wir klinisch diagnostizieren, nur etwa 5% nicht durch die Polioviren verursacht sind. Andererseits konnten bei paralytischen Erkrankungen von Personen, die gegen Poliomyelitis geimpft waren, von BROWN in USA fast ein Drittel weder serologisch noch virologisch als Poliomyelitiserkrankungen verifiziert werden. Wir haben demnach damit zu rechnen, daß bei zunehmender Anwendung der Impfung relativ öfter nicht poliomyelitische Lähmungserkrankungen auftreten werden.

Auch eine exanthematische Erkrankung kann durch Coxsackie A-Viren verursacht sein. So wurde im Sommer 1957 in Toronto eine epidemische fieberhafte Krankheit beobachtet, die 27 Familien betraf. Die Patienten zeigten an Wangenschleimhaut, Zunge, Gingiva, Tonsillen und Gaumen typische Herpanginabläschen, die bald ulcerierten. Gleichzeitig trat ein Exanthem mit z. T. blasigen Veränderungen vorwiegend an den Extremitäten auf. Der Ausschlag juckte nicht und war am Stamm wenig ausgeprägt. In sehr vielen Fällen wurde Coxsackievirus A 16 auf Gewebekulturen isoliert, ein Typ, der bisher nur in Südafrika nachgewiesen worden war. Auch von den Typen A 9 und A 4 wird über sporadische oder familiäre Erkrankungen mit Entwicklung eines rötelnartigen Ausschlags berichtet.

Die von Jahr zu Jahr vielfach stark wechselnde Verbreitung einzelner Coxsackie A-Virustypen, besonders derjenigen, die auch eine Herpangina verursachen können, lassen solche Virusbefunde außer bei Gesunden auch bei Patienten mit verschiedensten anderen Erkrankungen erwarten. Nicht ganz selten sind sie z. B. bei Patienten mit Dermatomyositis beschrieben worden — wir verfügen selbst über eine solche Beobachtung — ohne daß wir aber bisher eine sichere ätiologische Beziehung zu dieser Erkrankung annehmen dürfen. Ähnliche, teilweise nur zufällige Koinzidenzen wurden auch mit Myokarditiden, Perikarditis, febriler Lymphadenitis, Gastroenteritis, Tracheobronchitis, Pleurodynie, Nephritis, ja sogar bei multiplen Mißbildungen und anderen Erkrankungen beschrieben. Wir selbst beobachteten im Anschluß an eine Herpangina eine akute hämolytische Anämie.

Infektionen mit den 6 Typen der Coxsackie B-Gruppe führen häufiger zu manifesten Erkrankungen als die mit den A-Stämmen. Am bekanntesten wurde die sog. Myositis epidemica oder Bornholmer Krankheit bzw. Pleurodynie, die erstmals 1930 von einem dänischen praktischen Arzt, SYLVEST, monographisch beschrieben wurde. Die Krankheit ist aber seit über 200 Jahren schon bekannt.

SYLVEST erlebte in einem Sommerurlaub auf der Insel Bornholm einen heftigen Ausbruch dieser Infektionskrankheit, wobei auch 2 Söhne und ein Hausmädchen miterkrankten. Die Bornholmer Krankheit tritt als akute fieberhafte Erkrankung mit Kopfschmerzen und heftigen Muskelschmerzen auf. Dieser Muskelschmerz ist gewöhnlich im Bereich der unteren Thoraxapertur oder auch an Bauch, Rücken oder Extremitäten lokalisiert. Typisch sind heftige stichartige bis beklemmende lokalisierte Schmerzen, oft mit quälendem Singultus verbunden, wie sie auch beim Infarkt auftreten können. Es kommt nicht selten zu akuter Atemnot. Bezeichnend ist der volkstümliche Name „Teufelsgriff". Bei abdominalem Sitz wird häufig eine Appendicitis diagnostiziert, da im Schmerzbereich eine deutliche Abwehrspannung besteht. Meist dauern die heftigen, bedrohlich aussehenden Schmerzattacken nur eine bis mehrere Stunden, können sich aber — oft mit erneutem Fieberanstieg — wiederholen. Übelkeit, Erbrechen und Rachenrötung vervollständigen das Krankheitsbild. Obwohl es sich meist um eine Krankheit von wenigen Tagen handelt, gibt es auch längere Verläufe, die sich Wochen hinziehen können. Die häufigste Komplikation ist eine gutartige abakterielle Meningitis, die in Begleitung der typischen Myositis als Meningitis myalgica bezeichnet wurde. Seltener sind eine Perikarditis, Pleuritis und Orchitis. Es gibt sogar Epidemien, bei denen kaum myalgische, sondern fast ausschließlich meningitische Verläufe beobachtet werden. Andererseits finden sich auch innerhalb geschlossener Epidemien grippeartige, uncharakteristische Krankheitsbilder.

Den Stamm Coxsackie B 1 isolierten wir bei einer Myositis epidemica-Epidemie, die von WINDORFER in einem Kinderheim beobachtet wurde. Es erkrankten 27 Kinder und 5 Erwachsene mit typischen Krankheitszeichen. Zwei der Kinder wurden wegen heftigster Bauchschmerzen appendektomiert, wobei die Wurmfortsätze nur geringfügig entzündlich verändert waren. Meist führten die Schmerzen aber zu stärkster Atemnot und waren im Bereich der Rippenbögen lokalisiert, doch fanden sich auch Verhärtungen und Schmerzen in der Schultermuskulatur. Seltener wurden enteritische Erscheinungen und Meningismus gesehen. Wir selbst haben auch sonst vielfach bei solchen Erkrankungen Coxsackieviren der Typen B 1, B 3 und B 4 isoliert, doch können auch Infektionen mit B 2 und B 5 zu gleichen Krankheitsbildern führen.

Neben der Meningitis myalgica findet man Coxsackie B-Viren auch bei Epidemien von abakterieller Meningitis. Sie dürften neben den ECHO-Viren, dem Mumpsvirus und den Polioviren die häufigste Ursache dieser Erkrankung bei uns sein. Das klinische Bild der Coxsackievirusmeningitis, die von allen Coxsackie B-Viren hervorgerufen werden kann, unterscheidet sich nicht von den anderen Virusmeningitiden. Zellzahlen über 500/3 sind allerdings seltener und kommen mehr bei Mumps oder ECHO-Virus Typ 9 vor. Die Erkrankung wird vor allem bei jungen Kindern beobachtet, während bei älteren Kindern und jungen Erwachsenen mehr die typische Bornholmer Krankheit gesehen wird.

Auch bei paralytischen Verläufen wurden schon Coxsackie B-Viren, und zwar die Typen B 2, 3, 4 und 5 gefunden, ohne daß es gelang, eine gleichzeitige Poliomyelitisinfektion nachzuweisen. Auch experimentell hat man poliomyelitische Veränderungen nach Infektionen von Rhesusaffen mit dem Typ B 2 und bei Säuglingsmäusen mit dem B 4-Virus gesehen. Während man die Coxsackie A-Viren häufig bei Poliomyelitispatienten zusammen mit klassischen Poliomyelitisviren isoliert hat, so daß man sie auch als Reisebegleiter der Polioviren bezeichnete, sind Beobachtungen über gleichzeitiges Vorkommen von Coxsackie B-Infektionen mit Polioviren viel seltener. Nur aus Holland wurde bisher eine solche gemischte Epidemie beschrieben. Auf Grund von epidemiologischen Beobachtungen hat man angenommen, daß Bornholmepidemien und Poliomyelitis sich gegenseitig ausschließen. Jahre mit gehäuftem Vorkommen von Bornholmer Krankheit sind gewöhnlich weitgehend frei von Poliomyelitis. Experimentell kann man eine Interferenz dieser beiden Virusgruppen nachweisen, während Coxsackie A-Viren die Poliomyelitisinfektion verstärken können.

Die zuerst in Südafrika gemachten Beobachtungen von Coxsackie B-Infektionen bei Neugeborenen und jungen Säuglingen, die an schwersten, meist tödlichen Allgemeininfektionen mit dem klinischen Bild einer Encephalomyokarditis erkrankten, wurde inzwischen vielfach bestätigt. Es sind schon über 50 solche Beobachtungen bekannt. Auch hierfür können wir ein Beispiel aus eigener Erfahrung beisteuern. In der Bremer Kinderklinik wurde ein zwei Wochen altes Kind beobachtet, bei dem sich ein Encephalomyokarditissyndrom entwickelte, dem der Säugling im Alter von 16 Tagen erlag. Gleichzeitig hatte die Mutter einen fieberhaften Infekt. Aus Herzmuskel und Gehirn dieses Kindes, die uns tiefgefroren eingesandt wurden, konnten wir ein Coxsackie B 4-Virus isolieren, das durch das mütterliche Serum im hohen Titer neutralisiert wurde. Die Letalität dieser Neugeboreneninfektion beträgt über 50%. Charakteristische klinische Symptome sind zu Beginn ein akuter fieberhafter Racheninfekt, Trinkschwierigkeiten und Lethargie. Es entwickeln sich rasch eine Tachypnoe und Tachykardie mit Cyanose bei schlaff vergrößertem Herz, Hepatomegalie und Zeichen einer Allgemeininfektion. Im EKG typische Myokardschädigung. Soweit Liquoruntersuchungen vorgenommen wurden, fand sich meist eine Zellvermehrung. Gefürchtet sind solche Erkrankungen in Entbindungsanstalten, wo Neugeborene auch durch eine erkrankte Pflegerin infiziert werden können. Zwei Fälle sind bekannt, bei denen an eine intrauterine Infektion gedacht werden muß. Postmortal kann man aus fast allen Organen das Virus züchten.

Steigendes Interesse gewinnen neuerdings die sich mehrenden Mitteilungen über benigne Perikarditiden, bei denen Coxsackie B-Viren auch schon aus dem Perikarderguß isoliert werden konnten. Sie finden sich nicht nur bei Kindern, sondern auch bei jungen Erwachsenen. Als Komplikation der Bornholmer Krankheit ist eine Perikarditis schon lange bekannt. Nicht immer sind aber gleichzeitig auch myalgische Krankheitssymptome beobachtet worden. Auf dem deutschen Kinderkongreß 1960 hat Rossi über ähnliche Beobachtungen aus seiner Berner Kinderklinik berichtet. Das Krankheitsbild der idiopathischen Perikarditis acuta benigna des Erwachsenen wurde 1942 von Barnes und Burchell beschrieben. Die Patienten haben retrosternale Schmerzen, pleurales Stechen und auskultatorisch findet man zunächst perikarditisches Reiben. Die Herzsilhouette wird rasch groß, und im EKG finden sich die typischen Zeichen einer Außenwandschädigung. Oft verläuft die Erkrankung schubweise. Die Häufigkeit positiver Coxsackievirusbefunde bei diesem Krankheitsbild legt die Auffassung nahe, daß es sich hier in den meisten Fällen um solche Infektionen handelt.

Es bleibt noch zu erwähnen, daß auch Exantheme, meist rubeoliformen Charakters, bei Coxsackie B-Infektionen gesehen wurden, und daß man diese Erreger auch bei Encephalitiden und atypischen grippeartigen Erkrankungen nachweisen konnte. So fanden wir bei virologischen Studien im Jahre 1958, in deren Verlauf 11 Coxsackieviren isoliert wurden, einen A 9-Stamm bei abakterieller Meningitis, B 4 bei einer Encephalitis, nochmals B 4 bei einer abakteriellen Enteritis mit cerebralen Reizerscheinungen, einen Typ A 2 und 2 Typ A 4 bei Herpangina und schließlich zwei B 2 und drei B 4 Viren bei Infekten der oberen Luftwege.

Tab. 2 gibt abschließend noch einen Überblick über die klinischen Manifestationen, die man nach Infektion mit verschiedenen Stämmen der Coxsackieviren beobachten kann.

Tabelle 2. *Klinische Manifestationen der Coxsackieviren*

Krankheit	Typen
A. Coxsackie A-Viren	
1. Herpangina	A 2, 4, 5, 6, 8, 10
2. Aseptische Meningitis	A 7, 9, 23
3. Paralytische Erkrankungen	A 7, 9
4. Exanthematische Erkrankungen	A 4, 9, 16
5. Unklare fieberhafte Erkrankungen	zahlreiche Typen
B. Coxsackie B-Viren	
1. Myositis epidemica	B 1, 2, 3, 4, 5
2. Aseptische Meningitis (Meningitis myalgica)	B 1, 2, 3, 4, 5, 6
3. Paralytische Erkrankungen	B 3, 4, 5
4. Encephalomyokarditis der Neugeborenen und jungen Säuglinge	B 1, 2, 3, 4, 5
5. Myokarditis und benigne Perikarditis älterer Kinder und junger Erwachsener	B 2, 3, 5
6. Exanthematische Erkrankungen	B 1, 2, 4
7. Encephalitis	B 1, 2, 3, 4, 5
8. Unklare fieberhafte Erkrankungen	B 1, 2, 3, 4, 5

Diese Zusammenstellung läßt nochmals erkennen, wie vielfältig das klinische Bild einer Coxsackieviruserkrankung sein kann, das von schwersten, tödlichen Allgemeininfektionen im jungen Säuglingsalter über geläufige akute Infektionskrankheiten zu leichten, kaum bemerkbaren Infekten reicht. Am häufigsten dürften aber auf Grund der Erfahrungen mit serologischen Studien die inapparent verlaufenden Infektionen sein.

Literatur auf Anforderung.

Die Pathologie der Poliomyelitis*

Von

H. Noetzel (Freiburg i. Br.)

Mit 12 Abbildungen

Über die Pathologie der akuten Poliomyelitis liegen ausführliche Beschreibungen in den Handbüchern der Neurologie (Pette 1936) und der speziellen Pathologie (van Bogaert 1958) vor. In diesem Vortrag können wir lediglich auf einige Fragen eingehen.

Der Poliomyelitis geht, wie von Herrn Thomssen ausgeführt, eine Virämie aller Organe dem Befall des Zentralnervensystems voraus (Bodian 1954, Wenner und Kamitsuka 1956), wobei der Virusbefall nicht überall mit morphologischen Veränderungen verbunden ist. Wir haben hier also ähnliche Verhältnisse vor uns, wie sie auch bei bestimmten anderen Infektionen, z. B. der Meningokokkeninfektion, beobachtet werden. Auch bei der Meningokokkeninfektion wird der Organismus zunächst von den Meningokokken befallen, wobei schon im Stadium der Allgemeininfektion Todesfälle unter dem Bild des Waterhouse-Friderichsen-Syndroms vorkommen, wobei u. a. Infiltrate im Herzmuskel und Blutungen in den Nebennieren nachweisbar sind. In anderen Fällen tritt die initiale Allgemeininfektion kaum und erst die nachfolgende Leptomeningitis meningococcica klinisch auffällig in Erscheinung.

Bei der Poliomyelitis wird schon im präparalytischen Stadium, also z. Z. des Auftretens der Symptome, wie Kopfschmerzen, Rücken-, Glieder- und Nackenschmerzen, eine Liquorpleocytose, also das Bild einer abakteriellen Meningitis gefunden.

Bei dem Befall des Zentralnervensystems sind zwei morphologische Veränderungen zu unterscheiden:

1. die mesenchymal-gliöse Reaktion,
2. der Befall der Ganglienzellen.

Etwa gleichzeitig mit dem Befall der Leptomeningen findet man, wie insbesondere Tierexperimente erkennen lassen, perivasculäre Zellinfiltrate im Rückenmark und einen Beginn der Gliareaktionen. Diese *mesenchymal-gliösen Reaktionen* sind nun keinesfalls nur auf die graue Substanz der Vorderhörner beschränkt, sondern finden sich ebenso in der weißen Substanz von Rückenmark und Gehirn als auch in den Spinalganglien (Abb. 1). Sie haben auch in der Regel eine größere Ausdehnung als die jetzt zu besprechende Erkrankung der Ganglienzellen.

Durch Eindringen der Viren in die Ganglienzellen werden vorzugsweise, aber nicht ausschließlich, motorische Vorderhornzellen befallen. Durch die Vermehrung

---

* Aus der Neuropathologischen Abteilung (Leiter: Prof. Dr. H. Noetzel) des Pathologischen Institutes der Universität Freiburg (Direktor Prof. Dr. Fr. Büchner).

der Viren innerhalb der Ganglienzellen kommt es zur Ganglienzellerkrankung. In frühen Stadien sieht man zunächst eine Schwellung der Ganglienzelle mit Verlust der Nisslsubstanz und Schrumpfung des Kerns. Derart geschädigte Ganglienzellen können der Nekrose anheimfallen und werden alsdann abgeräumt. Hierbei entstehen Bilder, die als *Neuronophagien* gekennzeichnet sind. An diesem Abräumungsvorgang beteiligen sich in frühen Phasen Leukocyten und Lymphocyten,

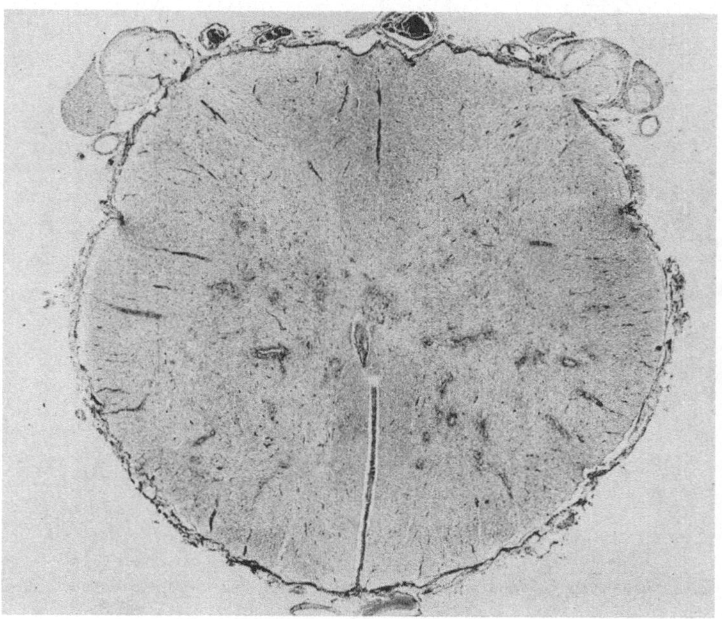

Abb. 1. Verteilung der entzündlichen Veränderungen in der grauen und weißen Substanz des Rückenmarkes

später Gliazellen. Anstelle der untergegangenen Ganglienzellen bleibt eine noch einige Zeit erkennbare umschriebene Gliaansammlung zurück (Abb. 2a und 2b).

Makroskopisch beobachtet man im akuten Stadium, abhängig von der Schwere des Befalls, alle Übergänge von einer verwaschenen Zeichnung des Rückenmarkquerschnittes bis zur Nekrose mit Blutungen (Abb. 3a). Durch Einschmelzen der Nekrosen in der grauen Substanz der schwerst betroffenen Segmente des Rückenmarkes können über mehrere Segmente reichende Zerfallshöhlen entstehen (Abb. 3b). Im Ausheilungsstadium entstehen Narben aus faserbildender Glia.

Die Klinik unterscheidet zwischen einer spinalen und einer medullär-pontinen Form der Poliomyelitis. Bei den Todesfällen, auf die sich die morphologischen Beobachtungen stützen, handelt es sich fast ausschließlich um Fälle, die an Atemlähmung oder Versagen der zentralen Regulationen gestorben sind, also entweder um eine aufsteigende spinale Poliomyelitis oder um einen primären Befall des Halsmarkes und der Medulla oblongata. Bei der morphologischen Untersuchung machen wir die Erfahrung, daß die entzündlichen Veränderungen in der Regel viel ausgedehnter sind, als die Symptomatologie dieses vermuten läßt. So findet man bei der medullär-pontinen Form in der Regel entzündliche Infiltrate bis hinab in

das Sakralmark und umgekehrt bei ascendierenden spinalen Fällen auch eine Ausbreitung über die Medulla oblongata hinaus bis in das Zwischenhirn oder gar bis in

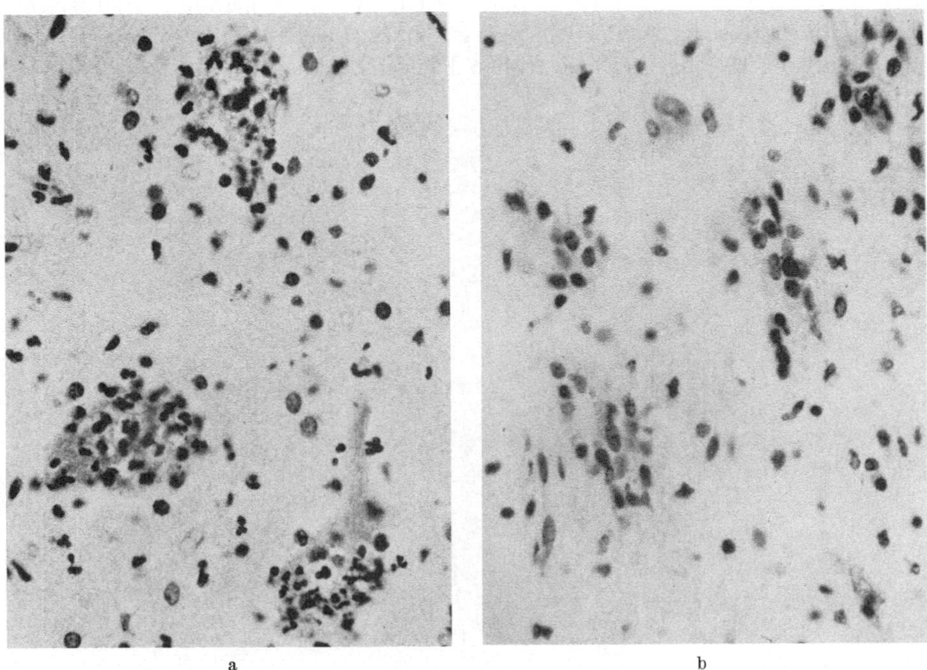

Abb. 2a u. b. Neuronophagien. a von Leukocyten aufgelöste nekrotische Ganglienzellen; b knötchenförmige
Gliaansammlungen an den Stellen untergegangener Ganglienzellen

die Großhirnrinde. Nur ausnahmsweise kommen Fälle zur Beobachtung, bei denen
die Parenchymschäden auf wenige Segmente beschränkt bleiben und bei denen

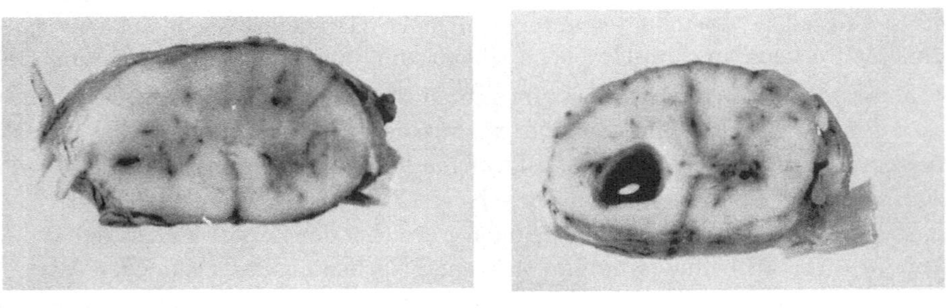

Abb. 3a u. b. Rückenmarksquerschnitte. a akutes Stadium, verwaschene Zeichnung mit vermehrtem Hervortreten
der Gefäße; b Abheilungsstadium mit Höhlenbildung nach Resorption der Nekrosen

die mesenchymalen entzündlichen Reaktionen im übrigen Zentralnervensystem
gering sind oder gar fehlen.

Es wurde schon eingangs angedeutet, daß von dem Entzündungsprozeß nicht
nur die motorischen Vorderhornganglienzellen des Rückenmarkes, sondern auch
diejenigen des Seiten- und Hinterhorns und der Clarkeschen Säule betroffen werden.

Dies läßt sich in gleicher Weise auch in den oral davon gelegenen Abschnitten der Medulla und des Mittelhirns erkennen. Außer in den motorischen Hirnnervenkernen und der Substantia reticularis werden entzündliche Veränderungen auch im sensiblen und sensorischen Kerngebiet wie z. B. im Nucleus vestibularis Nc, Goll usw. und in der Kleinhirnrinde nachgewiesen (Abb. 4).

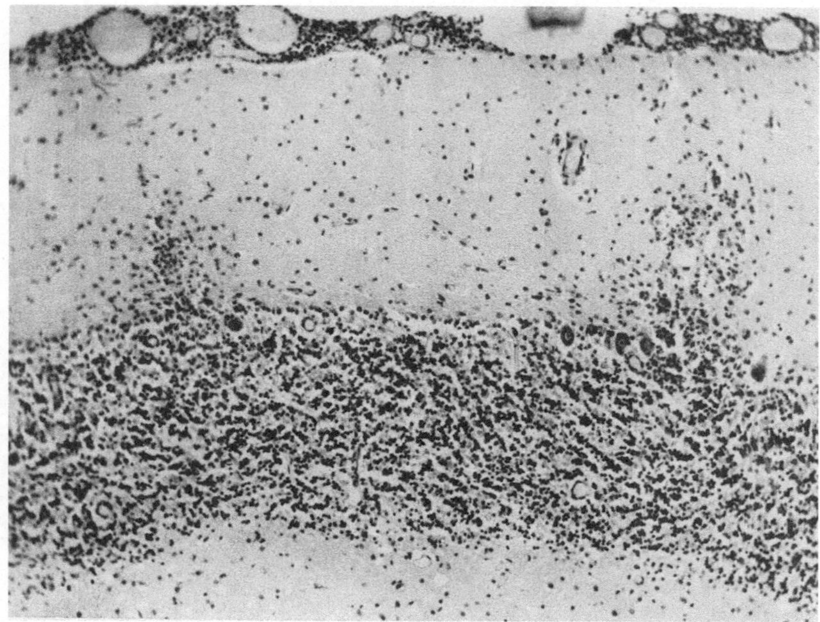

Abb. 4. Ausschnitt aus einem Kleinhirnläppchen mit lymphocytärer Meningitis und umschriebenen Gliawucherungen

Auffällig häufig fanden wir entzündliche Veränderungen und Neuronophagien im Nucleus niger (Abb. 5a und 5b). Bei den ausgeprägten morphologischen Veränderungen sollte man glauben, daß auch klinisch als Folge der Poliomyelitis gelegentlich ein Parkinsonsyndrom beobachtet würde. Fanconi lehnt dies jedoch ab und vertritt die Ansicht, daß ein Parkinsonsyndrom retrospektiv gegen die Diagnose einer Poliomyelitis spräche (vgl. hierzu die Diskussionsbemerkung von Moritsch). Entsprechendes gilt übrigens auch für die vegetativ regulatorischen Funktionsstörungen wie z. B. Schlafwachrhythmus. Auch hier sollte man erwarten, daß nach Abklingen der akuten Krankheitssymptome bleibende Ausfälle klinisch erfaßbar werden.

Ein Fehlen peripherer Ausfälle und die von Fall zu Fall verschiedene Symptomatologie der bulbär-pontinen Formen führt nicht selten zu Diagnoseschwierigkeiten. So kommen gelegentlich Fälle unter der Diagnose Intoxikation oder unklare Encephalitis mit Hirnstammsymptomatik zur Autopsie, bei denen erst die morphologische Untersuchung das Vorliegen einer Poliomyelitis aufdeckt.

Auf die vielfältige Symptomatik der bulbär-pontinen Formen der Poliomyelitis wurde neuerdings von Pette hingewiesen (MMW 1959), so daß ich hierauf nicht näher einzugehen brauche. Lediglich auf das anscheinend seltene Vorkommen

der zentral ausgelösten Magenatonie mit Verblutungstod in den Intestinaltrakt
möchte ich anhand einer eigenen Beobachtung noch aufmerksam machen.

Hierbei handelte es sich um einen Patienten, bei dem die Krankheit mit heftigen Schmerzen im rechten Unterbauch, einhergehend mit Übelkeit und Erbrechen,

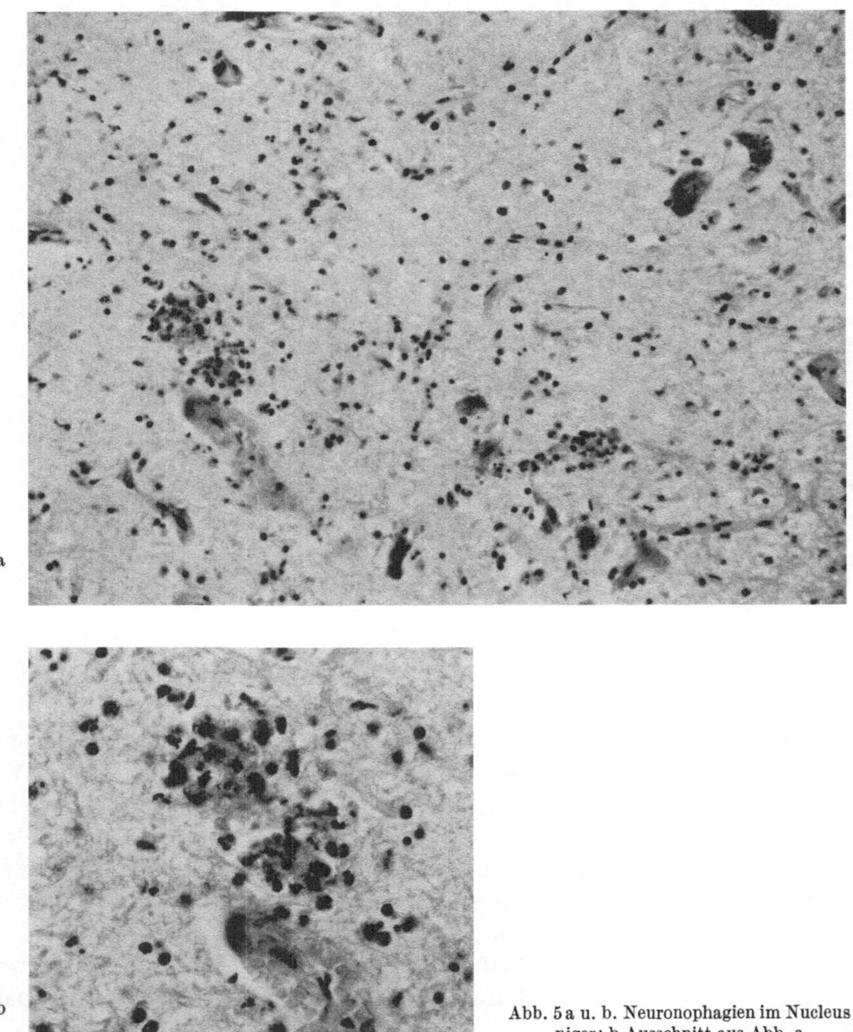

Abb. 5 a u. b. Neuronophagien im Nucleus
niger; b Ausschnitt aus Abb. a

begann. Da die Schmerzen trotz Wärmeapplikation nicht zurückgingen, wurde
eine Appendektomie durchgeführt. Einen Tag nach der Operation traten Kopf- und
Nackenschmerzen auf, und es fiel jetzt eine verwaschene, kloßige Sprache auf. Am
darauffolgenden Tag kam ein Meningismus und eine Parese der Beine hinzu.
Gleichzeitig stellte sich eine Blicklähmung nach links ein. 9 Tage später waren die
spinalen Lähmungserscheinungen weitgehend abgeklungen. Vorübergehend trat
noch eine Facialisparese in Erscheinung. Auch die anfängliche Magenatonie mit

Blutungsneigung war behoben. Lediglich die Schlucklähmung blieb bestehen. 40 Tage nach Beginn der Erkrankung trat ohne Prodromalsymptome der Tod an einer Magenblutung ein.

Gleichartige Beobachtungen wurden bereits von MOLLARET herausgestellt, wobei er schon auf ein gleichartiges Geschehen bei Tumoren der hinteren Schädelgrube und Hirntraumen mit Schädigung der medullären Kerngebiete hinwies.

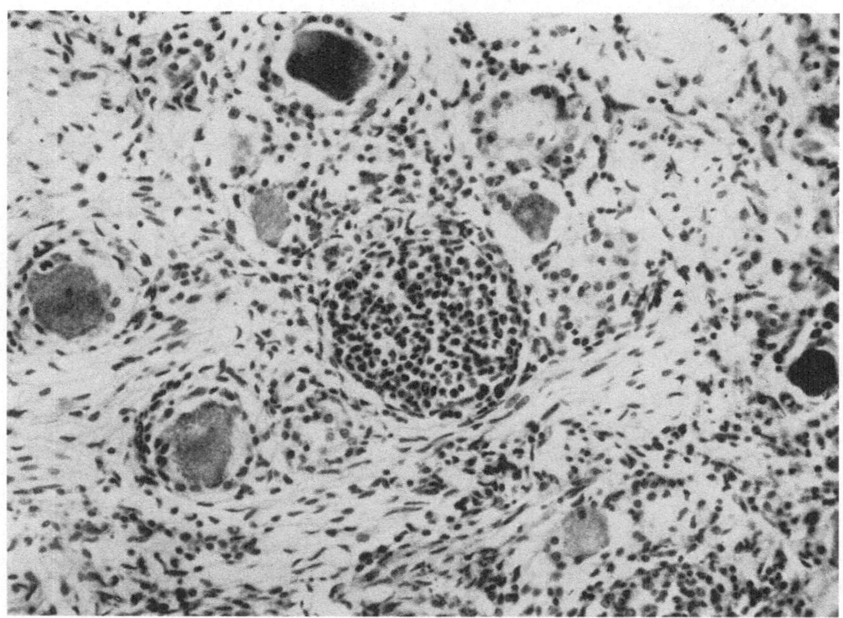

Abb. 6. Spinalganglion mit Neuronophagien und pyknotischen Ganglienzellen

Kurz sei noch auf die von Poliomyelitispatienten geklagten, gelegentlich erheblichen Schmerzen eingegangen, die vielfach als Muskelschmerzen gedeutet werden. Bei der morphologischen Untersuchung findet man fast regelmäßig entzündliche Infiltrate und häufig auch Neuronophagien in den *Spinalganglien* (Abb. 6). Danach liegt es sehr nahe, diese Schmerzen mit den entzündlichen Veränderungen der Spinalganglien in Zusammenhang zu bringen, zumal entzündliche Veränderungen am peripheren Nerven und am Skeletmuskel anscheinend selten sind. Hier überwiegen sekundäre Veränderungen: am Nerven mit dem Bild des Markscheidenzerfalls (Abb. 7), an der Muskulatur mit Verfettungen und Muskelatrophie (Abb. 8).

Zu erwähnen sind noch die in etwa 40% der Fälle zu findenden interstitiellen Infiltrate im Herzmuskel (Abb. 9), wobei MOLLARET glaubt, daß sie sogar Ursache akuter Todesfälle sein können.

Weniger gut unterrichtet sind wir über die Rückbildung der entzündlichen Veränderungen der akuten Poliomyelitis. Nach der klinischen Erfahrung soll die Zellerhöhung im Liquor nach spätestens 3—4 Wochen zur Norm zurückkehren. Anscheinend nur in Ausnahmefällen wird über diese Zeit hinaus eine leichte Pleocytose festgestellt (FEDERAU, BREIG). In den letzten Jahren, seit Einführung der

künstlichen Beatmung in die Therapie, hatten wir Gelegenheit, 3 Fälle morphologisch zu untersuchen, welche die akute Krankheit längere Zeit überlebten[1].

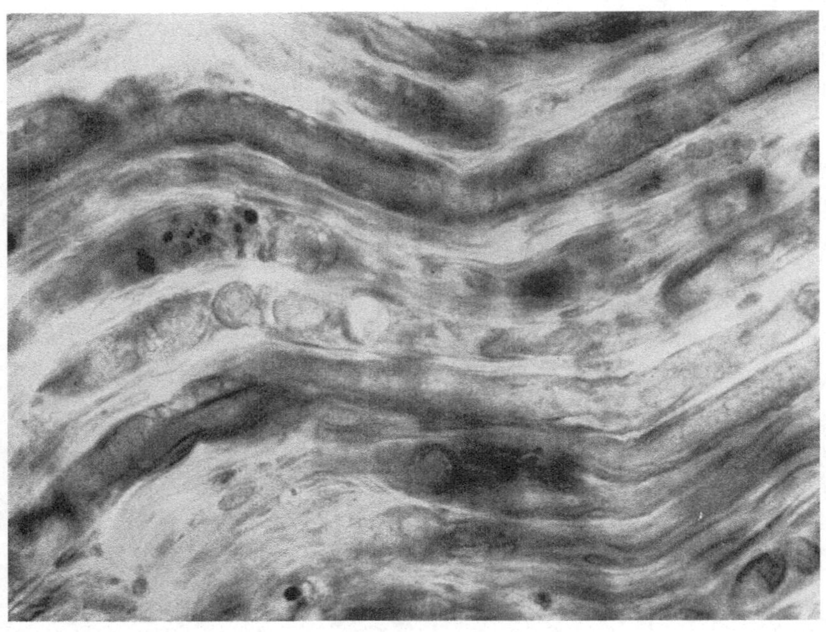

Abb. 7. Peripherer Nerv mit sekundärem Markscheidenzerfall

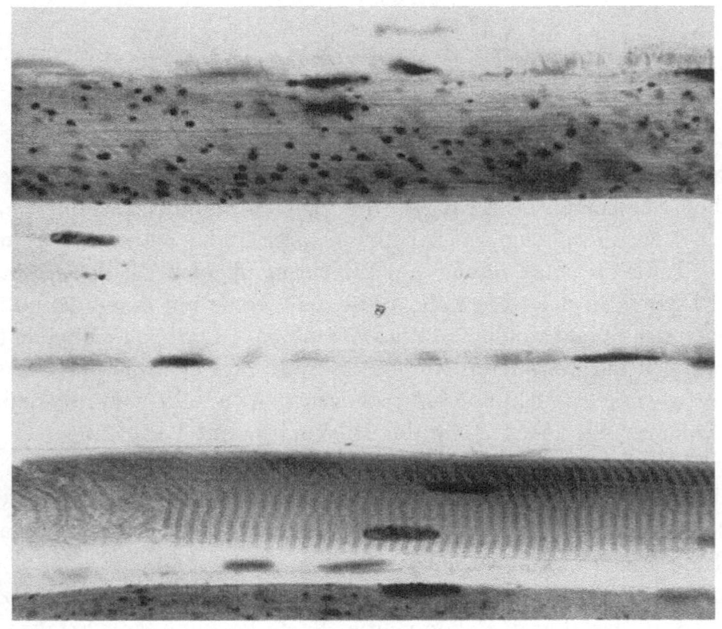

Abb. 8. Skeletmuskel. Degenerierte und verfettete Muskelfasern, mit Verlust der Querstreifung, darunter normale
Muskelfasern

[1] Fall 1 und 3 ausführlicher in Beitr. path. Anat. 1957.

Überraschenderweise fanden wir bei allen 3 Fällen nach 2 Monaten, 3 Monaten und nach einem Jahr neben Ausfällen und Narben noch z. T. erhebliche entzündliche Veränderungen und auch Neuronophagien.

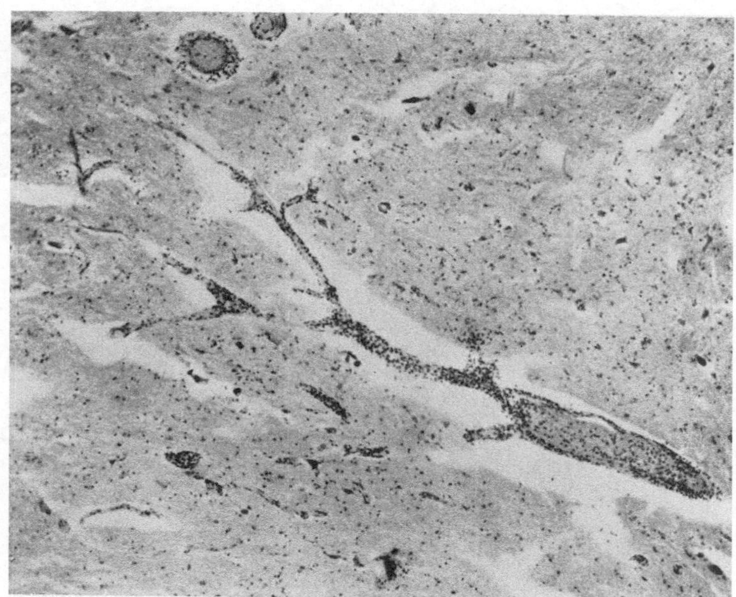

Abb. 9. Perivasculäre Lymphocytenansammlungen im Herzmuskel

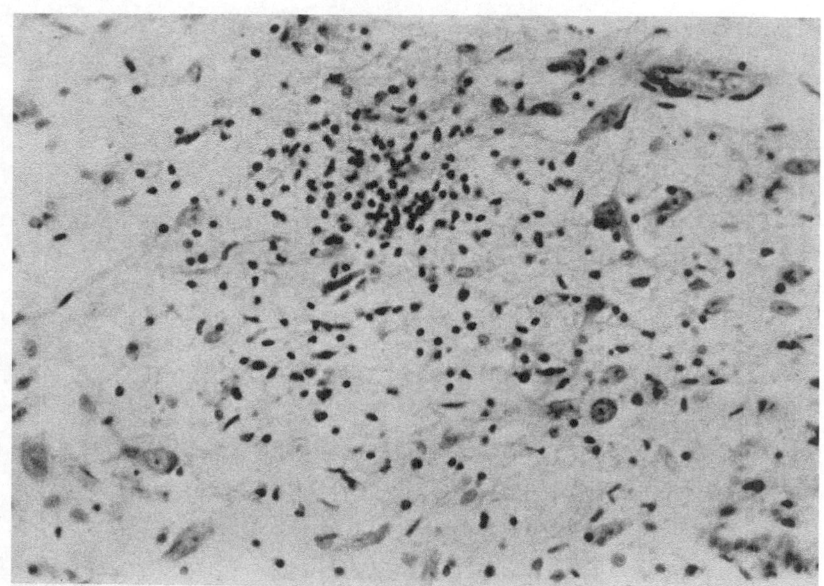

Abb. 10a—c. Fall 653/56, Überlebenszeit 7¹/₂ Wochen. a Gliaknötchen in der Brückenhaube

Fall 1. 653/56

25 Jahre alter Mann. Bulbäre Form der Poliomyelitis mit Schlucklähmung und Tetraplegie. Dauernd künstlich beatmet. Tod am 63. Tag unerwartet an Atemlähmung (Polio-Virus Typ II).

Histologischer Befund: Außer den erheblichen Nekrosen im Halsmark finden sich verteilt im Rückenmark, Medulla oblongata und in der Brückenhaube 10 perivasculäre Rundzellinfil-

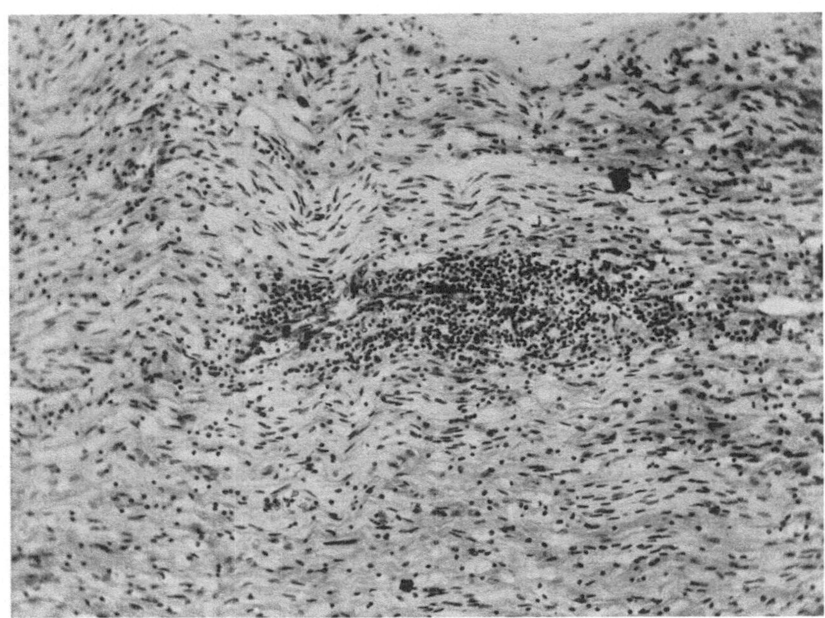

Abb. 10b. Perivasculäre Lymphocyteninfiltrate im Wurzelnerven

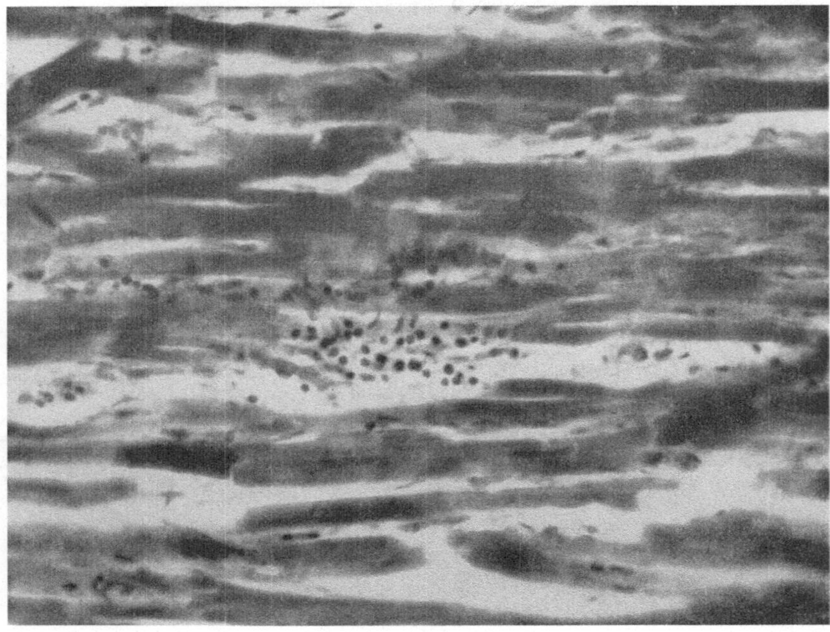

Abb. 10c. Perivasculäre Lymphocyteninfiltrate im Herzmuskel

trate, Gliaknötchen (Abb. 10a), diffuse Gliawucherungen. Außerdem Lymphocyteninfiltrate im Spinalganglion, im Wurzelnerven (Abb. 10b) und im Herzmuskel (Abb. 10c).

Fall 2. 555/59

30 Jahre alte Frau. Krankheitsbeginn mit Schmerzen in Rücken, Oberbauch und Extremitäten, gefolgt von einer Lähmung beider Beine. Aufsteigende Lähmung und Atembeschwerden. Künstliche Beatmung. Am 10. Tag absolute Arhythmie und Lungenödem mit rötlichem Sekret, gefolgt von einer Bronchopneumonie, die unter der Behandlung mit Kanamycin und Digimerk abheilt. Keine Änderung der Lähmungen. Tod am Herzversagen 14 Wochen nach Krankheitsbeginn (Polio-Virus Typ I).

Histologisch finden sich auch hier neben reparatorischen Vorgängen perivasculäre Lymphocyteninfiltrate, Gliawucherungen und umschriebene Gliaknötchen sowie vereinzelt auch noch, wie z. B. in der Rautengrube, Neuronophagien (Abb. 11a—c).

Fall 3. 304/56

36 Jahre alter Mann. Beginn mit Lähmung des rechten Armes und rasch zunehmender Atemstörung. Zunächst dauernd künstlich beatmet, später nur noch stundenweise. Interkurrent Bronchopneumonie und Nierenkolik. Ein Jahr nach Beginn der akuten Poliomyelitis unerwartet im Kollaps gestorben.

Histologisch finden sich neben Narben in Rückenmark und Nucleus niger noch einzelne Rundzellinfiltrate um die Gefäße und geringe Lymphocytenansammlungen in den Leptomeningen, übergreifend auf die Piatrichter. Perivasculäre Infiltrate auch in Brücke, Mittelhirn und Nucleus niger (Abb. 12a). Darüber hinaus auch einige umschriebene Gliaknötchen in

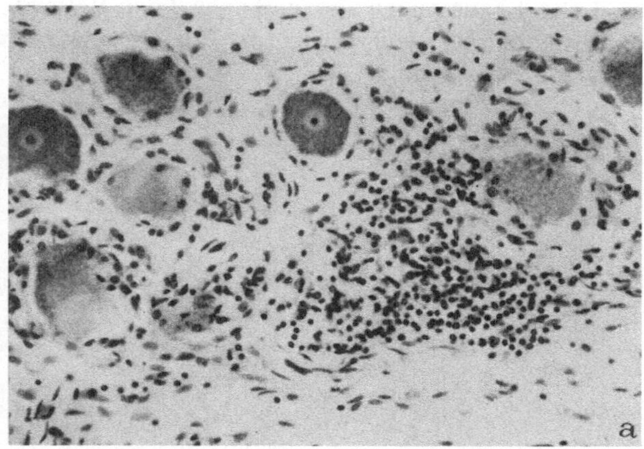

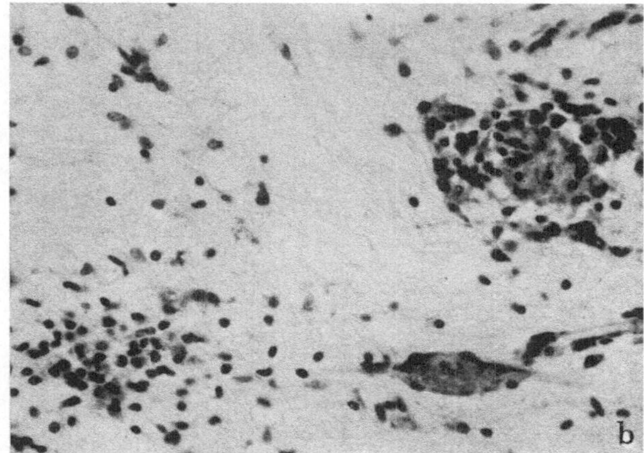

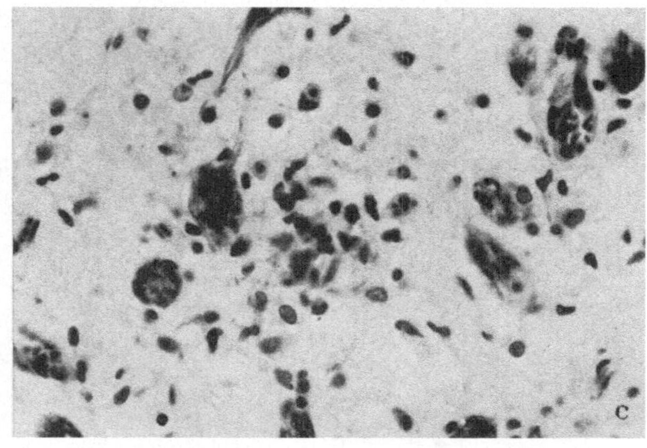

Abb. 11a—c. Fall 555/59 Überlebenszeit 14 Wochen. a Lymphocyteninfiltrate in einem Spinalganglion; b Gliaknötchen und Neuronophagien in der Brückenhaube; c Gliaknötchen im Nucleus niger

den vorderen Zweihügeln, in der Brückenhaube und im Kerngebiet des Accessorius (Abb. 12b). Auch im Zwischenhirn noch vereinzelt diskrete perivasculäre Lymphocytenansammlungen.

Diese 3 Fälle zeigen also, daß nach 2 und 4 Monaten und auch nach einem Jahr die Entzündung noch nicht abgeklungen ist, wobei die Gliaknötchen und

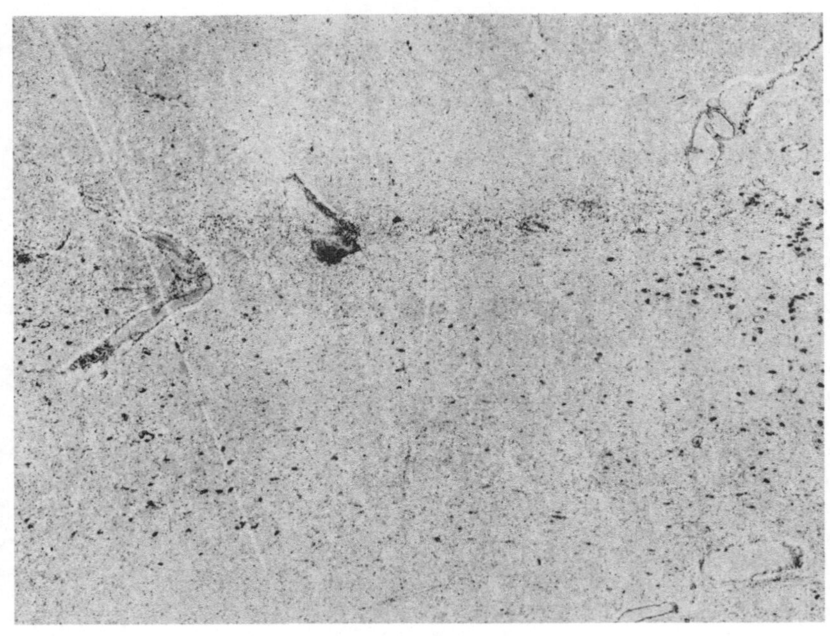

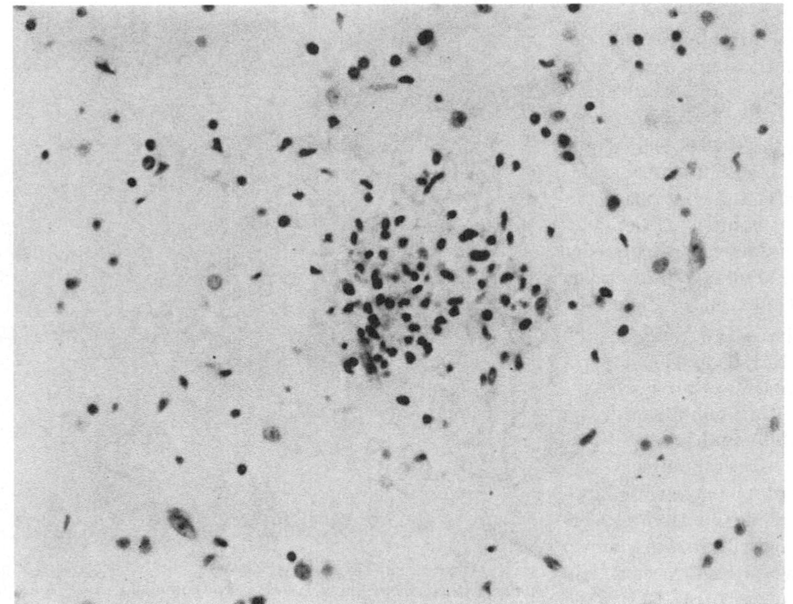

Abb. 12a u. b. Fall 304/56, Überlebenszeit 1 Jahr. a Gliöse Narbe im Nucleus niger mit perivasculärem Lymphocyteninfiltrat; b Gliaknötchen im Kerngebiet des Nucleus accessorius

Neuronophagien jüngeren Datums sind. Ähnliche Beobachtungen fanden wir schon bei Orlando und Thompson (1953) und Scharenberg (1955) beschrieben, wobei

SCHARENBERG selbst 24 Monate nach überstandener Poliomyelitis neben degenerativen und reparatorischen noch einzelne Gliaknötchen und perivasculäre Infiltrate fand. 3 weitere Fälle wurden 1959 von BUSCH mitgeteilt, bei denen nach 2,6 und 9 Monaten ebenfalls noch entzündliche Infiltrate vorhanden waren. Derartige Beobachtungen scheinen also keineswegs seltene Ausnahmen darzustellen, so daß man dieser Frage in Zukunft Rechnung zu tragen haben wird.

In diesem Zusammenhang sind die vielleicht nicht außergewöhnlichen klinischen Beobachtungen zu erwähnen, bei denen nach dem initialen Paralysestadium im Abstand von Tagen und Wochen spontan oder unter der aktiven Bewegungstherapie plötzliche Verschlechterungen oder gar erneut Lähmungen anderer Muskelgruppen auftreten. So wurde von ZISCHINSKY ein Fall von bulbärer Poliomyelitis mitgeteilt, bei dem 6 Tage später, einhergehend mit einer Fieberzacke, Paresen in den Schultern und 23 Tage später, wiederum begleitet von einer Fieberzacke, Paresen in den Beinen auftraten.

Diese morphologischen Befunde und klinischen Beobachtungen sprechen also dafür, daß keinesfalls immer nach den initialen Lähmungen mit einem Abklingen der Entzündung gerechnet werden kann. Vielmehr können danach, vergleichbar mit der Virushepatitis, noch Tage und Wochen nach der akuten Erkrankung weitere Zellen neu befallen werden.

Literatur

BOGAERT, L. VAN: Handbuch spezielle Pathologie Bd. XIII/2a: Berlin-Göttingen-Heidelberg: Springer 1958.
BREIG, A.: Zum Infektionsverlauf der Kinderlähmung. München und Berlin 1949.
BUSCH, W.: Arch. Psychiat. Nervenkr. 198, 438 (1959).
FEDERAU, K.: Mschr. Kinderheilk. 80, 337 (1939).
MOLLARET, P.: Münch. med. Wschr. 100, 761 (1958).
NOETZEL, H.: Beitr. path. Anat. 117, 337 (1957).
PETTE, H.: Handbuch der Neurologie: BUMKE-FOESTER XIII. Berlin: Springer 1936.
— Münch. med. Wschr. 101, 353 (1959).
SCHARENBERG, K.: J. Neuropath. exp. Neurol. 14, 297 (1955).
ZISCHINSKY, H.: Münch. med. Wschr. 101, 32 (1959).

Diskussion zum Thema der Virologie und Pathologie der Poliomyelitis und verwandter Viruskrankheiten

Zu den Vorträgen von Herrn MAAS und Herrn MORITSCH

R. HAAS (Freiburg i. Br.):

betont, daß die Zeckenencephalitis in Deutschland noch nicht beschrieben wurde, außer bei einem Fall von Laborinfektion mit Louping ill-Virus. Frage: Wie grenzen sich die Ausbreitungsgebiete solcher Arbor-Viren voneinander ab?

H. MORITSCH (Wien):

Im europäischen Raum wurde außer der Zeckenencephalitis nur in der Slowakei bisher ein davon differentes Encephalitisvirus gefunden. In Indien findet man unter der Bevölkerung Antikörper gegen ein ganzes Spektrum von Arbor-Viren der A- und B-Gruppe. Dort gibt es zahlreiche Überschneidungen.

R. HAAS (Freiburg i. Br.):

Die partielle serologische Verwandtschaft von Dengue und Gelbfieber erklärt vielleicht das Fehlen des Gelbfiebers in Indien, da dort ein Endemiegebiet von Denguefieber ist.

H. MORITSCH (Wien):

Inwieweit Kreuzimmunitäten die Abgrenzung von Endemiegebieten solcher Arborviren beeinflussen, ist noch nicht geklärt.

W. ANDERS (Berlin):

In der Ostzone sind in diesem Jahr 60 Fälle von Zeckenencephalitis beobachtet worden wobei in 60% ein Zeckenbiß nachweisbar war. Von 8 Fällen von Pockenimpfencephalitis sollen 6 Fälle als Zeckenencephalitis verifiziert worden sein. Wenn sich dies für andere Fälle bestätigt, stehen wir vor einer völlig neuen Situation bei der postvaccinalen Encephalitis.

R. HAAS (Freiburg i. Br.):

Werden bei der Zeckenencephalitis besondere Berufsgruppen bevorzugt?

H. MORITSCH (Wien):

Wir fanden sie in einer ländlichen Bevölkerung. 55% betrafen Männer, 45% Frauen. Der Nachweis neutralisierender Antikörper bei postvaccinalen Encephalitisfällen bedeutet noch nicht, daß dieses Virus für solche Fälle in größerem Umfange verantwortlich zu machen ist. Bei älteren Erstimpflingen ist zu berücksichtigen, daß mit steigendem Lebensalter die Zahl der positiven serologischen Befunde in der Normalbevölkerung zunimmt.

W. ANDERS (Berlin):

Die Fälle der Ostzone wurden nur serologisch verifiziert, aber kein Virus isoliert.

O. VIVELL (Freiburg i. Br.):

meldet Bedenken an hinsichtlich der Bewertung serologischer Befunde bei solchen Virusencephalitiden. Eine sichere Diagnose kann man nur stellen, wenn man das Virus selbst aus Organen isoliert.

H. MORITSCH (Wien):

Für eine kausale Bedeutung der serologischen Befunde spricht die geringe Durchseuchung der Normalbevölkerung (14%) und die Tatsache, daß wir noch nie Enteroviren aus dem Stuhl bei Fällen isolieren konnten, deren serologischer Befund für das Vorliegen einer Zeckenencephalitis sprach. In Einzelfällen wird man sich irren können, im großen ganzen kann man sich aber auf die Ergebnisse verlassen. Wenn man in Deutschland noch keinen Fall gefunden hat, mag dies daran liegen, daß man nicht genügend untersucht hat.

F. KOCH (Gießen):

Haben Sie Seren von Erwachsenen aus der Bundesrepublik untersucht? Wir haben Kinderseren untersuchen lassen und dabei wurden keine Antikörperbefunde erhoben. Dies wird mir allerdings klar, wenn ich sage, daß erst im Erwachsenenalter sich nennenswert Antikörperträger unter der Bevölkerung finden.

H. MORITSCH (Wien):

Ich bekam nur Kinderseren geschickt, kann also nichts über Erwachsenenseren aussagen.

G. MAASS (Freiburg i. Br.):

Wir haben bei ungeklärten ZNS-Erkrankungen im norddeutschen Raum nach Arbor-Viren gesucht und bei 400 Fällen keine Antikörper nachweisen können.

Zum Vortrag von Herrn THOMSSEN

R. HAAS (Freiburg i. Br.):

Nehmen Sie an, Herr THOMSSEN, daß die geringere Besiedlungsfähigkeit des Darms nach natürlicher Polioinfektion damit zusammenhängt, daß die Darmzellen sich in einem lysogenen Zustand befinden?

R. THOMSSEN (Freiburg i. Br.):

Für die lokale Darmimmunität gibt es keine ausreichende Erklärung. Man könnte einmal die Bildung eines Interferons annehmen oder eine Lysogenie der Darmzellen. Letztere ist allerdings nur bei DNS- und nicht bei RNS-haltigen Viren beschrieben worden.

R. SAUTHOFF (Freiburg i. Br.):

Wie ist die provozierende Wirkung von Al(HO)$_3$-Impfstoffen auf die Poliomyelitis zu verstehen?

R. THOMSSEN (Freiburg i. Br.):

Ein solcher Effekt ist im angelsächsischen Raum für aluminiumphosphathaltige Impfstoffe tatsächlich nachgewiesen und auch experimentell für solche mit Aluminiumhydroxyd bestätigt, doch sind die Fallzahlen unbedeutend.

H. MORITSCH (Wien):

Besteht die lokale Zellimmunität nach Infektion mit abgeschwächter Poliovirusvaccine nur gegen Vollvirus oder auch gegen dessen Nucleinsäure?

R. HAAS (Freiburg i. Br.):

Man weiß, daß der Unterschied im MS-marker von Poliovirusstämmen nicht für deren Nucleinsäure gilt. Das unterschiedliche Verhalten in den Zellkulturen ist demnach durch die Proteinhülle und nicht durch die RNS des Virus bestimmt.

W. KELLER (Freiburg i. Br.):

Die Entwicklung einer lokalen Immunität bei Einhaltung des natürlichen Infektionsweges ist ein altes Problem, das BESREDKA schon vor 40 Jahren in einer Monographie abgehandelt hat.

Zu den Vorträgen von Herrn SAUTHOFF und Herrn VIVELL

H. BASSALLECK (Bad Mergentheim):

Ich habe in Bagdad beobachtet, daß die Polio unter der einheimischen Bevölkerung nicht vorkommt, konnte aber 18 schwere Poliofälle, davon 6 mit letalem Ausgang bei der europäischen Bevölkerung sehen. Die Europäer werden dort häufig von Darminfektionen geplagt. Haben letztere einen Einfluß auf das Auftreten einer Polio?

W. KELLER (Freiburg i. Br.):

Wenn 2 Bevölkerungskollektive mit verschiedener Poliodurchseuchung zusammentreffen dann finden sich bei der Eingeborenenbevölkerung keine Erkrankungen, während die zugezogene einen hohen Befall aufweist. Dies gilt auch für die anderen Enteroviren. Wenig durchseuchte Bevölkerungsteile verfallen in stark durchseuchten Gebieten in erhöhtem Maße solchen Erkrankungen.

R. SAUTHOFF (Freiburg i. Br.):

Wir fandem bei paralytischen Erkrankungen in 80 bis 90% Polioviren, bei abakteriellen Enteritiden dagegen nie.

Zum Vortrag von Herrn NOETZEL

A. HOTTINGER (Basel):

Wie haben in Basel ein 7jähriges Kind beobachtet, das nach einem Jahr gestorben ist und im Zentralnervensystem noch frische poliomyelitische Veränderungen aufwies. Haben Sie, Herr NOETZEL, bei Ihrem Fall ein Virus im ZNS gefunden und waren Antikörper im Serum vorhanden?

H. Noetzel (Freiburg i. Br.):

Bei einem solchen Fall wurde ein Poliovirus Typ I aus dem Stuhl isoliert.

R. Haas (Freiburg i. Br.):

Die Histologie der Polio beim Affen hat in Deutschland schon heftigste Diskussionen der Neurohistologen hervorgerufen, bis Herr Bodian aus den USA die strittigen Veränderungen als typisch für Herpes B-Virusinfektion bezeichnete.

H. Noetzel (Freiburg i. Br.):

Der morphologische Befund ist natürlich unspezifisch. Lediglich die Summe der Ganglienzelluntergänge, die Topographie und die Krankengeschichte führt uns zur Diagnose Polio.

H. Moritsch (Wien):

Wir haben 2 Fälle von Zeckenencephalitis gesehen, bei denen nach einem Jahr ein Parkinsonismus auftrat, der wohl in einem kausalen Zusammenhang zur Viruserkrankung stand. Ferner sahen wir längere Zeit nach Abklingen der akuten Encephalitis das Auftreten von neuen Lähmungen, wobei zu diskutieren wäre, ob es sich um ein neuroallergisches Geschehen gehandelt hat. Chumakow hat bei FSE noch nach einem halben Jahr bei hirnoperierten Patienten das Virus aus Hirnsubstanz reisoliert. Auch bei Nagetieren hat man chronische Infektionen gefunden. Ich möchte Herrn Noetzel fragen, ob es morphologisch eine reine Meningitis gibt. Beim Versuchstier gelingt es nicht, eine solche durch Virusinfektion zu erzeugen.

H. Noetzel (Freiburg i. Br.):

Unsere Fälle glichen nicht einer parainfektiösen Encephalitis. Wir sehen bei den Meningitisfällen die mesenchymalgliösen Vorgänge in Richtung des Parenchyms fortschreitend, ohne weit zu streuen.

F. Koch (Gießen):

Lassen sich die Fälle von Noetzel nicht auf eine Superinfektion mit einem anderen Poliovirustyp zurückführen? Wir haben in Gießen solche Beobachtungen gemacht.

R. Haas (Freiburg i. Br.):

Dies scheint mir eine plausible Erklärungsmöglichkeit, da wir solche Superinfektionen bei den atenuierten Stämmen jetzt oft sehen.

A. Hottinger (Basel):

Ich möchte 3 Stoß-Seufzer loswerden.

1. Kind mit Meningitis serosa, im Stuhl Typ I - Poliovirus, serologisch: Anstieg der komplementbindenden Antikörper gegen Typ I—Polio, WaR positiv, Anstieg von Kälteagglutininen, Mumps- und ECHO-4-Antikörpern. Bruder kam 14 Tage später mit einer klassischen Polio Typ I zur Aufnahme und damit war die Diagnose klar.

2. Congenitale Infektionen von Neugeborenen mit Coxsackieviren B 4. Eine Frau verlor ihr erstes Kind nach banalem Infekt an Myatonia congenita. Das 2. Kind erneut an Myatonia congenita erkrankt. Mutter: Antikörper gegen Coxsackie B 4 im Blut, im Stuhl Coxsackie B 4. Kind: In der 3. Lebenswoche Coxsackie B 4 im Stuhl und Blut nachgewiesen. Es bestand eine Myokarditis. Kind starb mit 7 Monaten. Liegt hier eine Myatonie durch Coxsackie B 4 vor oder eine zufällige Koinzidenz?

3. Säuglinge mit atypischem Exanthem. Biopsie ergibt Reticulose. In der Gewebekultur des ecxidierten Hautstücks cytopathogener Effekt. Virus nicht identifiziert. Gibt es eine Retikulose durch Virus?

R. Haas (Freiburg i. Br.):

Der Mikrobiologe kann zur Diagnose von Virusinfektionen oft wenig beitragen und meist kommt er zu spät. Trotzdem sind solche Untersuchungen sinnvoll und können auch gelegentlich eine unzweckmäßige Therapie verhindern oder korrigieren.

Epidemiologie und Prophylaxe der Poliomyelitis

Die epidemiologische Situation der Poliomyelitis*

Von

WERNER ANDERS (Berlin)

Mit 10 Abbildungen

Die Epidemiologie als ausgesprochene Hilfswissenschaft verschiedener Disziplinen will hier dem Kliniker und dem praktizierenden Arzt einige Daten über die Poliomyelitis mitteilen. Die Kenntnisse über manche epidemiologische Vorgänge sind zwar noch lückenhaft, trotzdem soll aber versucht werden, das „Gesicht" und die Problematik der Krankheit kurz zu skizzieren.

Es scheint mir notwendig, einleitend, um der wissenschaftlichen Exaktheit der Mitteilung willen, einige Bemerkungen über Meldeverfahren und Meldewege zu machen, nicht zuletzt, um den Kontakt zwischen Ihnen am Krankenbett und uns am Schreibtisch enger zu gestalten und Sie von der Notwendigkeit und von dem Nutzen Ihrer Meldetätigkeit zu überzeugen. Schließlich sollen damit auch die möglichen Fehlerquellen im Berichtsverfahren aufgezeigt werden. Jede Statistik ist so fragwürdig oder so sicher, wie fragwürdig oder sicher ihr Urmaterial ist, d. h. hier, wie genau die Diagnose gestellt und wie lückenlos gemeldet wurde. Ein mathematisches Mäntelchen mit Signifikanzberechnungen trägt, so gesehen, wenig zur Genauigkeit einer Zahlenaussage bei.

Wie also erfahren wir eigentlich etwas über das Auftreten der Poliomyelitis, wer bekommt Kenntnis, was und wie schnell wird gemeldet?

Seit dem 1. 12. 1938 ist die Poliomyelitis einheitlich im Deutschen Reich anzeigepflichtig. Vorher war sie schon in der Mehrzahl der deutschen Länder auf Grund deren eigener Gesetzgebung meldepflichtig. Der behandelnde Arzt meldet den Erkrankungs-, Verdachts- und Sterbefall an Poliomyelitis dem zuständigen Gesundheitsamt. Dieses meldet wöchentlich dem Medizinalreferenten bei der Regierung. Dort werden die Meldungen zum letzten Mal von einem zuständigen Arzt gesehen. Der Regierungspräsident meldet dem Statistischen Landesamt und dieses dem Statistischen Bundesamt. Frühestens 19, spätestens 23, in der Regel 21 Tage nach Abschluß der Berichtswoche liegt dann die zahlenmäßige Übersicht über die Erkrankungsfälle gedruckt vor.

Eine solche Verzögerung macht die Berichte für den Epidemiologen fast wertlos. Dessen Aufgabe besteht ja darin, mit der Epidemie mitzulaufen und aktuelle Informationen herauszugeben, die als Grundlagen für die praktische Tätigkeit der Gesundheitsverwaltung dienen sollen. Es geht also um die *schnelle* Unterrichtung der zuständigen Stellen, nicht zuletzt auch der Kliniken und Laboratorien

---

* Aus dem Bundesgesundheitsamt Berlin.

zur Planung und Einleitung von Bekämpfungs-, Verhütungs- und Kontroll-
maßnahmen. Die Anzeige einer übertragbaren Krankheit darf grundsätzlich
nicht der Statistik wegen erfolgen, sondern sie muß der Praxis dienen. Dieserhalb
wurden im Jahre 1953 die Poliomyelitisschnellmeldungen eingeführt. Jedes Gesundheitsamt der Bundesrepublik berichtet direkt auf vorgedruckter Karte an das
Bundesgesundheitsamt jeweils am Wochenende die Anzahl der in der Woche erkrankten Personen, aufgeschlüsselt nach paralytischer oder aparalytischer Verlaufsform, ferner die Sterbezahlen an Poliomyelitis. Fehlanzeige ist erforderlich.
Vier Tage nach Abschluß der Berichtswoche sind alle Zahlen in Berlin gesammelt
und ausgewertet, und spätestens sechs Tage nach Abschluß der Berichtswoche
liegt das Ergebnis der Schnellmeldungen als Poliomyelitis-Lagebericht in Händen
der zuständigen Stellen. Einzelne Dienststellen, wie z. B. die Bundeswehr, holen
sich meist schon drei Tage früher ihre Informationen fernmündlich ein.

Dieses Meldeverfahren stellt im Vergleich zu anderen Ländern einen echten
Fortschritt dar. Natürlich sind die gewonnenen Zahlen nicht uneingeschränkt
zuverlässig, aber sie reichen vollauf dazu aus, Auskünfte über Wo, Was und Wieviel herzugeben. Ein weiterer Vorteil liegt bei diesem Meldeverfahren darin, daß
die Zahlen korrigiert werden können, so daß nach einiger Zeit bereinigte Zahlen
vorliegen.

Dieses Schnellmeldeverfahren reicht aber noch nicht aus, um in die epidemiographische Problematik der Poliomyelitis einzudringen. Hierzu bedurfte es weiterer genauerer, den Erkrankten selbst betreffender Angaben. Nach Abschluß
jedes Monats erfolgt durch das Gesundheitsamt eine listenmäßige Meldung sämtlicher Einzelfälle mit Angaben über Alter, Geschlecht, Wohnort, Erkrankungs-
datum und Impfstatus unmittelbar an das Bundesgesundheitsamt. Diese auf
Grund der amtsärztlichen Ermittlungen gewonnenen Daten sind als zuverlässig
anzusehen. Sie werden auf Lochkarten dokumentiert und nach Jahresabschluß
maschinell ausgewertet.

Auf Grund dieses mehrgleisigen Meldeweges gelingt es, der Poliomyelitis
buchstäblich auf den Fersen zu bleiben. Die Deutsche Vereinigung zur Bekämpfung der Kinderlähmung hat viel dazu beigetragen, daß Lücken aus früheren
Jahren geschlossen werden konnten.

Das ausgewertete Material geht im Austausch an die meisten Länder Europas.
Einen besonders engen Kontakt unterhält das Bundesgesundheitsamt mit dem
Eidgenössischen Gesundheitsamt und mit dem Ministerium für soziale Verwaltung
in Wien. Auch in die Länder hinter dem Eisernen Vorhang reicht unser Infor-
mationsaustausch. Damit sind wir Mitglied eines europäischen „Warnnetzes"
geworden, an dessen Ausbau alle Staaten interessiert sind.

Nun zur epidemiologischen Entwicklung. Eine Analyse der epidemiologischen
Daten über die Poliomyelitis in der Bundesrepublik ist nicht ohne einen Blick auf
die Situation in ganz Europa möglich. Zum Vergleich wird dabei die Entwicklung
in den USA herangezogen (Abb. 1). Die europäische Staatengruppe besteht
aus den Ländern Belgien, Dänemark, Deutschland, Frankreich, Luxemburg,
Niederlande, Österreich und der Schweiz und umfaßt eine Bevölkerung von 140 Mio
Menschen. Die USA als Vergleichsland haben eine mittlere Bevölkerung von
150 Mio. Die allgemeine Entwicklung der Morbidität an Poliomyelitis in Europa
weist seit dem Jahre 1923 ein ganz allmähliches Ansteigen mit zwei Gipfeln, und

zwar in den Jahren 1947 und 1952, auf. Dieser im großen und ganzen ruhigen Entwicklung steht der stürmische Verlauf in der Zunahme der Erkrankungshäufigkeit in den USA gegenüber. Während die beiden Morbiditätskurven bis zum Jahre 1942 noch annähernd gleichförmig aussehen, kommt es in den USA vom Jahre 1943 ab zu einem starken Anstieg mit einem ersten Gipfel im Jahre 1946, einem zweiten noch höheren im Jahre 1949 und einem dritten, bisher höchsten, im Jahre 1952. Darauf folgt ein sehr rascher Rückgang der Erkrankungshäufigkeit auf Werte unter 5 auf 100000 Einwohner.

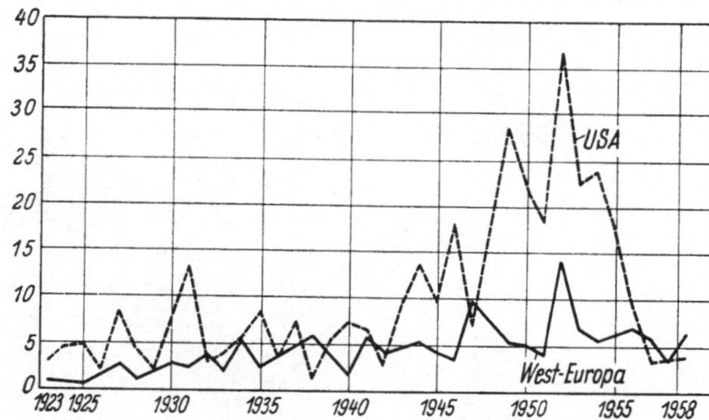

Abb. 1. Entwicklung der Morbidität an Poliomyelitis 1923 bis 1959 in den USA und in einer europäischen Staatengruppe (Belgien, Dänemark, Deutschland, Frankreich, Luxemburg, Niederlande, Österreich, Saarland und Schweiz)

Im einzelnen ergibt sich nun für die Bundesrepublik selbst folgendes Bild (Abb. 2): Seit dem Jahre 1930 ist ein allmählicher Anstieg der Morbidität mit bisher zwei Gipfeln zu beobachten. Der erste umfaßt zwei Jahre, 1947 und 1948, der zweite Gipfel liegt im Jahre 1952. Vorher war es bis zum Jahre 1939 zu drei kleineren Anstiegen gekommen, und zwar in den Jahren 1927, 1932 und 1938. Nach Überschreiten des Gipfelwertes im Jahre 1952 fällt die Morbiditätskurve rasch ab.

Bezieht man die SBZ mit in diese Betrachtung ein, so gibt es keine wesentliche Änderung des Kurvenverlaufs.

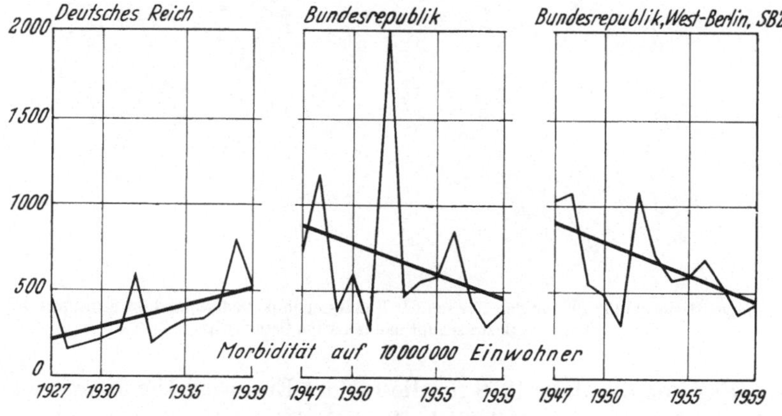

Abb. 2. Entwicklung der Morbidität an Poliomyelitis in Deutschland

Betrachten wir die epidemiologische Lage 1959 in der Bundesrepublik (Abb. 3), so finden wir dem Umfang nach zwei Herde in Bayern, und zwar den größeren in Oberbayern mit dem Zentrum im Kreis Traunstein, übergreifend auf Niederbayern, besonders auf Landshut. Ein zweiter Herd findet sich in Oberfranken im Kreis Marktredwitz. Kleinere Herde waren in Heidelberg, Bruchsal und ein Einzelherd im Kreis Eiderstedt (Schleswig-Holstein) zu finden.

Außerhalb der Bundesrepublik gab es einen recht umfangreichen Herd in Oberösterreich mit Ausläufern nach Niederbayern, speziell in den Kreis Wegscheid hinein. In Österreich fiel ferner ein isolierter Herd in der Bezirkshauptmannschaft Neusiedl im Burgenland auf. In der SBZ waren es im Norden die Kreise Perleberg, Greifswald und Stralsund, in Brandenburg die Kreise Bernau, Fürstenberg und Beeskow und schließlich der Kreis Guben, die durch eine höhere Jahresmorbidität auffielen.

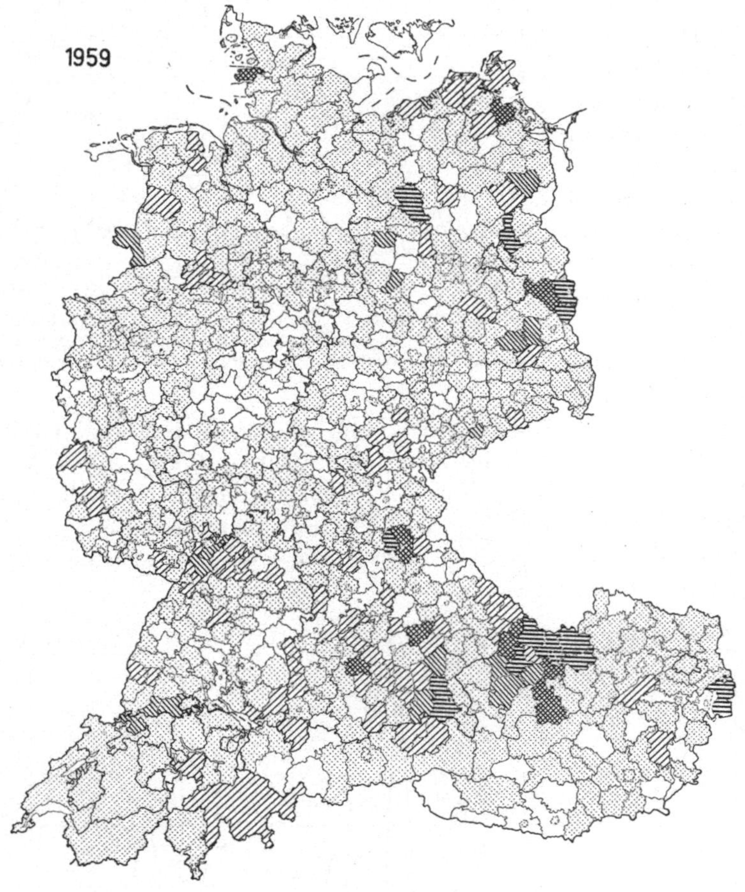

Abb. 3. Poliomyelitismorbidität 1959 in den Kreisen der Bundesrepublik Deutschland, in Kantonen der Schweiz und den Bezirkshauptmannschaften Österreichs

Wie verlief nun das Jahr 1959 für die Länder Europas? Die Jahresmorbidität für die Bundesrepublik einschließlich West-Berlin mit 2100 Erkrankungsfällen betrug 0,38 auf 10000 Einwohner. *Unter* diesem Wert blieben England und Wales mit 0,30, die Tschechoslowakei mit 0,20, Finnland mit 0,18 und Belgien mit 0,16; auffallend weit darunter lag die Morbidität der Niederlande mit 0,01. *Über* der Bundesrepublik lagen die Schweiz mit 0,53, die SBZ mit 0,56, Frankreich mit 0,58 und wesentlich höher Italien mit 0,87 und Österreich mit 0,88. Die Jahresmorbidität der USA mit 0,49 lag vergleichsweise etwas über der der Bundesrepublik. Das Jahr 1959 brachte im ganzen gesehen keine Großepidemien. Allenthalben konnte nach Jahresabschluß epidemiologisch von „Normaljahren“ ges-sprochen werden. Am Rande bedarf vielleicht ein Ereignis der Erwähnung, das ist das Poliomyelitisvorkommen auf Mauritius. Die Insel, auf der südlichen Hemisphäre gelegen, unterliegt gegenüber unseren Breiten einem um ein halbes Jahr verscho-benen Jahresrhythmus. In der dortigen Winterzeit kam es zwischen dem 13. Juni und dem 9. September zu einem Ausbruch mit 97 Erkrankungsfällen, also nach unseren Begriffen zu einer Winterepidemie.

Nun zum Jahre 1960. Wir finden nirgends Großepidemien und können weit-gehend wieder von einem Normaljahr sprechen. In der Bundesrepublik und West-Berlin erkrankten (Stand vom 27. 10. 1960) bis zum 22. 10., dem Abschluß der 42. Jahreswoche, 3045 Personen. 2362 Fälle = 78% verliefen paralytisch, 186 Er-krankte = 6,1%, starben. Im gleichen Zeitabschnitt des Vorjahres erkrankten 1626 Personen, davon 1378 = 85% paralytisch, 122 Erkrankte = 7,5% starben. Bei den Erkrankungsfällen handelt es sich in der Mehrzahl um Streufälle. Krank-heitshäufungen wurden vorwiegend in Süddeutschland gesehen. Als Hauptbefalls-gebiet überragt der Reg.-Bez. Niederbayern alle anderen. Die Poliomyelitisherde verteilen sich auf die deutschen Kreise wie folgt (Tab. 1):

Tabelle 1

Reg.-Bez. Niederbayern		228	*Reg.-Bez. Südbaden*	123
Passau-Stadt	53		Donaueschingen	39
Passau-Land	41			
Deggendorf-Land	22		*Reg.-Bez. Köln*	215
Vilshofen	31		Bonn-Land	33
			Euskirchen	24
Reg.-Bez. Oberbayern		173	Köln-Stadt	48
München-Stadt	60		Köln-Land	67
Reg.-Bez. Schwaben		261	*Reg.-Bez. Düsseldorf*	192
Augsburg-Stadt	94		Essen	84
Augsburg-Land	47			
			Reg.-Bez. Hannover	98
Reg.-Bez. Südw.-Hohenzollern		169	Hannover-Stadt	72
Balingen	36			
Tuttlingen	28		*Hamburg*	201

Die Bundesrepublik hat 1960 bis zum Abschluß der 38. Jahreswoche mit 2032 Fällen eine Anlaufmorbidität von 0,37 auf 10000 zu verzeichnen. Vergleichs-weise liegt Italien mit 0,39 darüber, die übrigen Länder Österreich, Frankreich, Schweiz, Finnland, Belgien, England und die Niederlande liegen darunter. Die SBZ erreicht nur einen Wert von 0,07. Die Tschechoslowakei, in der es im Früh-jahr 1960 schon zu Erkrankungszahlen gekommen war, die den Gesundheits-behörden besorgniserregend hoch erschienen, hat bisher nur einen Anlaufmorbidi-tätswert von 0,1 erreicht. Die Anlaufmorbidität der USA beträgt 0,12. Die Bun-desrepublik liegt also mit ihren Erkrankungszahlen neben Italien *über* den anderen Ländern. Nach Mitteilung der Weltgesundheitsorganisation sind in Genf für 1960 keine Berichte über Großepidemien in hier nicht genannten Ländern ein-gegangen. Innerhalb der Vereinigten Staaten ist es in Kalifornien und insbeson-dere in Puerto Rico zu Häufungen gekommen. Für die Länder der Welt ist also 1960 ebenfalls ein Normaljahr.

Im Jahre 1960 wird eine von WERNSTEDT schon 1924 beschriebene Regel er-neut deutlich, nämlich die über die Wanderungstendenz von Poliomyelitisherden.

Wir sehen dieses Phänomen am oberösterreichischen Herd von 1959, der in diesem
Jahr in die Donaukreise unterhalb des Bayerischen Waldes eingewandert ist.

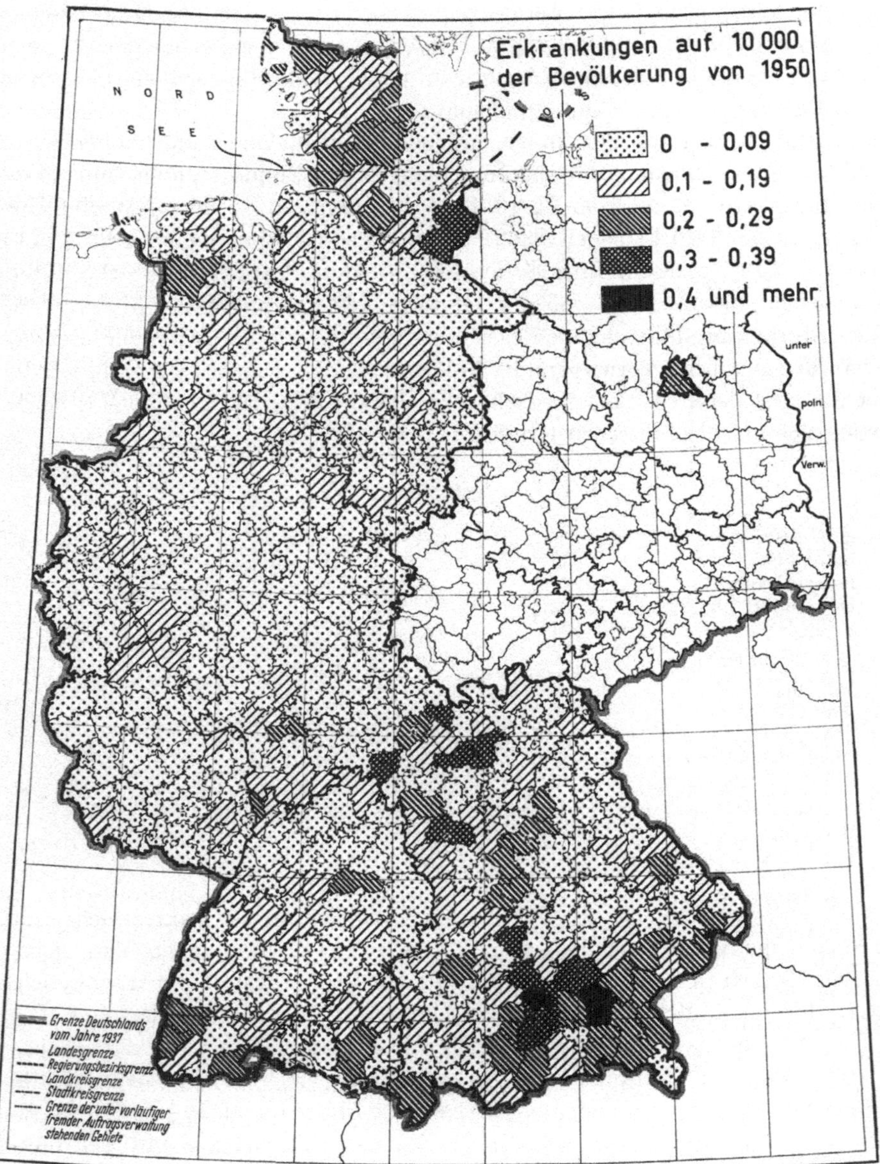

Abb. 4. Endemische Poliomyelitis in der Bundesrepublik Deutschland nach Kreisen auf Grund der Beobachtungen
der Jahre 1946 bis 1956

Das Zentrum des diesjährigen Herdes liegt 50 km vom vorjährigen entfernt. Diese
Wanderungstendenz ist aber jeweils nur im Süden der Bundesrepublik zu erkennen.
Für den Norden scheinen andere Regeln zu gelten. Diese Regeln lassen sich aus der
Tatsache ableiten, daß es Kreise gibt, in denen die Poliomyelitis in jedem Jahr

in einigen Fällen auftritt, in denen es aber nie zu einer Großepidemie kommt, weil die auftretenden Fälle zahlenmäßig zur Durchimmunisierung der Bevölkerung auszureichen scheinen. Nennen wir diese Gebiete „endemische Poliomyelitisgebiete".

Von der Weltgesundheitsorganisation wurde für Erhebungen über das endemische Auftreten der Pocken eine Methodik entwickelt, die aus einer Reihe von Jahren diejenigen mit den niedrigsten Erkrankungszahlen, sog. Minimaljahre,

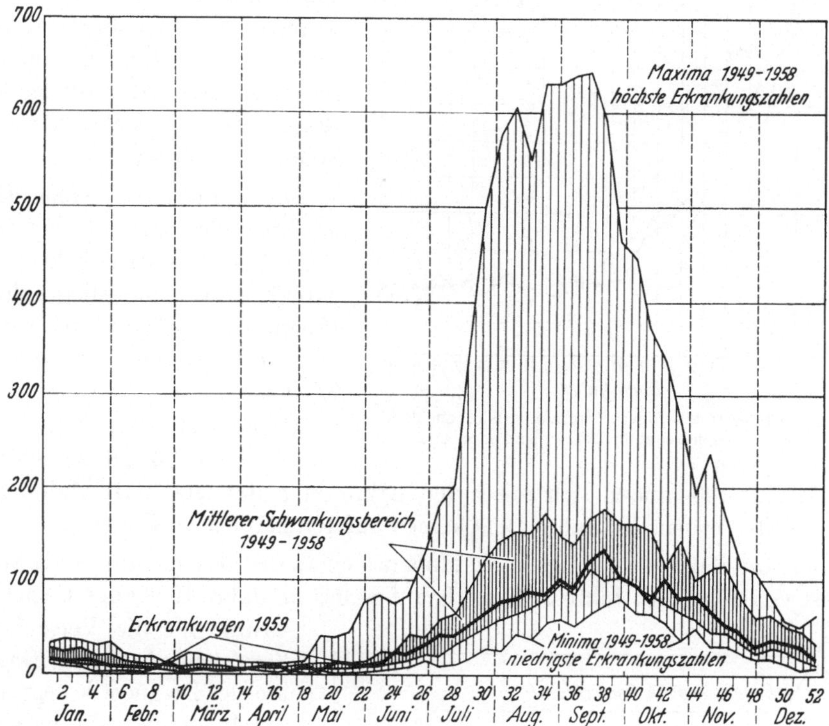

Abb. 5. Die Bewegungen der Poliomyelitiserkrankungen in der Bundesrepublik Deutschland im Jahre 1959

herausgreift und davon die Durchschnittsmorbidität berechnet. In der Bundesrepublik Deutschland liegen die Poliomyelitiserkrankungszahlen nach Kreisen aufgegliedert für die Dauer von 10 Jahren vor (Abb. 4). Zu einer Darstellung nach dieser Methode wurden daher für die Poliomyelitis die 3 Jahre mit der kleinsten Morbidität ausgewählt. Die Abbildung läßt erkennen, daß es regionäre Unterschiede im Minimalbefall gibt. Die Gebiete mit hohen Minimalzahlen, in denen also auch bei einer kleinen Jahreswelle immer einzelne Krankheitsfälle auftreten, sind vorwiegend am Alpenrand, in Teilen des Bayerischen Waldes, im Fränkischen Jura, im Frankenwald, im südlichen Schwarzwald und in Schleswig-Holstein zu finden. Hier ist es bisher noch nie zu einer Großepidemie gekommen.

Demgegenüber gibt es Bezirke, in denen es jahrelang nicht einen einzigen Poliomyelitisfall gibt und wo es dann nach einem nicht vorauszubestimmenden Intervall zu Großepidemien kommt. Das sind die dichtbevölkerten Gegenden, wie das Ruhrgebiet und die Großstädte. Die Neigung der Poliomyelitis, hier in Großepidemien aufzutreten, macht die Krankheit zu einer dauernden unabwägbaren Gefahr.

Die Poliomyelitis ist eine Saisonkrankheit (Abb. 5). Die Ruhezeit fällt in die Monate März und April, der Gipfel der Jahreswelle fällt in den Monat September. Erkrankungsfälle im Januar und Feburar gehören — epidemiologisch gesehen — zur ausklingenden Welle des Vorjahres. In die Darstellung des mittleren Schwankungsbereichs der Jahre 1949 bis 1958, durch die die Jahreswelle besonders deutlich wird, ist der Jahresablauf 1959 eingezeichnet worden, er zeigt keine Besonderheiten. Der Gipfelwert lag in der 38. Jahreswoche.

Die Jahreskurve einer Poliomyelitiswelle verläuft mit einer derartigen Gesetzmäßigkeit, daß darauf die epidemiographische Prognostik aufbaut, so wie sie uns von WINDORFER ausgearbeitet worden ist.

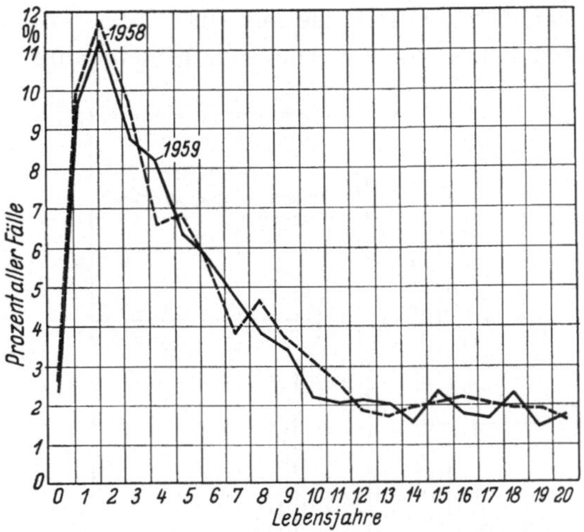

Abb. 6. Altersverteilung der Erkrankungsfälle an Poliomyelitis in der Bundesrepublik Deutschland 1958 und 1959

Mit einem fast konstanten Quotienten, schwankend zwischen 75 und 79 auf 100, finden sich unter den Erkrankten der letzten 10 Jahre mehr Männer als Frauen. Im Jahre 1959 kamen auf 100 Männer 76 Frauen.

Der Anteil der paralytischen Verlaufsformen an der Gesamtzahl der Erkrankten ist von 69,8% im Jahre 1953 stetig auf 84,9% im Jahre 1959 angestiegen. Der Grund für die Verschiebung liegt sicher in den Fortschritten der Diagnostik begründet, durch die die Zahl der echten aparalytischen Poliomyelitisfälle stark eingeschränkt wurde.

Die prozentuale Altersverteilungskurve (Abb. 6) für die letzten zwei Jahre hat ihren Gipfel bei den 2- bis unter 3jährigen. Darüber hinaus ist als gefährdetes Alter die Altersgruppe der 1- bis unter 5jährigen, also das Vorschulalter anzusprechen. Soweit rückblickend uns Unterlagen zur Verfügung stehen, hat sich das hauptsächliche Erkrankungsalter seit dem Jahre 1953 nicht verschoben. Die Altersverteilungskurve der Erkrankten entspricht auch der des Antikörperkatasters.

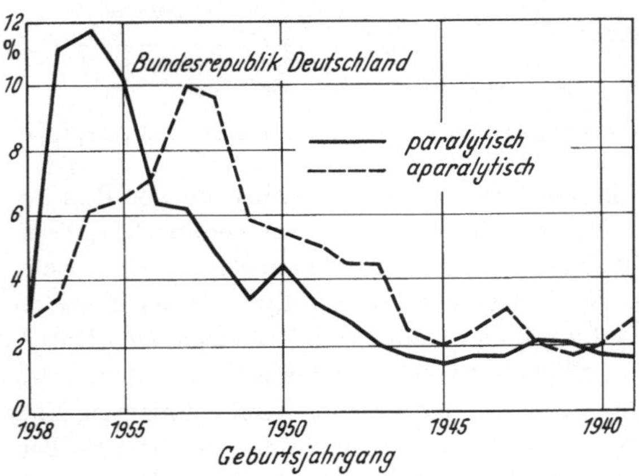

Abb. 7. Prozentuale Altersverteilung der paralytischen und aparalytischen Erkrankungsfälle an Poliomyelitis des Jahres 1958

Schwierig zu deuten sind (Abb. 7) die Altersverteilungskurven der paralytisch und aparalytisch Erkrankten. Für die paralytischen Erkrankungsfälle liegt der

Gipfel der Altersverteilungskurve bei den 1- bis unter 3jährigen und für die aparalytisch Erkrankten bei der Altersgruppe der 5- bis unter 7jährigen.

Die Entwicklung der Letalität (Abb. 8) der Poliomyelitis weist auch bei Berücksichtigung gewisser Unterschiede in den Zahlen der standesamtlichen und sanitätspolizeilichen Anzeigen eine fallende Tendenz auf. 1933 wurde der bisher höchste Wert mit 17% errechnet. 1959 betrug die Letalität weniger als 8%. Hierin spiegeln sich die Erfolge therapeutischer Bemühungen besonders in der Behandlung der Atemlähmungen in speziellen Behandlungszentren wider.

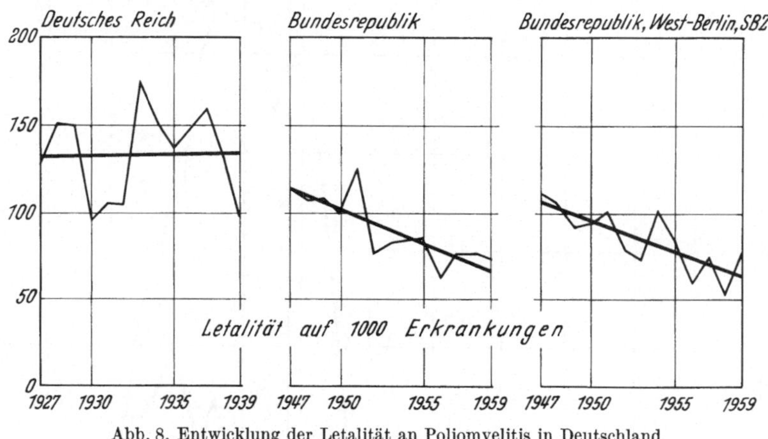

Abb. 8. Entwicklung der Letalität an Poliomyelitis in Deutschland

Aus den mitgeteilten Tatsachen lassen sich kurz folgende prognostische Faustregeln ableiten: Es gibt durch Großepidemien gefährdete Gebiete mit einer hohen Bevölkerungsdichte. Demgegenüber gibt es Gebiete, in denen die Poliomyelitis mehr oder minder ausgeprägt endemisch auftritt. Eine langfristige Prognose ist nur auf Grund der Wanderungstheorie für Endemiegebiete zu stellen. Alles, was im Umkreis von 120 km um einen Vorjahresherd liegt, muß im folgenden Jahr als gefährdet gelten. Auf der Regelmäßigkeit im Ablauf der Jahreswelle fußt die kurzfristige Prognostik nach WINDORFER. Einige Jahresabläufe nach wöchentlichen Zugängen sind in absoluten Zahlen in Abb. 9 dargestellt; vermerkt sind ferner die für die Prognostik wichtigen Zeitpunkte. Gerechnet wird mit Wochenmorbiditätswerten für Gebietseinheiten in Größe der Regierungsbezirke.

Wenn Wochenmorbiditätswerte über 0,1 auf 10000 in Erscheinung treten, so ist das für eine kommende Epidemie sehr verdächtig, und zwar besonders dann, wenn dieser Wert schon vor der 35. Jahreswoche auftritt. Das bedeutet fast einen Beweis für eine bevorstehende Epidemie. Erreichen die Wochenmorbiditätswerte bis zur 32. Woche laufend Werte über 0,03 auf 10000, so ist dies als Gefahr anzusehen. Bleiben die Wochenmorbiditätswerte bis zur 35. Woche laufend unter 0,03, so ist eine Epidemie kaum noch zu befürchten. Diese prognostische Regel hat in den letzten 10 Jahren ihre Bestätigung gefunden. Sie gilt allerdings nur für Regierungsbezirke oder ähnlich große Verwaltungseinheiten wie die Stadtstaaten und Großstädte, sie gilt nicht für Kreise. Der geographische Umfang einer Epidemie bzw. einer Häufung wird nach dem Gesetz der Frühdetermination durch die ersten Krankheitsfälle in den Monaten Mai bis Juni abgegrenzt. Die kurzfristige Prognostik läßt eine Voraussage für mindestens 6 Wochen zu.

    Droht einem Bezirk nun eine Epidemie, wird man sich auch nach dem mög-
lichen zahlenmäßigen Umfang einer solchen Epidemie fragen, um hinsichtlich der
Bettenplanung keine Überraschungen zu erleben. Die in unseren Breiten bisher
höchste erreichte Jahresmorbidität für ein Gebiet mit 200000 Einwohnern und
darüber ist 20 : 10000. Das Gebiet eines Landkreises ist also für die folgende Berechnung zu klein. Es müssen dann mehrere Kreise zusammen betrachtet werden.

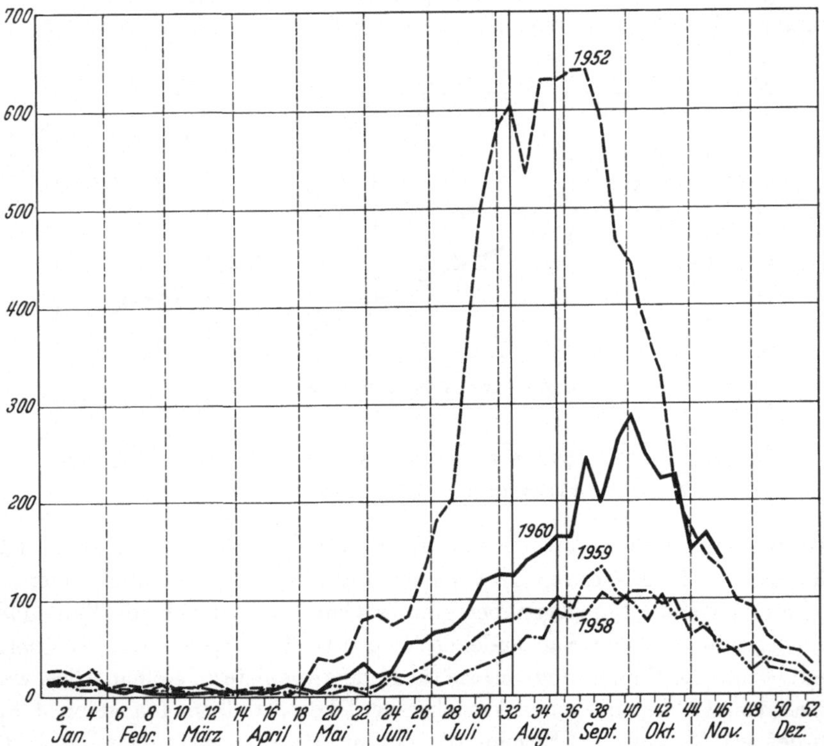

Abb. 9. Wöchentliche Zugänge an Poliomyelitis in der Bundesrepublik Deutschland in den Jahren 1952, 1958
bis 1960

    Praktisch muß z. B. eine Stadt mit 500000 Einwohnern im Großepidemiefall mit
maximal 1000 Erkrankungsfällen rechnen. Da im Durchschnitt der Jahre 1953 bis
1957 9% aller Erkrankten der apparativen Beatmung bedurften, müßte oben-
genannte Stadt mit maximal 90 Patienten rechnen, die im Beatmungszentrum
behandelt werden müssen. Dies sind einige Richtzahlen für die Gesundheitsverwaltung und die Krankenhäuser.
    Zum Schluß muß kurz zu den Schutzimpfungen Stellung genommen werden.
Bisher wurde nur in Berlin mit einem trivalenten Lebendimpfstoff von LEDERLE
geimpft. In den übrigen Teilen der Bundesrepublik wurde die Schutzimpfung
bisher ausschließlich mit inaktivierten Viren durchgeführt. Der vor Beginn der
Impfära ermittelte Antikörperkataster als Ergänzung der epidemiologischen Kenntnisse hätte Grundlage sein können zur Propaganda für umfangreiche Impfaktionen
durch die für das Gesundheitswesen zuständigen Behörden der deutschen Länder.
Das Ergebnis der bisherigen Aktionen ist aber leider unbefriedigend. Die Impfprogramme der Länder unterscheiden sich wesentlich voneinander. Wenn man

überhaupt über den Erkrankungsschutz des Einzelwesens hinaus einen Massenschutz der Bevölkerung erreichen will, und das ist die Aufgabe des öffentlichen Gesundheitsdienstes, so muß man feststellen, daß der erreichte Durchimpfungsgrad der Bevölkerung nicht als ausreichend angesehen werden kann. Wenn man annimmt, daß der durch zwei Impfstoffinjektionen hervorgerufene Schutz mindestens drei Jahre anhält, so ergibt sich durch Aufsummierung der Impfzahlen folgendes Bild (Abb. 10): In der Bundesrepublik gingen von den Geburtsjahrgängen 1952 bis 1955 rund 23%, vom Jahrgang 1956 18% und vom Jahrgang 1951 10% immunisiert in das Poliomyelitisjahr 1959 hinein. Die Zahlen der Geimpften anderer Jahrgänge fallen nicht ins Gewicht. Der Durchimpfungsgrad variiert bedeutend in den

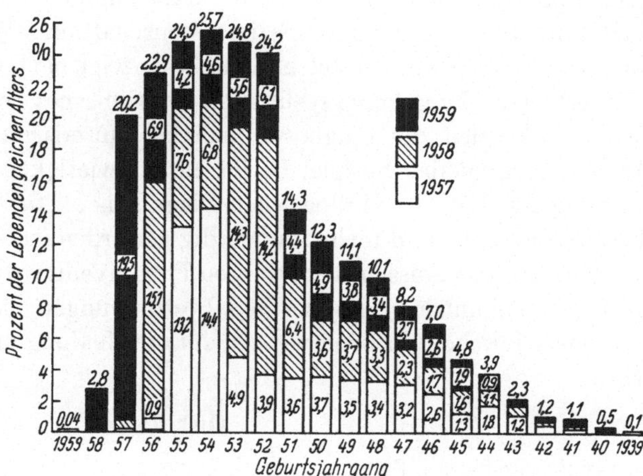

Abb. 10. Durchimpfungsgrad in der Bundesrepublik Deutschland nach 3 Jahren Schutzimpfung mit Salk-Impfstoff (2 Injektionen als Erstimpfung)

deutschen Ländern. Im Saarland z. B., wo die Poliomyelitisschutzimpfung als Beigabe zur Pflichtdiphtherieschutzimpfung der Bevölkerung angeboten wird, sind die Impfergebnisse sehr viel besser als in den übrigen Ländern der Bundesrepublik.

Tabelle 2. *Poliomyelitismorbidität 1959 auf 100 000 Lebende der gleichen Altersgruppe bei zweimal und mehr Geimpften und Ungeimpften (nicht zweimal Geimpften) der Geburtsjahrgänge 1955, 1956 und 1957 in der Bundesrepublik Deutschland (einschließlich West-Berlin)*

Geburts-jahrgang	Impfstatus	Anzahl der Kinder	Erkrankte	Morbidität
1957	1957, 1958 und 1959 2 mal geimpft (aufsummiert)	171 588	8	4,66
	ungeimpft	629 080	217	34,49
1956	1957, 1958 und 1959 2 mal geimpft (aufsummiert)	188 850	16	8,47
	ungeimpft	574 845	161	28,01
1955	1957, 1958 und 1959 2 mal geimpft (aufsummiert)	195 771	17	8,68
	ungeimpft	632 949	150	23,70

Eine vorsichtige Bewertung des Impferfolges (Tab. 2) kann anhand der über Lochkarten aufgearbeiteten Einzelangaben über die Erkrankungsfälle des Jahres 1959 durch Vergleich der Morbidität bei Geimpften und Ungeimpften einzelner Geburtsjahre vorgenommen werden. Danach ergibt sich eine um das Drei- bis Siebenfache höhere Morbidität der Ungeimpften gegenüber den Geimpften. Dieser Berechnung zugrunde gelegt sind die Gesamtzahlen. Der unterschiedliche

Durchimpfungsgrad und die Neigung der Poliomyelitis zu Herdbildungen konnten nicht einkalkuliert werden.

Die Darstellung der vielen Einzelerkenntnisse charakterisiert am besten die Vielschichtigkeit der Epidemiologie der Poliomyelitis.

Abschließend ein Wort über die Durchführung der Anzeigepflicht. Der Allgemeinpraktiker, der die Krankheit anzeigt, und der Amtsarzt, der die Ermittlung dazu durchführt, sind keine Spezialwissenschaftler. Wenn nicht sämtliche Zahlenangaben unsicher werden sollen, muß die Anzeige nach wie vor nach dem klinischen Bild erfolgen, denn Poliomyelitis ist ein klinisches Syndrom. Die Virologie und Serologie können zur Diagnostik lediglich unterstützend herangezogen werden. Am besten zeigt das Beispiel Berlin die Schwierigkeiten, wo nun nach der Oralimpfung der Wert der virologischen Diagnostik als für die Anzeige entscheidender Tatbestand mehr und mehr fragwürdig geworden ist. Es darf darauf hingewiesen werden, daß das Ausscheidertum von Poliomyelitisvirus nach den bisherigen und nach den zukünftigen gesetzlichen Bestimmungen nicht meldepflichtig ist, daß also das klinische Bild nach wie vor für die Meldung entscheidend ist und bleiben wird.

Diskussion

O. VIVELL (Freiburg i. Br.)

Gibt einen Überblick über die epidemiologische Situation der Poliomyelitis in Südbaden. In den Jahren 1950—59 erkrankten hier 831 Personen an paralytischer Polio. Das entspricht einer Gesamtmorbidität von 5,65/10000. In den Jahren 1940—49 waren es 3,87/10000. 1956 war eine Epidemie, in den übrigen Jahren ein gehäuftes Auftreten zu verzeichnen. Letalität und Mortalität zeigen im Verlauf der 10 Jahre eine rückläufige Tendenz. Die Gesamtletalität betrug 8,9% (74 Todesfälle). Eine Wanderung über die einzelnen Jahre hinweg läßt sich 1954—57 vom Kreis Villingen ausgehend über die Kreise Emmendingen und Freiburg nach Norden in den Raum Offenburg und nach Süden in die Kreise Müllheim und Lörrach beobachten. Das durchschnittliche Befallsalter betrug 10,2 Jahre, die höchsten Erkrankungsziffern wiesen die 1—4jährigen auf. In Gemeinden mit mehr als 5000 Einwohnern erkrankten 233 Personen (4,1/10000), in den kleineren Gemeinden 598 Personen (6,4/10000). In großen Gemeinden ist der prozentuale Anteil jüngerer Altersgruppen geringer, der höherer Altersgruppen größer als in kleinen Gemeinden. 78,3% der Erkrankungen verliefen spinalparalytisch. Eine „Kopfwanderung" ist in Südbaden nicht zu beobachten. Von 1957—59 wurden über 3,5% der Bevölkerung bzw. 14% der besonders gefährdeten Altersgruppen gegen Poliomyelitis geimpft. Die Angaben des Statistischen Landesamtes über die Zahl paralytischer Polioerkrankungen weichen stark von den tatsächlich ermittelten Zahlen ab. Es finden sich Unterschiede von 100% und mehr.

F. DÄNZER-VANOTTI (Freiburg i. Br.):

Das Gesundheitsamt kann nur weitermelden, was ihm gemeldet wird. Häufig wird die Polio schon im aparalytischen Stadium gemeldet, über das Auftreten von Paralysen erfährt der Amtsarzt aber nichts mehr. Vielleicht sollte man das Auftreten von Paralysen gesondert melden.

W. ANDERS (Berlin):

Der Amtsarzt ist verpflichtet, eine Untersuchung des Falles durchzuführen, wobei er die Lähmung feststellen kann.

W. KELLER (Freiburg i. Br.):

Die Epidemiologie der Poliomyelitis wurde im Laufe der letzten 50 Jahre eines der faszinierendsten Probleme. Wir unterscheiden 3 Phasen der Epidemiologie. Zunächst hat man festgestellt, daß die Polio sich auf dem Lande anders verhält als in der Stadt. Später fand man, daß es in der Stadt mehr Antikörperträger gab als in der Landbevölkerung. Die experimentelle Virusforschung hat dann gezeigt, daß Polioviren in ungeheuren Mengen im Stuhl ausgeschieden werden, z. B. pro Gramm Stuhl bis zu 100000 für Affen tödliche Dosen. Es reichert sich demnach in den Abwässern an. In der neueren Zeit wurde die Polio mehr und mehr zu einer Munditialseuche, d. h. in Bevölkerungsschichten mit guten hygienischen Lebensbedingungen wurde die Durchseuchung verzögert, ohne daß sie aber verhindert werden konnte. Es traten jetzt schwere Epidemien vom Adoleszententyp auf, und die Polio wurde mehr und mehr zu einer der gefürchtetsten Erkrankungen. Heute stehen wir in einer neuen Phase. Durch die Impfung sind die Bevölkerungsteile mit hohem Lebensstandard in den USA weitgehend geschützt, während dort die Negerbevölkerung Impflücken aufweist, in die hinein die Polio ausgewichen ist.

R. HAAS (Freiburg i. Br.):

Herr ANDERS, haben Sie Unterlagen über den Impfschutz von 3 mal Geimpften in Deutschland? Publiziert sind nur von 3 mal Geimpften. In den USA wird der Impfschutz stets für voll, d. h. mindestens 3 mal Geimpfte, angegeben.

W. ANDERS (Berlin):

Nein.

A. HOTTINGER (Basel):

Die Epidemiologie ist die Grundlage unserer Impfplanung. Wie hoch rechnet man den Anteil von polioartigen Erkrankungen durch andere Viren, die in unseren Statistiken noch als Polio erscheinen? Wenn wir mit unserer Impfung etwas erreichen, können wir das am Stopp des Wanderns einer Epidemie, am Ausfüllen der Lücken einer geimpften Gesellschaft und an der Änderung der Altersmorbidität ablesen.

W. ANDERS (Berlin):

Die Sicherheit der Poliodiagnose wechselt von Krankenhaus zu Krankenhaus stark. Epidemiologisch ist seit 1952 ein rückläufiger Trend zu beobachten.

W. KELLER (Freiburg i. Br.):

Das Auftreten von anderen Enterovirusepidemien, z. B. ECHO 9, beeinflußt ebenfalls das epidemiologische Verhalten der Polio. Man hat dabei mit Interferenzerscheinungen zu rechnen, und ferner wird die Diagnose Polio bei einem Überschuß aparalytischer Erkrankungen erschwert. Interferenzen sind zwischen Coxsackie B und Polio bekannt.

O. VIVELL (Freiburg i. Br.):

Die virologisch bestätigten paralytischen Erkrankungen liegen in unserem Krankengut bei 90%. 10% bleiben ätiologisch ungeklärt. Untersuchungen von BROWN bei nichtgeimpften paralytischen Poliofällen ergaben eine Bestätigung der Diagnose in 95%, bei Geimpften allerdings nur bei rund 70%.

Probleme der Poliomyelitis-Schutzimpfung*

Von

R. HAAS (Freiburg i. Br.)

Nach dem am 14. Oktober 1960 von den amerikanischen Gesundheitsbehörden herausgegebenen Poliomyelitis-Kontroll-Bericht 215 waren bis Ende September allein in den Vereinigten Staaten über 400 000 l Poliomyelitisimpfstoff aus inaktivierten Viren zur Verimpfung freigegeben worden. Darüber hinaus wurden in vielen Ländern Impfstoffe nach den von SALK angegebenen Grundsätzen produziert und nach den einschlägigen Bestimmungen geprüft. Ihre Mengen sind jedoch nicht bekannt. Immerhin wird man wohl annehmen können, daß das gesamte Volumen der bisher aus inaktivierten Polioviren produzierten und bei den vorgeschriebenen Prüfungen als einwandfrei befundenen Impfstoffe in der Nähe von 500 000 l liegen wird. Der größte Teil davon kann als verimpft angesehen werden. Seit dem sog. Cutter-Unglück im Frühjahr 1955 ist bei sorgfältiger Überwachung aller Impfungen kein einziger Fall von Poliomyelitis mehr beobachtet worden, der ursächlich auf im Impfstoff enthaltenes, infektiöses Poliovirus hätte zurückgeführt werden können. Die Prüfung der Wirkung der Impfung auf die Morbidität an paralytischer Poliomyelitis, die in den USA im Zusammenhang mit der Poliomyelitisepidemie des Jahres 1959 nochmals erfolgte, ergab einen Wert von 90% bei 3 mal und öfter Geimpften. Das heißt bei diesem Personenkreis konnten 90 von 100 präsumptiven Poliomyelitiskandidaten vor ihrer Erkrankung bewahrt werden. Wenn man sich diese Tatbestände vergegenwärtigt, so könnte man meinen, die Poliomyelitisimpfung mit Impfstoffen aus inaktivierten Viren sei heute völlig problemlos und es lohne sich nicht mehr, darüber zu sprechen. Die nähere Betrachtung zeigt, daß dem nicht ganz so ist, wenngleich zugegeben ist, daß diese Impfung heute in vieler Hinsicht als ein von den meisten anderen Schutzimpfungsverfahren noch nicht erreichtes Vorbild gelten kann. Wenn ich mich in meinen folgenden Ausführungen mit einigen Problemen der aktiven Poliomyelitisschutzimpfung sowohl mit inaktivierten als auch mit lebenden Viren beschäftige, so werde ich es nahezu ausschließlich vom Standpunkt der Impfstoffproduktion und Prüfung tun. Von hier aus wird am ehesten dem Verständnis zugänglich, was bei den Poliomyelitisschutzimpfungen noch als problematisch angesehen werden kann.

Von den beiden Angelpunkten jeder Impfung, ihrer Unschädlichkeit und ihrer Wirksamkeit kann die Frage der Unschädlichkeitsprüfung der Impfstoffe aus inaktivierten Polioviren als befriedigend gelöst angesehen werden. Bei sämtlichen in die Impfstoffchargen eingehenden Inaktivierungsansätzen muß die Inaktivierungsgeschwindigkeit durch mehrere zwingend vorgeschriebene Bestimmungen der Viruskonzentration im Anfangsteil der Inaktivierung ermittelt werden. Am Ende der Inaktivierung werden mehrere Stichproben aus den Inaktivierungs-

---

* Aus dem Hygiene-Institut der Universität Freiburg i. Br. (Direktor: Prof. Dr. R. HAAS).

ansätzen gezogen, deren Größe auf Grund statistischer Überlegungen festgelegt wurde. Diese Stichproben werden restlos auf Gewebekulturen und Affen verimpft. Dabei darf selbstverständlich kein vermehrungsfähiges Poliovirus gefunden werden. Auf Grund der festgelegten Stichprobengrößen kann die Aussage, daß die geprüften Inaktivierungsansätze und schließlich die Impfstoffchargen frei von vermehrungsfähigem Poliovirus sind, durch eine statistische Maßzahl gekennzeichnet werden. Diese drückt aus, mit welcher Wahrscheinlichkeit die Aussage richtig ist. Damit das geschehen kann, ist es allerdings notwendig, eine sog. Partikelhypothese aufzustellen. Das heißt, man muß irgendeine Annahme darüber machen, wieviel infektiöse Poliovirusteilchen in dem zu prüfenden Impfstoff als anwesend vorausgesetzt werden. Ohne diese Hypothese kann man bei gegebener Stichprobengröße keinen zahlenmäßigen Betrag für die Irrtumswahrscheinlichkeit angeben. In Deutschland und USA hat man die 5-Partikel-Hypothese der Festlegung des Stichprobenumfanges zugrunde gelegt, d. h. man unterstellt die Anwesenheit von 5 infektiösen Einheiten pro Liter Impfstoff. Aus mehrjähriger Erfahrung kann ich sagen, daß das Wesen der 5-Partikel-Hypothese häufig gründlich mißverstanden worden ist. Sehr oft wurde darunter verstanden, daß die Anwesenheit von 5 infektiösen Teilchen pro Liter Impfstoff durch die Prüfung nicht ausgeschlossen werden könne. Davon kann gar keine Rede sein. Es handelt sich, wie der Name sagt, um eine Hypothese, die für das Rechnen mit Zahlen unumgänglich ist. Man könnte ebenso gut mit einer 3-Partikel-Hypothese oder einer 10-Partikel-Hypothese rechnen. Dann ergäben sich bei gleichen Stichprobenvolumina lediglich andere Irrtumswahrscheinlichkeiten, im ersten Fall eine größere und im zweiten Fall eine kleinere Irrtumswahrscheinlichkeit.

Eine weitere die Unschädlichkeitsprüfung verschärfende Bestimmung ist die in verschiedenen Ländern zur Anwendung gelangende Konsistenzforderung. Man verlangt beispielsweise in Deutschland, daß eine zur Verimpfung am Menschen freizugebende Charge Polioimpfstoff nicht nur selbst frei von vermehrungsfähigem Virus befunden wurde, sondern daß sie außerdem aus einer lückenlosen Serie von drei aufeinanderfolgenden Chargen Polioimpfstoff stammen muß. In den Vereinigten Staaten besteht diese lückenlose Serie sogar aus 5 Chargen. Auch diese Konsistenzforderungen sind statistisch gut begründet, weil die Wahrscheinlichkeit, daß ein einwandfreies Prüfungsergebnis auch tatsächlich Freisein von vermehrbarem Virus bedeutet, um so größer ist, je mehr virusfreie Stichproben nacheinander gezogen wurden.

Alle diese Vorschriften und Forderungen setzen als selbstverständlich einen einwandfrei arbeitenden Virusnachweis voraus. Wie ich kürzlich mit THOMSSEN und DOSTAL zeigen konnte, kann diese Voraussetzung jedoch keineswegs als stets gegeben angesehen werden, sondern das beobachtete experimentelle Ergebnis, nämlich ob Infektion zustande kommt oder nicht, hängt davon ab, in welchem Volumen eine bestimmte Anzahl infektiöser Virusteilchen einer gegebenen konstanten Menge Zellen angeboten wird. Da jedoch bei der Impfstoffprüfung die Beobachtungszeiträume lang sind, dürfte letzterer Gesichtspunkt mehr theoretische als praktische Bedeutung besitzen, und man kann ohne Einschränkung sagen, daß die Unschädlichkeitsprüfung der Polioimpfstoffe die beste aller Unschädlichkeitsprüfungen ist, die bei der spezifischen Prophylaxe menschlicher Infektionskrankheiten dienenden Präparaten vorgenommen werden.

Wie steht es nun um die Wirksamkeitsprüfung. Nachdem Impfstoffe chargenweise hergestellt werden, ist es nicht damit getan, daß beispielsweise einmal in einem großen, statistisch sorgfältig geplanten und ausgewerteten Feldversuch die Wirksamkeit des Impfverfahrens festgestellt wird. Selbst wenn wir die Technik der Impfstoffherstellung ganz genau normieren, kann nicht vorausgesetzt werden, daß alle nach dem gleichen Rezept produzierten Impfstoffe genauso wirksam sein werden wie die im Feldversuch verimpften. Da die Wirksamkeit auch nicht mit in vitro-Methoden, etwa durch chemische Analyse, bestimmt werden kann, müssen Tierversuche mit jeder einzelnen Impfstoffcharge ausgeführt werden. Diese Tierversuche sollten zweckmäßig so angelegt sein, daß sie nicht nur darüber informieren, ob der geprüfte Impfstoff wirkt, sondern daß sie außerdem die Ermittlung von Zahlengrößen gestatten, die die Wirksamkeit quantitativ kennzeichnen. Bei der Prüfung der Wirksamkeit von Impfstoffen unterscheidet man einstufige und zweistufige Verfahren. Beide Verfahren setzen im Grunde die Anwendung eines Standardimpfstoffes als Bezugspräparat voraus. Diesem Standardpräparat wäre irgendein willkürlicher Zahlenwert zuzuordnen. Unerläßliche Vorbedingung wäre, daß die Konstanz der Wirksamkeit des Standardimpfstoffes über lange Zeiträume gewährleistet ist. Einstufige Wertbemessungsverfahren für Poliomyelitisimpfstoffe existieren nicht, außerdem auch keine allgemein anerkannten Standardimpfstoffe.

Ein einstufiges Verfahren der Wertbemessung von Polioimpfstoffen könnte etwa wie folgt aussehen. Für das Poliovirus empfängliche Versuchstiere wären in Gruppen, deren Größe statistisch festgelegt werden müßte, mit abgestuften Dosen des zu messenden Impfstoffes und des Standardimpfstoffes zu immunisieren. Nach einiger Zeit wären dann alle Tiergruppen mit der gleichen Virusdosis zu infizieren und in jeder Gruppe der Prozentsatz gelähmter und gestorbener Tiere zu ermitteln. Auf diese Weise würde man für jeden zu prüfenden Impfstoff und für das Standardpräparat zu Dosiswirkungskurven gelangen, aus denen man entnehmen könnte, welche Dosis des zu prüfenden Impfstoffes die gleiche immunisatorische Wirkung entfaltet wie eine bestimmte Menge Standardimpfstoff. Damit wäre der gesuchte Zahlenwert gefunden, und die Wirksamkeit des geprüften Impfstoffes könnte in Einheiten des Standardimpfstoffes ausgedrückt werden. Da für die Prüfung der Poliomyelitisimpfstoffe nur Affen in Frage kämen, wäre eine solche Auswertungsmethode außerordentlich kostspielig. Sie ließe sich vereinfachen, wenn bekannt wäre, welche funktionelle Beziehung zwischen den Prozentsätzen geschützter Tiere und den Impfstoffdosen besteht. Das ist nicht der Fall, und die Verhältnisse liegen dann, wenn die induzierte Immunität mit einer Infektion belastet werden muß, komplizierter als beispielsweise bei einer rein antitoxischen Immunität.

Die meisten Verfahren der Wirksamkeitsmessung von Poliomyelitis-Impfstoffen, die heute angewendet werden, sind zweistufige Methoden. Bei diesen werden Versuchstiere mit dem zu prüfenden Impfstoff immunisiert, und einige Zeit danach wird das Serum der immunisierten Tiere auf sein Neutralisationsvermögen gegen die drei Typen des Poliovirus untersucht. Wenn ein derartiges zweistufiges Verfahren zu befriedigenden Ergebnissen führen soll, müssen zumindest Standardsera bei der Ermittlung des Neutralisationsvermögens der Sera der immunisierten Tiere zur Anwendung gelangen. Nur so können die Einflüsse der unvermeidbaren geringfügigen Variation der Versuchsbedingungen auf das Resultat der Serumauswertung eliminiert werden. Der Standardimpfstoff wird jedoch durch die Standardsera keineswegs entbehrlich. Sehen wir uns nun zunächst das deutsche Auswertungsverfahren daraufhin an, ob und inwieweit die erwähnten notwendigen Voraussetzungen dabei erfüllt sind, so ist leider festzustellen, daß das deutsche staatliche Wertbemessungsverfahren keine Information quantitativer Art über die Wirksamkeit der geprüften Impfstoffe liefert. Nach den in der Bundesrepubik geltenden staatlichen Prüfungsbestimmungen werden mit jeder Charge Polioimpfstoff 15 Meerschweinchen im Abstand von jeweils 7 Tagen insgesamt 3 mal mit je 2 cm³ Vaccine geimpft. Vor Beginn der Impfung und 14 Tage nach der letzten Injektion wird sämtlichen Tieren Blut entnommen. Die vor und nach der Impfung gewonnenen Serumproben werden in gleichen Volumenanteilen gemischt. Sodann wird von beiden Mischserumproben das Neutralisationsvermögen gegen die drei Poliovirustypen bestimmt. Nach den z. Z. geltenden gesetzlichen Bestimmungen können in der Bundesrepublik Poliomyelitisimpfstoffe dann zur Impfung verwendet werden, wenn unter den skizzierten Bedingungen 1 cm³ des nach der Immunisierung gewonnenen Meerschweinchenmischserums mindestens 500 ID$_{50}$ jedes der drei Poliovirustypen zu neutralisieren vermag und wenn außerdem das Neutralisationsvermögen des postvaccinalen Mischserums gegenüber jedem Poliovirustyp mindestens 4 mal so groß ist wie dasjenige des prävaccinalen Serums.

Sämtliche Beteiligten sind sich darüber im klaren, daß das in der Bundesrepublik vorgeschriebene Verfahren zur Prüfung der Poliomyelitisimpfstoffe unbefriedigend ist. Da weder ein Standardimpfstoff bei den Prüfungen mitgeführt wird noch Standardsera bei jeder Bestimmung des Neutralisationsvermögens mitlaufen, sind die Resultate zu verschiedenen Zeiten vorgenommener Wirksamkeitsprüfungen und Serumauswertungen nicht miteinander vergleichbar. Die nach der Prüfungsvorschrift vorgesehene 3 malige Applikation von 2 cm³ unverdünntem Impfstoff stellt eine sehr hohe Dosierung dar, die 4 mal so hoch ist wie die beim Menschen angewandte. Bei dieser Lage muß damit gerechnet werden, daß gut wirksame und weniger gut wirksame Vaccinechargen die Hürde des Wertbemessungsverfahrens gleichermaßen nehmen. Von einer zahlenmäßigen quantitativen Kennzeichnung der Wirksamkeit kann keine Rede sein. Selbst eine relative Zueinanderordnung verschiedener Chargen, die zu verschiedenen Zeiten geprüft werden, hinsichtlich ihrer Wirksamkeit ist nicht möglich, es sei denn das Prüfinstitut entschlösse sich, was es anscheinend gelegentlich getan hat, einen bestimmten Impfstoff willkürlich als temporären Standard zu benutzen.

Seit einiger Zeit sind Bemühungen im Gange, das deutsche Wertbemessungsverfahren zu verbessern, in erster Linie zu verschärfen. Jedoch ist noch nicht abzusehen, wann die angestrebten Verbesserungen verwirklicht werden können. Es sind nämlich mehrere Probleme zu lösen. Mit einer Verschärfung der Bestimmungen allein ist es nicht getan. Vielmehr sollte angestrebt werden, die neue Wirksamkeitsprüfung so anzulegen, daß zumindest kommensurable Werte für das Neutralisationsvermögen der Sera erhalten werden. Noch besser wäre es, wenn ein vielleicht zunächst provisorischer Standard in das Prüfverfahren eingebaut werden könnte. Es kann jedenfalls kein Zweifel darüber bestehen, daß die Ausarbeitung und gesetzliche Einführung einer wissenschaftlich einwandfreien Methode der Wirksamkeitsbestimmung der Poliomyelitisimpfstoffe aus inaktivierten Viren ein überaus wichtiges, dringend Lösung erforderndes Problem ist. Darüber kann auch die Tatsache nicht hinwegtäuschen, daß es trotz der skizzierten Mängel gelungen ist, im Durchschnitt gute Erfolge mit der Anwendung derartiger Impfstoffe zu erzielen. Das vereinzelt beobachtete Versagen der Impfung ist jedoch vermutlich Folge des Umstandes, daß die derzeit zur Durchführung gelangenden Methoden der Wirksamkeitsbestimmung ungenügend wirksame Impfstoffchargen nicht zuverlässig genug auszusondern vermögen.

Wie steht es nun im Ausland? Auch dort ist man vor die gleichen Fragen gestellt, und soweit ersichtlich finden auch in anderen Ländern noch keine in jeder Hinsicht befriedigenden Wertbemessungsverfahren Anwendung. In den Vereinigten Staaten prüft man die Wirksamkeit an Rhesus- oder Cynomolgusaffen. Jede Impfstoffcharge muß an einer Gruppe von mindestens 12 Affen geprüft werden. Die Tiere erhalten 3 Injektionen von 1 cm³ unverdünntem Impfstoff im Abstand von 7 Tagen. Die prä- und postvaccinalen Sera der Affen werden einzeln ausgewertet. Die Bestimmung des Neutralisationsvermögens erfolgt vergleichend mit 3 Standardserumproben. Damit eine Charge Poliomyelitisimpfstoff zum Verkehr zugelassen werden kann, wird verlangt, daß das geometrische Mittel der Konzentrationen der neutralisierenden Antikörper, die bei den einzelnen Affen bestimmt werden, beim Poliovirustyp I nicht weniger beträgt als das 0,86fache des geometrischen Mittels der drei Standardsera. Für den Typ II ist der Faktor auf 0,75 festgesetzt und für Typ III auf 0,48[1]. Abgesehen von der niedrigeren Dosierung besitzt die amerikanische Methode gegenüber dem deutschen modus procedendi den Vorteil der Verwendung von Standardseren. Das hat zur Folge, daß die Werte für das Neutralisationsvermögen miteinander verglichen werden können. Dem Verfahren haften jedoch ebenfalls alle jene Mängel an, die aus dem Fehlen eines Standardimpfstoffes resultieren.

In Schweden werden die Poliomyelitisimpfstoffe wie in Deutschland an Meerschweinchen auf Wirksamkeit geprüft, jedoch ist das Vorgehen in den methodischen Einzelheiten verschieden. Man ermittelt den sog. antigenicity extinction limit. Dabei werden Gruppen von Meerschweinchen mit abgestuften Dosen der zu prüfenden Impfstoffe einmal immunisiert und zwei Wochen später mit der gleichen Dosis geboostert. Eine Woche nach der Boosterinjektion werden die Sera der einzelnen Meerschweinchen daraufhin untersucht, ob sie neutralisierende Antikörper enthalten oder nicht. Die Konzentration, in welcher die neutralisierenden Antikörper vorliegen, bleibt außerhalb der Betrachtung. Schließlich errechnet man aus den experimentellen Ergebnissen jene Dosis Impfstoff, die bei 50% der Meerschweinchen zur Bildung neutralisierender Antikörper führte. Diese Dosis ist der erwähnte antigenicity extinction limit. Da Poliomyelitisviren sich nicht in Meerschweinchen vermehren können, ist vorgeschlagen worden, als Standardimpfstoff bei diesem Test vermehrungsfähiges Poliovirus bekannter Infektiosität zu verwenden. So bestechend dieser Vorschlag auf den ersten Blick auch erscheinen mag, bei näherer Betrachtung ist er doch bedenklich, weil selbst bei frischen Viruspräparaten die Infektiosität nicht in einer eindeutigen Beziehung zur Antigenität stehen muß.

Schließlich sei noch erwähnt, daß man in Belgien die Auswertung der Polioimpfstoffe an 3 Wochen alten Hühnern vornimmt. Vom zu prüfenden Impfstoff

---

[1] *Anmerkung bei der Korrektur:* In der Zwischenzeit wurden in den USA diese Faktoren erhöht, und zwar auf 1,29 für Typ I, auf 1,13 für Typ II und auf 0,72 für Typ III.

werden 2 verschiedene Dosen je einmal verabreicht. Das gleiche geschieht mit einem sog. Reference-Antigen, also einem provisorischen Standard. Die Ermittlung der Wirksamkeit beruht auf der Bestimmung der Konzentration der neutralisierenden Antikörper und auf dem linearen Zusammenhang, der zwischen den Logarithmen der Antigendosen, das heißt der Impfstoffdosen, und den Logarithmen der geometrischen Mittelwerte der zugehörigen Antikörperkonzentrationen besteht. Das Verfahren scheint theoretisch einwandfrei fundiert, sofern die unterstellte Linearität als gesichert angesehen werden kann und die Referenceantigene über längere Zeit konstante Wirkung besitzen.

Mit den skizzierten 4 Verfahren der Wirksamkeitsprüfung von Poliomyelitisimpfstoffen ist der Vorrat der angegebenen Methoden keineswegs erschöpft. Ich glaube jedoch, meine Ausführungen reichen aus, um deutlich zu machen, daß eine alle Wünsche befriedigende Lösung auf diesem Gebiet noch nicht gefunden ist. Wie wir gesehen haben, besitzen alle diese Methoden ihre Vor- und Nachteile. Man wird jedoch schwerlich behaupten können, daß die deutsche Wirksamkeitsprüfungsmethode die beste der 4 geschilderten ist.

Wie steht es nun bei der Lebendimpfung gegen Poliomyelitis, wie liegen da die Probleme, vor allem unter dem Gesichtspunkt von Herstellung und Prüfung der Impfstoffe ?

Wer sich angesichts der enthusiastischen Berichte über erfolgreiche Massenimpfungen, die vorwiegend aus Osteuropa, aber auch aus anderen Ländern, zu uns kamen, noch gelegentlich ein von Emotionen freies Bild zu machen sucht, dem mag vielleicht auffallen, daß in USA, der Heimat aller drei bisher entwickelten sog. Lebendimpfstoffe, gegen Poliomyelitis noch kein Impfstoffhersteller die Erlaubnis zur Produktion derartiger oraler Vaccinen erhalten hat. Woran liegt das ? Nun, das liegt z. T. daran, daß die Herstellung und die laboratoriumsmäßige Kontrolle der in der Anwendung so bestechend einfachen oralen Polioimpfstoffe eine Reihe von Problemen stellt, über die nach Ansicht der lizensierenden Behörden der USA und ihrer Berater bis vor kurzem noch nicht genügend Informationen vorlagen. Es liegt weiter daran, daß manche Autoren meinen, es sei noch nicht genügend geklärt, welche Bedeutung dem Umstand zukommt, daß bei der oralen Poliomyelitisschutzimpfung die Impflinge mehr oder weniger lang Virusausscheider werden und das ausgeschiedene Virus von höherer Neurovirulenz sein kann als das verfütterte. Schließlich hat die Befürchtung, daß bei inapparent mit anderen Enteroviren, beispielsweise ECHO- und Coxsackie-Viren, infizierten Impflingen der Impferfolg der Interferenz zum Opfer fallen kann, sicher auch retardierend gewirkt. Genauso wenig wie bei der Impfung mit Impfstoffen aus inaktivierten Viren ein erfolgreicher Feldversuch den Qualitäts- und Unschädlichkeitsbeweis für sämtliche später produzierten Impfstoffchargen darstellt, kann ein auch noch so ausgedehnter Feldversuch mit oralen Vaccinen, mag sein Ergebnis in bezug auf Verträglichkeit und Konversionsrate noch so günstig sein, die laboratoriumsmäßige Überprüfung sämtlicher Chargen aus lebenden attenuierten Virusstämmen entbehrlich machen.

Infolgedessen kann kein Zweifel darüber bestehen, daß in Ländern wie den Vereinigten Staaten und Deutschland, das gleiche gilt aber auch für die meisten anderen Staaten, die oralen Poliomyelitisimpfstoffe erst dann zur allgemeinen Anwendung freigegeben werden können, wenn einschlägige Prüfungsbestimmungen erlassen und angewendet werden. In letzter Zeit ist auf diesem Gebiet einiger Fortschritt zu verzeichnen. Die National Institutes of Health in Bethesda haben am 26. August Empfehlungen für die Herstellung von oral zu nehmenden Poliomyelitisimpfstoffen veröffentlicht, die, falls sie verbindlich erklärt werden, die interessierten Hersteller in den Stand setzen, jene Serie von 5 Chargen zu produzieren und prüfen zu lassen, die entsprechend der auch für Poliomyelitis-Lebendimpfstoffe geltenden Konsistenzklausel als lückenlose Serie hergestellt sein müssen, bevor die erste Charge zur Anwendung freigegeben werden kann.

Vom British Medical Research Council liegen ebenfalls Vorschläge für Herstellung und Prüfung derartiger Impfstoffe vor. Analoges gilt für die Schweiz, und auch der deutsche Entwurf hat seine erste Formulierung erfahren. Wenn sich auch im Prinzip die Prüfungs- und Produktionsrichtlinien jedes Landes mit den gleichen Fragen beschäftigen müssen, so unterscheiden sie sich doch in vielen Einzelheiten außerordentlich.

Ich werde nun auf die wichtigsten Fragen der bisher in den verschiedenen Ländern herausgegebenen Produktions- und Prüfungsrichtlinien für Poliomyelitisimpfstoffe aus lebenden abgeschwächten Viren etwas näher eingehen. Das führt ganz automatisch wenigstens auf die wichtigsten Probleme des Verfahrens, die häufig in Publikationen über die Lebendimpfung nicht oder nur ganz am Rande berührt werden, weil diese Publikationen meist aus der Sicht der Anwendung geschrieben werden. Dabei werde ich mich in erster Linie an die amerikanischen Empfehlungen vom 26. August halten, weil diese oder ihre verschiedenen Vorläufer, wie man bei der Lektüre leicht feststellen kann, in vieler Hinsicht als Vorbild für die Richtlinien anderer Länder gedient haben.

Bei der Herstellung der oralen Poliomyelitisimpfstoffe ist zwischen den Saatviren und den Viren, die die eigentlichen Impfstoffe darstellen, zu unterscheiden. Letztere stellen Nachkommenschaft der ersteren dar. Ausnahmslos haben bisher alle Stellen, die sich mit der Lizensierung und Einführung der Lebendimpfung gegen Poliomyelitis ex officio zu befassen hatten, vorgeschrieben, daß das Virus der Vaccinen höchstens eine 3. Passage des Saatvirus darstellen darf.

Der Vergleich hinkt zwar ein wenig, aber man könnte sagen, die Kinder, Enkel und Urenkel des Saatvirus sind zugelassen, jedoch nicht mehr die Ururenkel und folgenden Generationen. Der Sinn dieser Bestimmung ist der, die Wahrscheinlichkeit a priori hoch zu halten, daß das Impfvirus phänotypisch und vor allem genotypisch mit dem Saatvirus übereinstimmt. Darüber hinaus ist festgesetzt, daß zur Herstellung der Impfviren ausschließlich Primärkulturen von Affennieren benutzt werden dürfen. Die Verwendung permanenter Zellinien ist ausdrücklich verboten, und zwar wegen der bekannten Bedenken, derartige permanente Zellinien könnten in Richtung Malignität verändert sein. Auf die Berechtigung dieser Bedenken möchte ich nicht eingehen. Schließlich dürfen nur Viren benutzt werden, die nicht bei einer Temperatur oberhalb 36°C entstanden sind.

Die Auswahl der Stämme besitzt nun entscheidende Bedeutung. Sie müssen nicht nur ihrer Herkunft nach ganz genau bekannt sein, sondern ihre Neurovirulenz für Affen und ihre Pathogenität für andere Tiere müssen sorgfältig untersucht sein. Darüber hinaus müssen von den genetischen Markern die Marker T oder rct/40, d und MS festliegen, und die amerikanischen Empfehlungen verlangen außerdem, daß die für die Lebendimpfstoffe vorgesehenen Virusstämme als sog.

experimentelle Vaccinen ihre Unschädlichkeit und Wirksamkeit in ausgedehnten Feldversuchen erwiesen haben. Dabei versteht man unter Unschädlichkeit im Feldversuch, daß bei Verfütterung an eine adäquate Zahl tripelnegativer Impflinge keine Impfpoliomyelitis oder sonstige der verfütterten Vaccine zur Last zu legenden Erkrankungen bei den Impflingen auftreten, und zum Beweis der Wirksamkeit fordert man eine Konversionsrate von 80% bei homotypisch negativen Personen nach einmaliger Fütterung.

Insgesamt stehen heute 3 Sätze von Virusstämmen für die orale Impfung gegen Poliomyelitis zur Verfügung, die Stämme Dr. Sabins, die Stämme von Dr. Cox und die Stämme Dr. Koprowskis. Die Tab. 1 zeigt eine Übersicht der Stämme der drei genannten Autoren. Leider sind die von diesen Autoren zur oralen Impfung empfohlenen Virus-

Tabelle 1. *Abgeschwächte Poliovirusstämme, die in der Herstellung von Impfstoff Verwendung finden*

Autor	Typ 1	Typ 2	Typ 3
Koprowski	Wistar-Chat	Wistar	Wistar-Fox
Lederle .	Lederle-SM	Lederle-MEF-1	Lederle-Fox
Sabin . . .	LSc, 2 a b	P 712, Ch, 2 a b	Leon, 12 a_1 b

stämme in ihrer Neurovirulenz nicht gleichmäßig abgeschwächt und besitzen außerdem auch nicht die gleiche genetische Stabilität. Vielmehr bestehen in diesen beiden Eigenschaften erhebliche Unterschiede. Wenn ich zunächst auf die Frage der Neurovirulenz ganz kurz eingehe, so kann ich vielleicht als bekannt voraussetzen, daß um die Frage der Durchführung und Bewertung von Neurovirulenzprüfungen am Affen zwischen den Vorkämpfern des Lebendimpfungsverfahrens und ihren Kritikern heftige Kontroversen ausgetragen wurden, bei denen es vor allem auch um methodische Einzelheiten, wie die Frage der richtigen Technik der intraspinalen Injektionen und der zweckmäßigen Kanülen für diese Injektionen ging. Diese Fragen sollen uns hier nicht näher beschäftigen. Es ist jedenfalls festzustellen, daß nach intraspinaler Injektion der Stämme aller drei Autoren poliomyelitische Läsionen nicht nur am Applikationsort des Virus, sondern auch in der Halsanschwellung und im Hirnstamm vorkommen. Gewiß sind geringfügige graduelle Unterschiede zu beobachten, beispielsweise sind die Veränderungen in der Halsanschwellung und dem Hirnstamm nach Verabreichung der Typ II und III Stämme Dr. Sabins geringfügiger als nach Injektion der Stämme von Dr. Cox und von Dr. Koprowski —, jedoch besitzen alle Stämme noch bei entsprechender Applikation die Fähigkeit, motorische Neurone zu infizieren und sich in ihnen beschränkt zu vermehren. Es ist wohl auch kaum zu erwarten, daß die Abschwächung der Virursstämme so weit getrieben werden kann, daß Neurone überhaupt nicht mehr infiziert werden können, wenn man in ihrer unmittelbaren Nachbarschaft das vermehrungsfähige Virus in großer Menge deponiert. Ebensowenig kann man den Schluß mitziehen, daß die Neurovirulenzprüfung am Affen zwecklos ist, weil sie keine verläßlichen Informationen liefert. Das geht schon deshalb nicht, weil für die Beurteilung der Virulenzabschwächung der Affentest das entscheidende Kriterium darstellte. Wenn man die Applikation der für die orale Poliomyelitisschutzimpfung vorgesehenen Stämme nicht intraspinal, sondern in den Thalamus vornimmt und dann wieder das Lendenmark, die Halsanschwellung und den Hirnstamm auf poliomyelitische Veränderungen untersucht, so kann man nunmehr beträchtliche Unterschiede zwischen den von den verschiedenen Autoren vorgeschlagenen Stämmen registrieren. Die Stämme Dr. Sabins zeigen praktisch keine Ausbreitungstendenz, die Stämme der beiden anderen Autoren dagegen in beträchtlichem Maß. Tabelle 2 veranschaulicht das Resultat eines derartigen intrathalamen Vergleichs der Typ I Stämme der drei Autoren. Da die erwähnten Versuche den Schluß gestatten, daß die Stämme Dr. Sabins weniger neurovirulent sind als die Stämme seiner beiden Konkurrenten, haben die National Institutes of Health in ihren am 26. August herausgegebenen Richtlinien vorgeschrieben, daß der Typ I Stamm Dr. Sabins bei den Neurovirulenzprüfungen als Reference-Virus zu verwenden ist. Das heißt, für die orale Poliomyelitisschutzimpfung dürfen nur solche Virusstämme benutzt werden, die bei einer vergleichenden Neurovirulenzprüfung am Affen keine stärkeren und ausgedehnteren Veränderungen setzen als der Sabin I-Stamm. Ob eine derartige Festsetzung berechtigt und notwendig ist, soll hier nicht

Tabelle 2. *Vergleichende histologische Untersuchungen bei Rhesusaffen nach Verimpfung von abgeschwächten Poliovirusstämmen* (Typ I — Intrathalam. Injektion; nach Murray et al.)

Verdünnung	KOPROWSKI (10^{7,6} pfu/ml) Lumbal	LEDERLE (10^{6,4} pfu/ml) Lumbal	SABIN (10^{7,4} pfu/ml) Lumbal
10^0	2/5	1/5	0/9
10^{-1}	0/5	2/5	0/4
10^{-2}	2/5	3/5	0/5
10^{-3}	2/5	1/5	0/3
10^{-4}	0/5	1/5	0/3
10^{-5}	0/5	—	—

erörtert werden. In der Schweiz beispielsweise sind neben den 3 Sabin-Stämmen auch die beiden Stämme Chat und WFX Dr. Koprowskis zur Produktion oraler Poliomyelitisimpfstoffe freigegeben. Jedenfalls hat dieser Beschluß der amerikanischen Gesundheitsbehörden zur Folge, daß die Stämme von Dr. Cox und Dr. Koprowski in ihrem gegenwärtigen Zustand nicht zur Impfstoffherstellung Verwendung finden dürfen. Neben der unmittelbaren Prüfung der Neurovirulenz am Affen muß nach den vorliegenden Bestimmungen an dem oralen Polioimpfstoff noch eine Reihe genetischer Marker überprüft werden. Aus der relativ großen Zahl von Markern hat man die Marker d, T und MS ausgewählt. Der von Lwoff aufgefundene T-Marker charakterisiert die Fähigkeit von Viren, sich bei bestimmten Temperaturen zu vermehren. So bedeutet T+ die Fähigkeit, der Virusvermehrung bei 39—40° C, T— den Verlust dieser Eigenschaft. T-Stämme vermehren sich noch bei 36° C. Mit d+ kennzeichnet man das Vermögen, bei relativ niedriger Bicarbonatkonzentration Virusnachkommenschaft zu erzeugen, d— demgegenüber den Verlust dieses Vermögens. d-Stämme erfordern höhere Bicarbonatkonzentration. Der MS-Marker schließlich kennzeichnet die Möglichkeit der Vermehrung in einer permanenten Affennierenzellinie. Die Kontrolle der Marker bietet eine gewisse Möglichkeit, die Identität zwischen Impfvirus und Saatvirus zu kontrollieren. Darüber hinaus vermitteln sie Hinweise auf die Virulenz der betreffenden Viren. Virulente Wildstämme sind in der Regel T+, d+ und MS+, die attenuierten Viren dagegen T—, d— und MS—. Über diesen Zusammenhang hat es auch Kontroversen gegeben, weil Ausnahmen beobachtet wurden. Sicher besteht kein eindeutig funktionaler Zusammenhang zwischen Neurovirulenz auf der einen Seite und bestimmten Markern und den durch sie repräsentierten Qualitäten auf der anderen. Indessen ist an einer engen Korrelation nicht zu zweifeln. Die Stämme Sabins sind in der Form, in welcher sie in der Vaccine vorliegen, d— und T— oder in der Bezeichnungsweise

SABINs rct/40°—. Nach der Vermehrung im Impfling scheidet dieser häufig Virus aus, das im d-Marker verändert ist, d. h. welches als d+ zu bezeichnen ist.

Schließlich kann es, hauptsächlich beim Sabin Typ 3-Stamm zur Änderung des T-Markers kommen, so daß der Impfling Viren mit den Markern d+ T+ mit seinen faeces ausscheidet. Wie besonders MELNICK zeigen konnte, besitzen derartige Stämme eine beträchtlich gestiegene Neurovirulenz.

Der Umstand, daß die attenuierten Impfviren genetisch nicht völlig stabil sind und Viren gesteigerter Neurovirulenz von den Impflingen ausgeschieden werden können, hat Anlaß zu Befürchtungen gegeben, daß die Impflinge die Quelle der Erkrankungen von Kontaktpersonen werden könnten. Ich will nicht darauf eingehen, ob diese Befürchtungen berechtigt sind oder nicht und wie hoch das Risiko, das aus diesen Beobachtungen resultiert, zu veranschlagen ist. Nach den bis jetzt vorliegenden Erfahrungen scheint diese Frage mehr akademischer Natur zu sein. Jedoch möchte ich klarstellen, daß die staatliche oder sonstwie legitimierte Prüfung niemals experimentell prüfen oder gar eine Garantie übernehmen kann, daß die Impfviren genetisch stabil sind. Dieser Punkt kann niemals Gegenstand der Prüfung sein. Es ist wichtig, sich das klarzumachen, denn es bedeutet, daß die für die oralen Impfstoffe vorgesehenen experimentellen Kontrollen gewisse Sicherheiten nur für den Impfling, jedoch nicht für dessen Kontaktpersonen bieten.

Eines der schwierigsten Probleme, denen sich die Herstellung oraler Poliomyelitisimpfstoffe gegenüber sieht, betrifft den Ausschluß von Fremdviren. Die Viren der Vaccinen müssen in Nierenzellen von Affen vermehrt werden, und diese sind häufig inapparent mit anderen Viren infiziert. Bei den Impfstoffen aus inaktivierten Polioviren spielt dieses Problem deshalb nicht die gleiche Rolle, weil die in die Impfstoffchargen eingehenden Virusansätze inaktiviert werden und alle bisher bei Affen festgestellten inapparenten Viren schneller inaktiviert werden als die Polioviren. Eine große Zahl von Viren ist hier in Betracht zu ziehen, das Herpesvirus simiae B, das Virus der lymphocytären Choriomeningitis, Masernviren, Hämadsorptionsviren und die zahlreichen sog. Simianviren. Nur nebenbei sei bemerkt, daß natürlich außerdem die Anwesenheit von Tuberkel — und anderen Bakterien ausgeschlossen werden muß. Da die verschiedenen Viren unterschiedliche Vermehrungsbedingungen beanspruchen, sind eine ganze Reihe verschiedener Teste anzusetzen, um für jedes der in Betracht kommenden Viren wenigstens *eine* Abwesenheitsinformation zu erhalten. Um diese Teste nicht zu symbolischen Handlungen oder Farcen werden zu lassen, ist es außerdem nötig, sie mit Stichproben durchzuführen, deren Größe eine erträgliche Irrtumswahrscheinlichkeit garantiert. Auch über diesen Punkt haben Diskussionen stattgefunden, und Verfechter der Lebendimpfung haben darauf hingewiesen, daß die meisten der in Betracht kommenden Viren sich vermutlich im menschlichen Organismus nicht vermehren können oder daß der Mensch zumindest oral nicht zu infizieren ist. Ganz abgesehen davon, daß unter den bei Affen inapparent vorkommenden Viren einige sind, wie das Herpesvirus B, die für den Menschen außerordentlich gefährlich sind, und die Harmlosigkeit vieler anderer sog. Simian agents noch gar nicht feststeht, erhebt sich doch in diesem Zusammenhang die grundsätzliche Frage, ob nicht Informationen über die An- oder Abwesenheit anderer als der abgeschwächten Polioviren in den Lebendimpfstoffen schon allein deshalb benötigt werden, weil der Impfarzt oder wer immer die Lebendimpfstoffe verfüttert oder verfüttern läßt, den Impflingen, deren Eltern oder Erziehungsberechtigten doch wohl Aufklärung darüber schuldig ist, ob der Impfling ausschließlich abgeschwächtes Poliovirus oder darüber hinaus noch andere vermehrungsfähige Dinge verabreicht bekommt. Welcher schwierigen Aufgabe die Impfstoffprüfung bei dieser Frage gegenübersteht, wird eindrucksvoll durch die Beobachtungen beleuchtet, über die Hilleman und Sweet aus den Virusforschungslaboratorien der Firma Merck, Sharp und Dohme im Juni in Washington auf der 2. internationalen Konferenz über lebende Polioimpfstoffe berichteten. Die Firma Merck, Sharp und Dohme, das darf ich noch erwähnen, hatten für Dr. Sabin die Produktion der großen Mengen attenuierter Polioviren durchgeführt, die für verschiedene Feldversuche benötigt worden waren. Hilleman und Sweet hatten in vielen Virusflüssigkeiten, die aus Gewebekulturen der Nieren von M. rhesus, jedoch auch von M. cynomolgus gewonnen worden waren, ein Virus entdeckt, das sie als sog. vacuolating agent bezeichneten und das nicht in den Gewebekulturen von M. rhesus und cynomolgus, sondern nur mit denen einer anderen *afrikanischen* Affenspecies Cercopithecus aethiops nachgewiesen werden konnte. Interessant war nun, daß das vacuolating agent in Herstellungsansätzen sämtlicher 3 Poliomyelitisstämme Dr. Sabins enthalten war und daß man daraus wohl den Schluß ziehen kann, daß zahlreiche Menschen bei den Feldversuchen neben den Polioviren auch dieses Virus verabreicht bekommen haben. Während man bisher zum Nachweis latenter Virusverunreinigungen Gewebekulturen der gleichen Species verwenden konnte, ist man nun erstmals auf Gewebe einer anderen Species angewiesen, und es setzt keineswegs eine besonders phantasiereiche Veranlagung voraus sich vorzustellen, daß auch andere Affen als gerade Cereopithecus aethiops als Indicatoren anderer latenter Virusinfekte in Frage kommen.

Da die Prüfung von Poliovaccinen aus lebenden abgeschwächten Viren nicht zu einer experimentell nicht mehr zu bewältigenden uferlosen Angelegenheit werden darf, muß zwischen theoretischen und praktischen Möglichkeiten ein Kompromiß geschlossen werden. Dieser Kompromiß besteht darin, daß sich die vorgeschriebenen Tests hauptsächlich auf den Nachweis von Fremdviren in Gewebekulturen von Macacus- und Cercopithecusnierenkulturen, Kaninchennierenkulturen und menschlichen Amnion- und Nierenzellen erstrecken. Darüber hinaus sind Tierversuche vorgeschrieben an Kaninchen zum Nachweis des Herpes B-Virus, an erwachsenen Mäusen zum Nachweis des Virus der lymphocytären Choriomeningitis, an Babymäusen zum Nachweis von Coxsackieviren und an Meerschweinchen zum Nachweis von M. tuberculosis. Die Verwendung menschlicher Gewebekulturen ist vor allem für den Nachweis des Masernvirus gedacht. Diese Feststellungen treffen auf die amerikanischen Bestimmungen zu. Da der deutsche Entwurf noch nicht einmal die erste Beratung im hessischen Fachbeirat[1] durchlaufen hat, möchte ich mich lediglich auf die Bemerkung beschränken, daß er sich in diesem Punkte nicht mit dem amerikanischen deckt.

Eine gewisse Bedeutung hat im Laufe der Erörterungen, die der Ausarbeitung von Bestimmungen für die Herstellung und Prüfung oraler Poliomyelitisimpfstoffe vorausgingen, die Frage gespielt, ob Stämme zur Impfung zugelassen werden sollten, welche bei den Impflingen regelmäßig eine Virämie hervorzurufen ver-

---

[1] *Anmerkung bei der Korrektur:* Inzwischen haben mehrere Beratungen durch ein Expertenkomitee des Bundesgesundheitsamtes stattgefunden und eine Prüfung auf Kulturen von Nieren von Cercopithecus aethiops wurde in Abänderung des 1. Entwurfs inzwischen vorgesehen.

mögen. Wenn man die ersten vom amerikanischen advisory committee herausgegebenen Berichte liest, so kommt darin zum Ausdruck, daß die Fähigkeit zur Erzeugung einer virämischen Phase als eine unerwünschte Qualität der für Lebendimpfungen vorgesehenen Poliovirusstämme angesehen wurde. Noch die Empfehlungen der amerikanischen Gesundheitsbehörden vom 15. November 1959 forderten, daß 30 homotypische negative Personen mit den für die Impfung vorgesehenen Virusstämmen gefüttert und sehr rigoros virologisch untersucht werden sollten. Nur bei einem einzigen, also bei etwa 3%, durfte eine Virämie vorkommen. Inzwischen hat man diese Forderung in dieser präzisen Formulierung fallen gelassen und verlangt lediglich ganz allgemein, daß Virusstämme, die zur Lebendimpfung gegen Poliomyelitis benutzt werden, nicht die Fähigkeit besitzen sollen, eine Virämie hervorzurufen. Die Frage, wie hierfür der Beweis zu führen ist, bleibt offen. Wie BAUER u. Mitarb. zeigen konnten, besitzt zumindest der Typ I-Stamm von Dr. Cox in ziemlich hohem Maße die Fähigkeit, bei Impflingen ohne homologe Antikörper eine Virämie zu produzieren. Solange wir nicht wissen, was die Virämie bedeutet, ist es kaum möglich zu sagen, wie sie im Zuge der Poliomyelitisschutzimpfung mit attenuierten Viren zu bewerten ist. Außerdem geht es auch kaum um die Frage, Virämie oder nicht, sondern darum, wie lange eine Virämie besteht und welche Höhe die Viruskonzentration dabei erreicht. Es fehlt noch an den notwendigen Untersuchungsergebnissen, die allein eine zuverlässige Beurteilung ermöglichen.

Es wäre noch manches darüber zu sagen, auf welche Weise man versucht, durch Vorschriften der Herstellung und Prüfung die Risiken zu bannen, die theoretisch bei der Impfung mit lebenden Polioviren bestehen. Die zur Verfügung stehende Zeit gestattet es mir nicht, näher darauf einzugehen. Insgesamt gesehen kann man jedenfalls sagen, daß die Wege für die Produktion von Polioimpfstoffen aus lebenden Viren abgesteckt sind. Wenn man diese Wege einhält, und es wird nichts anderes übrig bleiben, da ja der Staat den Verkehr auf den abgesteckten Wegen regelt, dann werden Impfstoffe anfallen, von denen nach menschlichem Ermessen kein Schaden ausgehen kann. Bis jetzt jedoch, darüber muß auch Klarheit herrschen, sind sämtliche Impfungen in der westlichen Welt mit experimentellen Vaccinen vorgenommen worden, von denen noch keine den amerikanischen Richtlinien oder den Richtlinien der anderen erwähnten Länder entsprochen hätte. Ob es überhaupt möglich sein wird, Lebendimpfstoffe gegen Poliomyelitis herzustellen, die den aufgestellten Richtlinien in allen Einzelheiten genügen, das ist eine Frage, die noch im Schoß der Zukunft liegt.

Abschließend möchte ich nur noch darauf hinweisen, daß im Gegensatz zu den Impfstoffen aus inaktivierten Viren die Poliomyelitisimpfstoffe sich einer Wirksamkeitsbestimmung im Laboratorium entziehen. Die Wirksamkeit kann praktisch nur am Menschen und auch da nur durch die Bestimmung der Konversionsrate im Feldversuch ermittelt werden. Nachdem in der letzten Zeit vor allem in Amerika durch Reinigungs- und Konzentrierungsmaßnahmen die Wirksamkeit der Impfstoffe aus inaktivierten Viren so verbessert wurde, daß damit Konversionsraten von über 90% zuverlässig erzielt werden können, scheint es fraglich, ob die Lebendimpfstoffe in jedem Falle das gleiche zu leisten vermögen, da ihre Wirkung ja unter Umständen der Beeinträchtigung durch Interferenz mit anderen Enteroviren ausgesetzt ist.

Literatur auf Anforderung.

Über Kombinations-Impfstoffe mit Poliomyelitisanteil*

Von

W. Hennessen (Marburg/L.)

Jedes Gespräch über Kombinations-Vaccinen wie überhaupt über Vaccinen muß die zwei Seiten des Problems berücksichtigen, nämlich den Impfstoff und den Impfling. In dieser Aufzählung ist keine Reihenfolge enthalten, es handelt sich vielmehr, wie sich im weiteren Verlauf dieser Erörterung zeigen lassen wird, um ein dauerndes Wechselspiel zwischen Impfstoff und Impfling, dessen Ergebnis für die Beurteilung des Erfolgs maßgebend ist.

Für alle Kombinations-Impfstoffe gab Anlaß zu ihrer Herstellung der Wunsch nach einer Verringerung der Zahl der Applikationen. Das Zunehmen der Krankheiten, gegen welche Impfstoffe hergestellt werden können, hat schon heute zu 6 Einzelvaccinen geführt, deren getrennte Applikation eine enorme Belastung für den Arzt und für den Impfling darstellt. Bei Einzel-Impfstoffen werden 11 Injektionen zuzüglich BCG- und Pocken-Impfung verlangt. Diese 11 lassen sich bei Verwendung von Kombinationspräparaten bis auf 4 reduzieren. Die Vorteile eines Kombinations-Impfstoffs liegen damit klar auf der Hand. Sie gelten für den Impfling, den Arzt und den Impfgedanken in gleicher Weise. Dem Arzt und dem Impfling wird die Mühe der vielen Injektionen erleichtert. Der Impfgedanke erfährt eine Förderung dadurch, daß mit wenig Injektionen viele Impflinge erreicht werden können. Unter der Voraussetzung, daß eine optimale Durchimpfung bereits im frühesten Alter erfolgen sollte, wird der Vorteil von Kombinations-Vaccinen geradezu zu einer notwendigen Forderung; denn 11 Injektionen und BCG- und Pocken-Impfung in den ersten 18 Lebensmonaten zu verlangen, ist eine Utopie.

Voraussetzung für die Kombination von Einzelvaccinen ist, daß das kombinierte Präparat mindestens diejenige Verträglichkeit hat, welche von seinen Einzelkomponenten bekannt ist. Die Verträglichkeit sollte daher am besten bei denjenigen Kombinations-Vaccinen geprüft werden, welche die meisten Einzelantigene enthalten, d. h. in unserem Falle bei einem Präparat, das sich aus Poliomyelitis-, Diphtherie-, Tetanus- und Pertussis-Antigen zusammensetzt (Quatro-Virelon).

Eine derartige Prüfung bei 1137 Impflingen hatte folgendes Ergebnis: Die Altersverteilung hatte ihren Gipfel bei 11 Monaten. Die Prüfung dieses Vierfach-Impfstoffes wurde also nicht ganz der empfohlenen Altersindikation entsprechend vorgenommen. Rund ein Drittel aller Impflinge kann als zu alt für die Pertussis-Impfung betrachtet werden. Als objektives Maß für die Verträglichkeit ist der Temperaturverlauf anzusehen. Die Kurven zeigen einen außerordeutlich gleichmäßigen Temperaturverlauf, der sich nach der 2. und 3. Quatro-Virelon-Impfung völlig wie nach der 1. Impfung verhält. Die Temperaturerhöhung betrug im Durch-

---

* Behringwerke AG Marburg/Lahn.

schnitt am 1. Tag: $+0,5°$ C, am 2. Tag: $+0,35°$ C, am 3. Tag Rückkehr zur Norm. Aus den Temperaturkurven läßt sich demnach keinerlei Schluß auf eine veränderte Verträglichkeit zwischen dem zum Vergleich herangezogenen Dreifach-Impfstoff DPT und dem Vierfach-Impfstoff DPT/Pol ziehen.

Als zweite wesentliche Frage ist hier die nach einer etwaigen Sensibilisierung des Impflings durch eine oder mehrere Injektionen der Kombinations-Vaccinen zu stellen. Hierfür eignet sich besonders gut die Auswertung der Lokalreaktionen, d. h. in der Praxis, der Rötung an der Impfstelle. Wir fanden dabei nach der 1. Injektion in 40% der Fälle eine Rötung, welche maximal 2 cm betrug. Die entsprechende Zahl für die 2. Impfung betrug 28% und für die 3. Impfung 16%, d. h. daß die Anzahl der Lokalreaktionen mit zunehmender Anzahl der Impfungen sank. Demnach verursacht der Vierfach-Impfstoff keinerlei Sensibilisierung; denn eine solche würde sich in einer Erhöhung der Reaktionen mit zunehmender Injektionszahl ausdrücken.

Nachdem die Frage der Notwendigkeit und der Vorteile sowie der Verträglichkeit von Kombinationspräparaten mit Polioquote geklärt ist, stellt sich das Problem der Wirksamkeit solcher Vaccinen am Menschen. Wir haben zu diesem Zwecke Kombinationspräparate in Kinderkliniken anwenden und auswerten lassen und haben dabei unser Augenmerk besonders auf die sog. Dreifach-Nuller, d. h. auf die Kinder ohne Poliomyelitis-Antikörper, gerichtet. Aus früheren Untersuchungen ist bekannt, daß die anderen Antigene keinerlei Einbuße bei der Kombination erfahren, so daß sich die Frage der Wirksamkeit der Kombinationspräparate auf die Wirksamkeit der Polio-Komponente einengt. Die Konversionsrate für Polio bei 46 Kindern betrug nach 3 Impfungen mit Quatro-Virelon im Durchschnitt 83%, wobei für den Typ I 83% der Kinder, Typ II in 100% und Typ III 67% der Kinder Antikörper neu gebildet wurden. Diese Zahlen entsprechen den von BARRET u. Mitarb. in Detroit erhobenen Feststellungen, in denen jedoch die Vaccine im ganzen viermal verabreicht wurde.

Die Konversionsraten bei einem anderen Kombinationspräparat mit Poliomyelitisanteil (Diphtherie-Tetanus-Polio) waren nach 2 Impfungen für den Typ I 74%, für den Typ II 73% und für den Typ III 65%. Es ist hierbei zu betonen, daß mit diesem Präparat im ganzen 3 Impfungen vorzunehmen sind. Diese 3 Impfungen heben die Konversionsrate noch ganz wesentlich, wie kürzlich SALK u. a. in Kopenhagen betont haben. Die Titer der sog. Vierfach-Nuller nach 3 Impfungen mit einem Vierfach-Impfstoff für die einzelnen Poliotypen liegen auch hier im Bereich der von amerikanischen Autoren beschriebenen. In unserem Falle sind sie sogar etwas höher.

Die Gesamtauswirkung der Impfung einer gegebenen Gruppe von Kindern mit einem Vierfach-Impfstoff zeigt sich im Immunstatus vor und nach der Impfung. Bei den ganz jungen Kindern sinken die ursprünglich vorhandenen mütterlichen Antikörper zunächst ab, um dann durch die stille Feiung wieder anzusteigen. Der Impfeffekt wird von den mütterlichen Antikörpern jedoch nicht beeinflußt. Es erfolgt eine gleichmäßige Anhebung der Antikörper für alle Altersgruppen. Die aktuellen Titer der Kinder vor und nach der Impfung liegen im Bereich dessen, was nach Infektion als Ergebnis der Immunität gefunden wird.

Diese Befunde am Menschen zeigen, daß das Polio-Antigen in der Kombination mit anderen Impfstoffkomponenten praktisch unverändert in der Lage ist, eine

Immunität hervorzurufen. Wir glauben, mit diesen Befunden die Frage der Wirksamkeit eindeutiger beantworten zu können, als dies im Tierversuch möglich ist.

Aus Tierversuchen sind anfänglich Bedenken gegen die Wirksamkeit von Polio-Kombinationsvaccinen geäußert worden. Wir selbst haben vor einem Jahr in München die Möglichkeit für eine Beeinträchtigung der Poliomyelitis-Wirksamkeit in Kombinationsvaccinen herausgestellt, da uns zu diesem Zeitpunkt noch keine eindeutigen Unterlagen über die Natur der beobachteten Phänomene vorlagen und die Literatur zu diesem Thema schwieg. In der Zwischenzeit haben wir jedoch eine Reihe von experimentellen Befunden erheben können, die das Problem einer Konkurrenz der Antigene und die Frage der Verdrängung (crowding out) in einem völlig neuen Licht erscheinen lassen. Schon vor fast 30 Jahren konnte eine gegenseitige Beeinträchtigung von Diphtherie- und Typhus- und später Diphtherie- und Tetanus-Antigen ausgeschlossen werden, so daß eine Konkurrenz der Antigene untereinander nicht zu bestehen schien. Nach diesen Befunden wurde gefolgert, daß eine Konkurrenz der Antigene überhaupt nicht existiere. Wir haben versucht, diese Frage auch für Kombinationspräparate mit Poliomyelitisquote zu klären und fanden dabei eine außerordentlich merkwürdige Abhängigkeit von den verwendeten Tierspecies und der verwendeten Testmethodik. Wir haben die Poliomyelitis-Wirksamkeit verschiedenartiger Kombinationen in verschiedenen Tieren ausgewertet. Dabei zeigt sich, daß die Kombination Tetanus/Polio und Diphtherie/Tetanus/Polio praktisch gegenüber der Polio-Einzelvaccine eine unveränderte Wirksamkeit behält, wenn die Prüfung am Affen oder am Küken erfolgt. Die Inkorporation von Pertussis-Antigen führt in diesem Versuchsmodell zu einer signifikanten Erhöhung der ursprünglich gegebenen Aktivität des Polio-Antigens. Sie steigt in unserem Falle um etwas mehr als zwei Drittel an. Werden dagegen die gleichen Vaccinen in Meerschweinchen ausgewertet, so ergibt sich ein völlig anderes Bild. Jeder neu hinzutretende Kombinationspartner scheint hier zu einer Abschwächung des Polio-Antigens zu führen. Vergleicht man nun die Antikörperbildung gegen die beiden Toxoide, so ergibt sich ein umgekehrtes Verhalten. Im Meerschweinchen werden ausgezeichnet Antikörper gegen diese Antigene gebildet, während gleichzeitig die Polio-Antikörperbildung unterdrückt wird. Demnach haben Meerschweinchen nur ein beschränktes Antikörper-Bildungsvermögen für Polio-Antigene. Im Affenversuch wird diese merkwürdige Wirksamkeitsbeeinträchtigung für 1 Antigen bei verstärkter Wirksamkeit der anderen Antigene wieder auf das rechte Maß zurückgeführt. Die Versuche am Affen ergeben gute Antitoxine und gute Poliomyelititer unabhängig von der Art des applizierten Impfstoffes.

Nach umfangreichen Untersuchungen in den Vereinigten Staaten und Dänemark kann man am ehesten vom Verhalten des Affen auf die immunologische Reaktion des Menschen schließen, d. h. Affen und Menschen sprechen auf die Komponenten der verschiedenen Polio-Kombinationspräparate gleich gut an. Zu dem bisher schon schwierigen Problem der Konkurrenz der Antigene läßt sich daher ein neuer Faktor beitragen, der durch die verschiedenartige Empfindlichkeit der einzelnen Tierarten bedingt ist.

Das zweite Bedenken gegen die Verwendung von Polio-Kombinationsvaccinen lag in dem ebenfalls beim Meerschweinchen beobachteten sog. Verdrängungs- oder "crowding out"-Effekt. Auch dieses Problem haben wir vor einem Jahr zur Diskussion gestellt, obwohl es bis dahin für die Praxis kaum beachtet worden war.

Das Phänomen besteht darin, daß Meerschweinchen, welche gegen Tetanus immunisiert sind, bei nachfolgender Impfung mit einer Diphtherie-Tetanus-Mischvaccine gegen Diphtherie weniger Antikörper bilden als solche Tiere, die nicht gegen Tetanus vorimmunisiert sind. Die Erklärung hierfür sehen LLEWELLYN-JONES und andere darin, daß die gleichzeitige Auffrischimpfung gegen Tetanus und Grundimmunisierung gegen Diphtherie den Antikörperbildungsapparat über Gebühr strapaziere, so daß es vornehmlich zur Ausschüttung der Antikörper, gegen welche bereits vorimmunisiert war, komme und daß die Grundimmunisierung, in diesem Falle Diphtherie, darunter leide. VOGT hat zu diesem Zweck Kinder mit und ohne Vorimpfung mit Polio-Kombinationspräparaten geimpft. Er konnte dabei sowohl eine Unterdrückung der Antikörperbildung als auch eine etwaige Verringerung der Titer ausschließen.

Wir können demnach die beiden beschriebenen Phänomene als vornehmlich beim Meerschweinchen vorkommend betrachten, während sie beim Menschen keine Gültigkeit haben. Bestimmte Tierarten haben ein unterschiedliches Reaktionsvermögen auf verschiedene antigene Reize. Gerade im Falle von Vierfach-Kombinationspräparaten sprechen eine Reihe von Beobachtungen für eine Verstärkung der Polio-Wirksamkeit beim Menschen und Affen, die damit in Einklang zu Befunden mit Kombinationsimpfstoffen stünden, welche die Pertussis-Komponente enthalten. Bekanntlich fördert das Vorhandensein von abgetöteten Pertussiskeimen die Wirksamkeit einer ganzen Reihe von Antigenen beim Menschen und verschiedenen Tierarten.

Wenn wir zu Anfang davon ausgingen, daß die Betrachtung von Kombinationsvaccinen mit Poliomyelitisanteil sowohl die Vaccine als auch den Impfling zu berücksichtigen hätte, dann soll diese Ansicht abschließend noch einmal betont werden. Denn grundsätzlich sollten diese Präparate nach dem Bedürfnis des Impflings angewandt werden. Das Bedürfnis des Impflings ergibt sich aus seinem Alter und der mit dem Alter gegebenen Immunitätslage. Diese Immunitätslage ist das Resultat entweder von stiller Feiung oder von vorherigen Impfungen. Grundsätzlich kann gefolgert werden, daß Impflinge bis zum vollendeten 2. Lebensjahr gegen Poliomyelitis, Diphtherie, Pertussis und Tetanus geschützt werden sollten, da der Antikörperschutz in diesem Lebensalter recht lückenhaft ist. Vom 2. Lebensjahr an wird auf die Pertussiskomponente verzichtet werden können, da auch bei noch nicht eingetretener Immunität der Krankheitsverlauf relativ mild ist. Bis zum 7. Jahr ist demnach Poliomyelitis-, Diphtherie- und Tetanus-Antigen indiziert, da hier die Ausbildung der Immunität in den meisten Fällen noch nicht erfolgt ist. Vom 7. Lebensjahr an kann in verstärktem Maße mit dem Vorliegen auch natürlich immuner oder zumindest sensibilisierter Personen gerechnet werden, so daß die Verabfolgung von diphtheriehaltigen Impfstoffen, die grundsätzlich für jüngere Kinder gedacht sind, nicht vorgenommen werden sollte. Vom 10. Lebensjahr an erscheint die Immunisierung gegen Poliomyelitis und Tetanus vordringlich, während die Diphtherie-Impfung, wenn nötig, dann nur mit den für die Altersstufen entsprechenden Einzel-Impfstoffmengen vorzunehmen ist. Im Falle von vollständig durchimmunisierten Personen ist jeweils abzuwägen, ob durch Auffrischimpfung — im Falle akuter Gefährdung zum Beispiel bei Tetanusverdacht — eine schnelle Erhöhung des Antikörperspiegels wünschenswert ist.

Literatur kann beim Verfasser angefordert werden.

Erfahrungen mit Schutzimpfungen gegen Poliomyelitis in der Schweiz*

Von

M. Schär (Bern)

Mit 1 Abbildung

Es würde entschieden zu weit führen, an dieser Stelle über den Stand der Forschung auf dem Gebiete der Poliomyelitis-Schutzimpfungen zu berichten. Die Tätigkeit der Virologen hat sich in den letzten paar Jahren so stark auf diesen Zweig der Wissenschaft konzentriert, daß ein großer Zeitaufwand nötig ist, um sich über die Fortschritte auf dem laufenden zu halten. Es sei beiläufig erwähnt, daß allein die erste und zweite internationale Konferenz über Poliomyelitis-Lebendvaccinen, die 1959 und 1960 in Washington abgehalten wurden, über 1200 Seiten Text in Buchform hinterlassen haben.

Wie aus dem Titel des Referates hervorgeht, wird über die Erfahrungen mit Schutzimpfungen berichtet. Es werden deshalb vor allem die *praktischen Gesichtspunkte* und nicht die theoretischen Grundlagen in den Vordergrund gestellt werden.

Damit Sie die Entwicklung auf dem Gebiete der Poliomyelitisschutzimpfungen in der Schweiz besser verstehen können, sind ein paar Bemerkungen zur schweizerischen Gesetzgebung über Seren und Impfstoffe angezeigt:

Gemäß Bundesratsbeschluß vom 17. Dezember 1931 über die Kontrolle der Sera und Impfstoffe für die Verwendung am Menschen muß jeder Impfstoff, der in der Schweiz in den Handel gebracht werden soll, durch das eidgenössische Gesundheitsamt auf Unschädlichkeit und Wirksamkeit geprüft werden. Wenn auf Grund der Prüfung die Freigabe erfolgt, so kann vom betreffenden Herstellungssatz jede beliebige Menge auf handelsüblichem Wege abgegeben werden; d. h. der Verbrauch richtet sich nach dem Grundsatz von Angebot und Nachfrage.

So war beispielsweise die Nachfrage für den Salk-Impfstoff im Jahre 1956 außerordentlich groß, erstens weil wir in den Jahren 1954 und 1956 eine Poliomorbidität von 33, bzw. von 20 auf 100000 beobachtet hatten und zweitens, weil aus den USA dauernd Berichte über die großartigen Erfolge dieser Vaccine zu uns gelangten. Nach der Freigabe zum Export durch das amerikanische Handelsdepartement gelangten dann im Jahre 1957 erstmals größere Mengen des Salk-Impfstoffes in die Schweiz, wobei sich natürlich die Prüfstelle des eidgenössischen Gesundheitsamtes vor ein großes Problem gestellt sah. Immerhin konnten unliebsame Verzögerungen der Impfstofflieferungen an die Kantone vermieden werden, und zwar ohne wesentliche Änderungen des Prüfungsverfahrens — vor allem aber ohne erhöhtes Risiko einer unzulänglichen Unschädlichkeitprüfung.

Die Tab. 1 zeigt den Erfolg der ersten Impfwelle — ein Erfolg, der ohne großen Aufwand an Propaganda und Gesundheitserziehung zustande kam.

---

* Aus dem Schweizer Serum- und Impfinstitut, Bern.

Tabelle 1. *Salk-Impfungen in der Schweiz.* Stand Ende 1957

Kantone	Geschätzte Zahl der mindestens zweimal geimpften Personen	
	absolut	in % der Wohnbevölkerung unter 20 Jahren
Graubünden, Nidwalden, Obwalden, Schwyz	26 000	unter 40
Appenzell IR, Glarus, Solothurn, Tessin, Wallis, Zürich	203 000	40—50
Appenzell AR, Bern, Luzern, Neuenburg, St. Gallen, Waadt, Zug	356 700	50—60
Aargau, Baselland, Freiburg, Uri	148 300	60—70
Baselstadt, Genf, Thurgau, Schaffhausen	124 000	über 70
Ganze Schweiz	858 000	53

Im Frühjahr 1958 wurde der Export der Salkvaccine aus den Vereinigten Staaten insofern erleichtert, als der Impfstoff, der bisher nur für öffentliche Impfaktionen in der Schweiz erhältlich war, auch auf handelsüblichem Wege abgegeben werden durfte. Damit fiel die Möglichkeit dahin, auf Grund der öffentlichen Impfprogramme und des dazu benötigten Impfstoffes genaue Angaben über den Prozentsatz der Geimpften in den einzelnen Altersgruppen zu erhalten. Immerhin ist es ein großer Trost zu wissen, daß bis zum 1. Oktober 1960 5,1 Mio Impfstoffdosen verimpft worden sind. Bei Schulkindern ist der Durchimpfungsgrad, d. h. der Anteil der 3 oder mehrmals geimpften Schüler größer als 80%, bei den Vorschulpflichtigen und den Adoleszenten hingegen nur rund 60%. Von 100 Erwachsenen unter 40 Jahren ließen sich nach einer in der Stadt Bern durchgeführten kleinen Umfrage im Durchschnitt nur 15 dreimal oder mehrmals impfen.

Der Erfolg der Salkimpfung läßt sich bei uns zwar deutlich erkennen, ist aber nicht so markant, wie ursprünglich erwartet wurde. Bei den vollständig Geimpften wurden in den Jahren 1958 und 1959 zusammen immer noch 31 paralytische

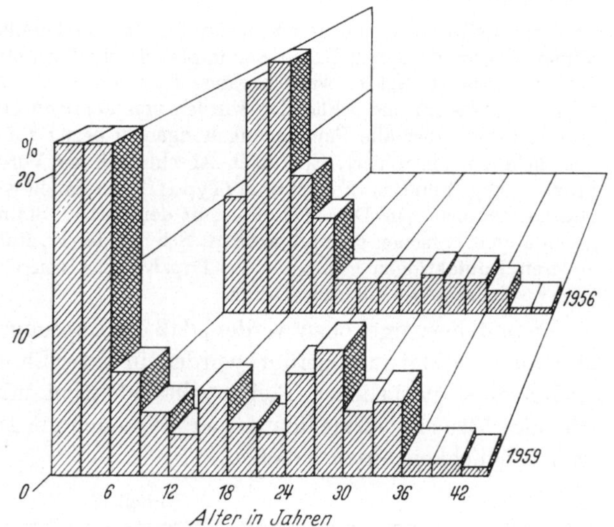

Abb. 1. Paralytische Poliomyelitis in der Schweiz. Prozentuale Verteilung der Krankheitsfälle der Jahre 1956 und 1959 nach Altersklassen. Jede Kolonne bezieht sich auf drei Jahrgänge

Poliomyelitisfälle beobachtet, bei den Nichtgeimpften gleichen Alters hingegen 187. Der errechnete Morbiditätsunterschied zwischen „Geimpft" und „Nichtgeimpft" verhält sich wie 1 : 4. Die durch die Salk-Impfungen bedingte Verschiebung in der prozentualen Verteilung der paralytischen Poliomyelitisfälle geht aus Abb. 1 hervor.

Trotz der relativ guten Auswirkungen hat die Impffreudigkeit der Bevölkerung merklich nachgelassen, nicht zuletzt wegen der Tatsache, daß innerhalb von

2 Jahren nach erfolgter dritter Impfung eine 4. Impfstoffinjektion zur Aufrechterhaltung der Immunität nötig wird.

Eine erste Anregung zur Durchführung von Impfversuchen mit Lebendvaccine fiel auf unfruchtbaren Boden. Damals, im Winter 1957/58, hatten gerade die Impfaktionen mit Salkvaccine ihren Höhepunkt erreicht. Einige Personen, die sich maßgebend an den Salk-Impfungen beteiligten, glaubten mit Recht, daß ein neuer Polioimpfstoff das Vertrauen der Bevölkerung in die Salkvaccine erschüttern könnte, andere betrachteten Impfversuche mit Lebendvaccine als zu verfrüht oder sogar als ausgesprochen gefährlich und ein paar wenige waren der Ansicht, daß bei uns gar keine Notwendigkeit für einen anderen, angeblich besseren und billigeren Impfstoff bestehe.

Die Ausgangssituation war also ausgesprochen ungünstig, nicht zuletzt auch weil damals noch keine Veröffentlichungen über größere Impfaktionen im Ausland vorlagen und das Problem der Übertragbarkeit und der Virulenzsteigerung der Impfviren noch im dunkeln lag. Ferner wußte man noch nichts über die Bedeutung der am Affen beobachteten Neurovirulenz für den Menschen, das Auftreten von Virämie nach oraler Impfstoffeinnahme und die Ausbreitung der Impfviren außerhalb von Familien. Es ist beizufügen, daß einige dieser Probleme bis heute noch nicht abgeklärt werden konnten.

Bei einem solchen Sachverhalt mußte begreiflicherweise äußerst sorgfältig vorgegangen werden.

Nach Selbstversuchen und Probeimpfungen von Familienangehörigen wurden 34 Kleinkinder, die mindestens 2 Dosen Salkimpfstoff erhalten hatten, mit rund 10^6 Viruspartikeln oral immunisiert. Später wurden ganze Familien ohne vorangehende Salkimpfung gleichzeitig immunisiert und schließlich wurden von Familien mit mehreren Kindern jeweils nur eines geimpft, aber alle Familienangehörigen in bezug auf klinische Symptome und Virusausscheidung kontrolliert. Erst nach Abschluß dieser Vorversuche, für welche der CHAT-Stamm (Typ I) und der Fox-Stamm (Typ III) von Koprowski verwendet wurden, gelangten Massenimpfungen zur Durchführung. Mit dem CHAT-Stamm sind zu Beginn dieses Jahres gegen 40000 Personen geimpft worden (Schüler der Kantone Basel-Stadt und Aargau). Bei anderen Impfaktionen gelangten die Tripelvaccine von Cox und die 3 Virusstämme von Sabin versuchsweise zur Anwendung.

Es muß hervorgehoben werden, daß die Impfungen jeweils nur in den Monaten Dezember bis Mai durchgeführt wurden, in erster Linie um das zufällige Zusammentreffen einer natürlichen Poliomyelitisinfektion mit der Schutzimpfung durch lebendes Virus zu vermeiden, ferner aber auch um Interferenz durch Enteroviren nach Möglichkeit auszuschließen.

Tabelle 2

Immunitätszustand vor der Impfung	Anzahl	Antikörpertiter nach der Immunisierung				
		0—5	>5—50	>50—200	>200—1000	>1000
Tripelnegative Säuglinge und Kinder	161	1	11	30	29	90
					74%	
Typ III negative Säuglinge und Kinder[1]	72	4	6	15	6	41
					65%	

[1] Alle hatten durch die vorausgehende Impfung mit dem Chat-Stamm Antikörper gegen Typ I.

Tab. 2 zeigt die mit den Virustypen I und III von KOPROWSKI erzielten Resultate.

In den allermeisten Fällen wurde bei Titeranstieg der Serumantikörper auch Virusausscheidung im Stuhl festgestellt.

Virusübertragung auf nicht immune Familienangehörige wurde nur in 30% der Fälle beobachtet.

Ähnliche Resultate ergaben auch die im vergangenen Frühjahr durch das Seruminstitut in Bern veranlaßten Probeimpfungen, die durch DOSTAL virologisch und serologisch ausgewertet wurden. Nach Einzelverabreichung der Typen I, III und II von SABIN in einer Dosis von $10^{5,7-6,0}$ TC ID_{50} und im Abstand von 4 Wochen waren 95% der ursprünglich Typ I-negativen Kinder positiv, bzw. 92% der Typ II- und 89% der Typ III-negativen.

Bei den im Frühjahr 1960 durchgeführten Massenimpfungen von Schülern der Kantone Basel und Aargau wurde lediglich eine Stichprobe von rund 1% serologisch ausgewertet. Bei einigen Schülern stellten sich unmittelbar nach der Einnahme des Impfstoffes Übelkeit und bei Vereinzelten auch Erbrechen ein. Es ist jedoch zu erwähnen, daß die Virusstammsuspension für die Verabreichung mit isotonischer Kochsalzlösung 1 : 50 verdünnt worden war, die Impflinge sich also praktisch nur mit 2 ml Kochsalzlösung vorwiegend „psychisch" auseinanderzusetzen hatten. Wenn bei der nächsten Impfkampagne Kontrollgruppen gebildet werden, dann vor allem nicht wegen evtl. Zweifel in bezug auf die immunogenen Eigenschaften der Impfviren, sondern lediglich wegen der zu erwartenden sog. Impfkomplikationen. Der Impfplan sieht dann folgendermaßen aus:

Auf diese Weise läßt sich ein statistisch einwandfreier Vergleich über die Häufigkeit angeblicher Nebenwirkungen bei den mit den Typen I, II und III, bzw. mit Placebo geimpften Personen ziehen. Zwei Gruppen erhalten die Typen II und III gleichzeitig, während die dritte Gruppe alle 3 Typen einzeln verabreicht erhält. Wir wissen zwar, daß die Abgabe der Typen einzeln und im Abstand von mindestens 4 Wochen optimale Resultate ergibt, dennoch sind wir bestrebt, einen Weg zu finden, um mit zwei Impfungen auszukommen. Auf lange Sicht werden nämlich nicht nur die immunogenen Eigenschaften eines abgeschwächten Poliovirus, und die theoretisch optimale Verabreichungsart, sondern vorwiegend auch praktische Gesichtspunkte entscheidend sein. Um nur ein Beispiel zu nennen: Es war bekannt, daß die Virusstämme Typ I und II von Cox im Vergleich zu den entsprechenden Stämmen von SABIN erhöhte neurovirulente Eigenschaften für Affen besitzen. Außerdem hatte man Anhaltspunkte für eine ungenügende Antigenität des Typ II-Stammes von Cox. Dennoch hat diese Vaccine weite Verbreitung in Nord- und Südamerika und auch in Westeuropa gefunden; vorwiegend deshalb, weil durch einmalige Einnahme ein guter Impfschutz in Aussicht gestellt worden war.

Wie Sie wissen, hat der amerikanische Gesundheitsdienst die Stämme von SABIN für die Produktion freigegeben. Es ist deshalb damit zu rechnen, daß der

Tabelle 3. *Impfplan für Lebendvaccine „Field-Trial"*

Impfung:	Bevölkerungsgruppe		
	A	B	C
1.	Typ I	Placebo	Typ I
2.	Typ III	Typ I	Placebo
3.	Typ II	Typen II + III	Typen II + III

Sabin-Impfstoff bereits im nächsten Jahr kommerziell erhältlich sein wird. Ob und wann der Impfstoff von KOPROWSKI in den USA auch freigegeben wird, kann z. Z. noch nicht gesagt werden. In bezug auf immunogene Eigenschaften und Unschädlichkeit für den Menschen — es wurden in Polen über 9 Mio Personen geimpft — steht er dem Sabin-Impfstoff nicht nach, hingegen sollen nach Angaben der Division of Biologics Control der National Institutes of Health die Typen I und III von KOPROWSKI leicht erhöhte Neurovirulenz für Affen aufweisen.Die Unterschiede dürften jedoch nicht signifikant sein. Auf Grund der in der Schweiz gemachten Erfahrungen, der Resultate der Field trials in den USA und in Schweden und der erfolgreichen Großaktion in Polen wird auch der Koprowski-Impfstoff in der Schweiz zugelassen werden.

Im kommenden Winter wird in Ermangelung von genügend Lebendimpfstoff nochmals zur Salkvaccine Zuflucht genommen werden müssen; später dürfte der aus inaktivierten Viren bestehende Impfstoff vermutlich nur noch in Kombination mit anderen Antigenen, insbesondere mit Diphtherie- und Tetanustoxoid, zur Anwendung gelangen.

Diskussion

Zu den Vorträgen von Herrn HAAS, *Herrn* HENNESSEN *und Herrn* SCHÄR

H. BERGER (Basel):

In einem Vortrag vor 6 Monaten in Bern klagte SABIN alle an, die seinen Impfstoff nicht benutzen, sondern noch Salkvaccine verwenden. Andererseits wird in den USA offiziell noch immer für den Salkimpfstoff geworben, dessen Impfschutz mit 90% angegeben wird. Viele Arbeiten sprechen allerdings nur von 70%. Wir haben in Basel mehrere Polioerkrankungen trotz Salkimpfung gesehen. Lebendimpfstoffe sind in der Schweiz noch nicht freigegeben, dagegen wurden kontrollierte Versuche durchgeführt. In der Praxis dürfte der Lederle-Impfstoff, weil er trivalent ist, ausscheiden. In den USA wurden die Sabin-Stämme freigegeben.

A. HOTTINGER (Basel):

Wir haben in einem Kinderheim mit 4 Abteilungen zu je etwa 15 Kindern je 2—4 mit Cox-Vaccine geimpft. Danach stiegen bei den Impflingen die Antikörper signifikant an. Die übrigen Kinder wurden in 8—10 Tagen durchseucht. Nur 2 Lernschwestern wurden mitinfiziert.

W. KELLER (Freiburg i. Br.):

Die rasche Durchseuchung gilt nicht nur für Polio, sondern auch für zahlreiche andere Virusinfektionen.

R. HAAS (Freiburg i. Br.):

Wir brauchen Standard-Impfstoffe, an denen wir messen können. Für Mischimpfstoffe muß eine eigene Standard-Mischvaccine existieren. Die 10—1000fache Zunahme der Neurovirolenz nach Menschenpassagen abgeschwächter Polioviren wird wohl an Affen bestimmt, aber diese Versuchstiere dienen ja auch zur Feststellung der Virusabschwächung. In beiden Fällen müssen wir uns auf den Affenversuch verlassen. Den Impflingen wird man mit Oralvaccine kaum schaden können. Problematisch bleibt das weitere Schicksal des Impfvirus in der Bevölkerung. Ein geglücktes Field Trial ist noch nicht eine Legitimation für die Zukunft.

W. KELLER (Freiburg i. Br.):

Die Impfschadensfrage wird im Falle der Lebendimpfung zu einem schwierigen juristischen Problem.

G. Maas (Freiburg i. Br.):

Bei der Anwendung von Cox trivalenter Vaccine in Berlin erkrankte die Mutter eines Impflings 14 Tage nach dem Impftermin an einer uncharakteristischen fieberhaften Erkrankung und der Vater weitere 14 Tage später an einer tödlichen paralytischen Polio. Aus dem Stuhl des Kindes wurde Typ I Poliovirus, aus Stuhl und Sektionsmaterial des Vaters ebenfalls Typ I gewonnen. Beide Stämme erwiesen sich als T +.

H. Berger (Basel):

Die Markevuntersuchung wird den Zusammenhang zwischen oraler Polioimpfung und anschließenden Poliofällen auch nicht klären können, da man nicht sicher weiß, ob ein Rückschlag in eine verstärkte Neurovirulenz stattgefunden hat. Man kann einen Wildtyp so nicht von einem mutierten Vaccinestamm unterscheiden.

R. Haas (Freiburg i. Br.):

Soweit ich von Sabin unterrichtet bin, sind die Koprowskistämme mit den Lederle-Stämmen identisch.

H. Berger (Basel):

Koprowski hat die Lederlestämme neu adaptiert. Es gibt jetzt eine Reihe von Unterschieden zwischen seinen Stämmen und denen von Cox.

R. Haas (Freiburg i. Br.):

Dies kommt aber in den Untersuchungen des Am. Publ. Health Service über diese Stämme nicht zum Ausdruck.

W. Anders (Berlin):

In Ostdeutschland hat man ein wohlorganisiertes Impfprogramm mit russischer Lebendvaccine begonnen. Es soll dort vorläufig jedes Jahr mit einer trivalenten Vaccine nachgeimpft werden. Man hat auch ein Impfprogramm für Schwangere. In Westberlin wurden mit der Lebendimpfung nicht die richtigen Jahrgänge erfaßt. Bis Mitte Oktober 1960 hatte Westberlin 51 Polioerkrankungen, darunter 17 ungeimpfte Kinder, 17 Impflinge, die zwischen dem 11. und 16. Tag nach Impfung erkrankten und 17 Kontaktfälle in Familien von geimpften Kindern, die zwischen dem 16. Tag bis 6 Wochen nach Impfung erkrankten. Bei den Kontaktfällen fiel eine hohe Sterblichkeit auf. 16 davon waren Erwachsene. Man wagt es jetzt nicht mehr, das Impfprogramm mit der Lebendvaccine fortzusetzen.

R. Haas (Freiburg i. Br.):

Läßt sich in Berlin eine Vergleichstatistik zwischen Geimpften und Nichtgeimpften aufstellen?

W. Anders (Berlin):

Dies ist nicht möglich, da die Impfung sehr gestreut hat. Ein Vergleichskollektiv steht nicht zur Verfügung. Bei den sog. „Impfpoliomyelitiden" in Berlin hat man sich gestritten, ob gleichzeitige Mumps-, Coxsackie- oder Varizelleninfektionen das Impfvirus provoziert hätten. Eine solche Kontraindikation darf es aber für Massenimpfungen mit Lebendimpfstoff nicht geben.

R. Haas (Freiburg i. Br.):

Die Autoren, die die Lebendvaccinen herstellen, sind selbst mit ihren Stämmen noch nicht restlos zufrieden, sonst würden sie nicht dauernd an Verbesserungen arbeiten.

W. Keller (Freiburg i. Br.):

Bis klinische Erscheinungen bei der Poliomyelitis auftreten, können bis zu 25% der Ganglienzellen geschädigt sein. Bei anderen Infektionskrankheiten, wie z. B. den Masern, kennen wir im EEG nachweisbare Veränderungen, ohne daß klinische Hinweise auf eine Hirnschädigung bestehen, doch kann es Jahre später zu einer Residualepilepsie kommen.

Therapeutische Probleme der Poliomyelitis

Über zentralnervöse Atmungsmechanismen*

Von

R. J. H. OBERHOLZER (Basel)

Wenn die Veranstalter dieser Tagung einen Physiologen gebeten haben, über die nervöse Steuerung der Atmung zu sprechen, ist der Grund wohl darin zu suchen, daß das Versagen der Atmung bei Erkrankungen des Zentralnervensystems zu den gefürchtetsten akuten Komplikationen gehört. Der Ausfall effektorischer Motoneurone führt ebenso wie eine Dysregulation im Bereiche der Atmungszentren zu insuffizienter Lungenbelüftung. Sekundär treten zu diesen zentralen Atmungsstörungen solche der chemischen oder peripher-reflektorischen Atmungssteuerung dazu, so daß das definitive Bild des Versagens der Atmung meist ein komplexes ist.

Gerade bei der Poliomyelitis mit ihrem spinalen oder bulbären Sitz kann es sich entweder um eine Verminderung oder den Verlust der In- und Exspirationskräfte handeln oder um eine Störung im rhythmischen Wechsel zwischen In- und Exspiration. Der Ausfall spinaler Motoneurone für die Atmungsmuskeln kommt einer peripheren motorischen Lähmung gleich und dürfte keine schwereren Erklärungsprobleme aufwerfen. Anders ist es bei bulbären Erkrankungen mit Störungen der zentralen Impulsgebung, da dort verschiedene Mechanismen befallen sein können. Es scheint darum gerechtfertigt, hier eingehender auf Fragen der zentralen Impulsgebung und der Rhythmizität der Atmung einzugehen und Fragen nach der Lokalisation der Atmungszentren anschließend zu erörtern.

Vorerst dürfte es aber dienlich sein, den Begriff „Atmungszentren" näher zu definieren. Zunächst sei dazu an die alten Ablationsversuche am Tier mit schichtweisem Abtragen der Gehirnanteile in kranio-caudaler Richtung erinnert. Das Abtragen der Großhirnhälften oder die Dezerebrierung durch Querschnitte zwischen den vorderen und hinteren Vierhügeln beeinflußt die rhythmische Ruheatmung der Tiere kaum. Allerdings dürfte wegen des Ausfalls der Thermoregulationszentren eine thermische Hyperpnoe nach Dezerebrierung nicht mehr zustande kommen.

Die Atmungstätigkeit wird jedoch sofort durch Querschnitte im Ponsgebiet beeinflußt. Ein Schnitt durch das kraniale Drittel der pontinen Strukturen bedingt bei Hund und Katze eine unregelmäßige Atmung, die durch krampfartig verlängerte Inspirationen mit langen expiratorischen Pausen gekennzeichnet ist. Eine solche Atmung wurde als „Apneusis" bezeichnet (*41*). Sie tritt besonders deutlich in Erscheinung, wenn gleichzeitig die Nervi vagi durchtrennt werden.

Diese „Krampfatmung" verschwindet wieder, wenn weitere Querschnitte am Übergang von Pons zu Medulla angelegt werden. Die Atmung wird wieder rhythmisch, meist aber unregelmäßig in bezug auf Atmungsfrequenz und Atmungstiefe.

---

* J. R. Geigy AG, Basel.

Nach einem Querschnitt direkt unterhalb der Medulla sistiert die Atmung in der Regel völlig. Die noch verbleibenden spinalen Motoneurone der Atmungsmuskeln verfügen nicht mehr über eine genügende autonome Tätigkeit. Nur in einzelnen Versuchen, besonders an Jungtieren unter Strychnineinfluß, mag dies einmal der Fall sein (*24, 38, 72, 73*).

Die Ablationsversuche führen zur Erkenntnis, daß das minimale nervöse Substrat, das noch eine rhythmische Atmungstätigkeit zu unterhalten vermag, in der Medulla oblongata zu suchen ist. Diese Erkenntnis, die aus der ersten Hälfte des letzten Jahrhunderts stammt (*39, 45, 46*), hat auch heute noch Gültigkeit. Die medullären Atmungszentren werden darum auch als primäre bezeichnet.

Mit den medullären Atmungszentren stehen die pontinen in enger funktioneller Verbindung. Im mittleren oder kaudalen Ponsdrittel ist ein die Inspiration förderndes Substrat anzunehmen. Zu seiner Charakterisierung wurde es „apneustisches Zentrum" genannt (*41, 42*). Dem kranialen Ponsdrittel wird in bezug auf die Atmung eine regulatorische oder hemmende Funktion zugeschrieben und ihm daher der Name „Pneumotaktisches Zentrum" gegeben (*56*). Wegen der engen Verbindung zwischen medullären und pontinen atmungsaktiven Substraten dürfen auch die pontinen Atmungszentren noch dem primären Atmungszentrum zugerechnet werden. So wird im folgenden hauptsächlich von ponto-bulbären Atmungszentren die Rede sein, da diese im wesentlichen für die Impulsgebung an die Atmungsmuskeln und für die Koordination zwischen In- und Exspiration verantwortlich sind.

Da die Atmung aber nicht nur im Dienste des Gasstoffwechsels steht, ist verständlich, daß sie durch Einflüsse aus höher gelegenen Zentren modifiziert werden kann. Corticale, di- oder mesencephale Strukturen, von denen aus im Reizexperiment eine Atmungsaktivierung oder -hemmung erreicht wird, dürfen jedoch nicht als Atmungszentren schlechthin bezeichnet werden. Zum mindesten müssen sie als sekundäre charakterisiert werden, da sie an der primären Impulsgebung nicht beteiligt sind.

Die spinalen Motoneurone für die Atmungsmuskeln werden nicht mehr den Atmungszentren zugehörend betrachtet. Sie sind als Effektoren den bulbo-pontinen Atmungszentren untergeordnet und verfügen nicht über eine autonome Tätigkeit, die einem „Zentrum" zukommen muß.

Der Zentrenbegriff darf aber nicht nur anatomisch gefaßt werden. Dies wäre auch nicht gut möglich, da die für die Atmungsregulation verantwortlichen nervösen Strukturen selbst in der Medulla oblongata noch viel zu wenig abgegrenzt werden konnten. Vielmehr muß der Begriff Atmungszentren funktionell gefaßt werden, wobei das primäre Atmungszentrum all jene bulbo-pontinen Strukturen umfaßt, die für eine anhaltende oder periodische Impulsgebung an die Atmungsmuskeln verantwortlich sind. Wenn dabei von exspiratorischen oder inspiratorischen Anteilen des Atmungszentrums oder kurz von In- und Exspirationszentren gesprochen wird, so hat dies wiederum funktionelle Bedeutung und entspricht nicht einer scharfen anatomischen Trennung zweier Halbzentren.

Die erste funktionelle Frage, die wir uns stellen müssen, ist allgemeiner Natur und betrifft das Problem der autonomen Tätigkeit irgendeines Zentrums. Hier sind wir — wie beim Schrittmacher des Herzens — noch völlig auf Vermutungen angewiesen. Die Ursachen für eine dauernde oder periodische Entladung einer Nervenzelle oder einer Nervenzellgruppe sind uns noch nicht bekannt. Blutchemische, nervöse oder physikalische Einflüsse bestimmen die Erregbarkeit einer Nervenzelle. Für die Atmung dürfte dabei die Kohlensäurespannung des Blutes eine Rolle spielen, aber sie ist sicher nicht der einzige Faktor, der die autonome Tätigkeit der respiratorischen Zentren bestimmt.

Wenn wir somit die Frage nach dem primären Impuls für den „ersten Atemzug" nicht beantworten können und die Autonomie gewisser Zentren einfach als gegeben hinnehmen, so wird auch die zweite funktionelle Frage nach dem Zustandekommen einer rhythmischen Aktivität nicht leicht zu beantworten sein. Immerhin seien die heutigen Theorien etwas breiter ausgeführt.

Geht man von der Ruheatmung aus, so darf die Inspiration als aktiver, die Exspiration als passiver Vorgang betrachtet werden. Es würde dann genügen, wenn von einer zentralen Stelle aus in periodischen Abständen Impulse ausgesandt würden. Nach einer Zeit repetierender Entladungen der entsprechenden Nervenzellen (Inspiration) würde eine aktivitätsfreie Phase der Erholung folgen (passive Exspiration). Dermaßen aktive Zellen lassen sich in der Tat an verschiedenen Stellen der medullären Reticulärsubstanz mit der Mikroelektrodentechnik nachweisen (*1, 8, 9, 19, 21, 64, 65*). Eine mit der Inspiration synchrone Aktivität ist aber noch kein Beweis dafür, daß diese Neurone auch die impulsgebenden für die Motoneurone des spinalen Niveaus sind. Übrigens werden an vereinzelten Stellen im verlängerten Mark auch Nervenzellen gefunden, die während der Exspiration entladen. Am häufigsten werden jedoch Zellen getroffen, die über die ganze Dauer eines Atemzuges aktiv sind. So sprechen die Untersuchungen über die elektrische Aktivität von Einzelzellen im Gebiet der Atmungszentren nicht einheitlich für oder gegen das Vorhandensein eines rhythmisch aktiven, einfach aufgebauten Atmungszentrums. Dennoch sind aber gerade verschiedene Autoren, die sich der Ableittechnik mit Mikroelektroden bedienten, die heftigsten Vertreter eines Atmungszentrums mit inherent rhythmischer Tätigkeit. Ein solches würde aber nicht genügen, um bei forcierter Atmung exspiratorische Muskeln zu aktivieren. Deshalb wird von den meisten Autoren auch ein komplexeres intrazentrales Schaltsystem vermutet, um den periodischen Wechsel zwischen In- und Exspiration zu erklären.

Am häufigsten wird angenommen, daß ein tonisch aktives Inspirationszentrum durch hemmende Einflüsse eines benachbarten Exspirationszentrums periodisch blockiert wird (*56, 57*). In den medio-caudalen Zonen der Medulla oblongata wird ein nervöses Substrat angenommen, das die Motoneurone der Inspirationsmuskeln dauernd aktiviert und ihnen eine Grundaktivität aufzwingt, die dann durch zwei intrazentrale Hemmprozesse und einen aus der Peripherie gesteuerten Schaltmechanismus moduliert wird. Es wird die Hypothese aufgestellt, daß das Inspirationszentrum nicht nur Impulse gegen die Peripherie, sondern auch gegen das in lateralen und dorsalen Partien der Medulla gelegene Exspirationszentrum sendet. Vorausgesetzt, daß dieses Hemm- oder Exspirationszentrum einer längeren „Aufladezeit" bedarf, bis es in Tätigkeit tritt, hat die Inspiration genügend Zeit ganz abzulaufen. Sobald jedoch das Exspirationszentrum seinerseits Impulse auszusenden beginnt, werden durch diese das Inspirationszentrum und die inspiratorischen Motoneurone blockiert. Dies würde dem Prinzip der reziproken Innervation entsprechen. Man kann sich dann vorstellen, daß durch die Blockierung des Inspirationszentrums auch dessen aktivierender Einfluß auf das Exspirationszentrum abnimmt. Dadurch sinkt der Erregungszustand im Exspirationszentrum, die Exspiration kommt zu einem Ende, und die nächste Inspiration kann erfolgen. Ist der Erregungszustand im Exspirationszentrum hoch genug, erfolgt auch eine Aktivierung der Exspirationsmuskeln.

Der geschilderte Prozeß würde somit einem Rückkoppelungsprozeß entsprechen, in dem die treibende inspiratorische Kraft durch die Kohlensäurespannung des Blutes oder andere Einflüsse gegeben sein könnte (*18, 65*).

Ein experimenteller Beweis für einen solchen intrazentralen Schaltmechanismus fehlt jedoch bis heute noch. Dagegen können einige experimentelle Befunde zur Stützung dieser Hypothese angeführt werden. Ein autonomes, tonisch aktives Inspirationszentrum darf angenommen werden, da nach einer hypokapnischen Apnoe im Nervus phrenicus zuerst eine tonische Aktivität auftritt, bevor ein rhythmisches Geschehen beobachtet werden kann (*76*). Ebenfalls können die etwas weniger beweiskräftigen Versuche mit elektrischer Reizung in den Arealen des vermutlichen Inspirationszentrums angeführt werden. Reizung im Nucleus reticularis ventralis (inferior) der Medulla führt oft zu starken inspiratorischen Tetani oder zu einer Erregbarkeitssteigerung der Phrenicus-Motoneurone (*4, 17, 57, 58, 59*). Dasselbe Areal scheint auch eine empfindliche Stelle für eine direkte CO_2-Einwirkung zu sein (*17, 18*). Ebenfalls gibt es einen Anhaltspunkt für die Annahme, daß das exspiratorische Hemmzentrum ein hohes Summationsbedürfnis oder eine entsprechend lange Aufladezeit besitzt. Elektrische Reizung des afferenten Vagusstumpfes führt nämlich erst bei höherer Reizfrequenz (100/sec.) zu einem Atmungsstillstand in Exspiration. Niedrigere Reizfrequenzen (20—40/sec.) vermögen nur das inspiratorische Zentrum zu erregen und lösen deshalb inspiratorische Reaktionen aus (*52, 63, 68, 75*).

Entsprechend dem medullären intrazentralen Schaltmechanismus wird auch eine Wechselbeziehung zwischen den pontinen fördernden und hemmenden Arealen angenommen. So lassen sich die nach Querschnitten im kranialen Ponsdrittel auftretenden, anhaltenden Inspirationskrämpfe durch den Ausfall antagonistisch wirkender Gebiete (Pneumotaktisches Zentrum) auf das inspiratorisch aktive Areal (Apneustisches Zentrum) erklären.

Den zentralen Steuermechanismen ist noch ein dritter, peripherer beigegeben, gewissermaßen als Sicherung des rhythmischen Ablaufes vom Erfolgsorgan her. Es handelt sich um die schon im letzten Jahrhundert bekannten Hering-Breuerschen Schaltreflexe (*20, 22, 23*). Diese haben ihren Ursprung in Dehnungsreceptoren der Lungen und werden über die Nervi vagi geleitet. Die Lungenentfaltung oder Lungenblähung bewirkt eine Zunahme der afferenten Impulse im Vagus (*2, 33, 53, 54, 71, 74*). Dies führt zu einer Erregbarkeitssteigerung im Exspirationszentrum und damit zu einer Abnahme der Inspirationstiefe oder zu einer Verkürzung der Inspirationsdauer. Umgekehrt bewirkt die Verkleinerung des Lungenvolumens eine Abnahme der Zahl der aufsteigenden Vagusimpulse und dadurch eine Aktivitätssteigerung des Inspirationszentrums, was die Kürzung der Exspirationsdauer, respektive ein früheres Umschalten auf die nächste Inspiration zur Folge hat.

Im ganzen werden darum heute zwei intrazentrale Schaltmechanismen auf bulbärem und pontinem Niveau für die Steuerung der Atmungsrhythmik verantwortlich gemacht. Ihnen zugesellt ist die propriozeptive Steuerung aus der Peripherie, die allerdings, wie besonders aus Vagotomieversuchen ersichtlich ist, für diese Steuerung nicht allein verantwortlich sein kann. Die Atmungsrhythmik ist somit doppelt oder dreifach gesichert. Es ist darum verständlich, daß isolierte Läsionsherde im Ponsgebiet nicht immer zu Störungen des Atmungsrhythmus führen, und daß bei den meisten Tieren die Atmung nach bilateraler Vagotomie nur tiefer und langsamer wird, aber regelmäßig abläuft. Dagegen bedarf es in der Medulla oblongata kleinerer Degenerationsherde, um Störungen des In- und Exspirationsrhythmus auszulösen, und je nach Lage derselben kann es zum völligen Atmungsversagen kommen. Bevor aber darauf eingegangen werden kann, scheint es nötig, die anatomische Lage der atmungsaktiven Areale näher zu umschreiben.

1. Die primären Atmungszentren in der Medulla oblongata. Ältere Untersuchungen mit der Quer- und Längsschnitt-Technik führten zunächst zur Annahme eines paarigen Atmungszentrums in der Medulla. Die Resultate der künstlichen elektrischen Reizung führten dann zur Unterteilung in zwei paarig angelegte Halbzentren, ein inspiratorisches und ein exspiratorisches. Beide liegen in der Substantia reticularis und sind nicht scharf voneinander getrennt. Jedoch wurde bei der Katze (*60*), beim Affen (*11*) und beim Schaf (*4*) das inspiratorische Areal mehrheitlich in die Substantia reticularis medialis und in die medialen Partien der lateralen Reticulärsubstanz lokalisiert. Exspiratorische Areale finden sich dagegen häufiger in den dorsalen und lateralen Partien der lateralen Reticulärsubstanz. Es ist jedoch zu bedenken, daß diese Angaben auf Reizversuchen basieren. Aktionsstromableitungen in diesen Gebieten haben nur teilweise eine Bestätigung der genannten Trennung in in- und exspiratorische Areale ermöglicht (*8, 9, 19, 64, 65*). Die Trennung der Schaltstellen für vagale Atmungsreflexe in ein caudal gelegenes inspiratorisches und ein kranial gelegenes exspiratorisches Reflexzentrum (*50, 51*) spricht jedoch eindeutig für eine anatomische Trennung in- und exspiratorischer Funktionsgebiete.

2. Die primären Atmungszentren im Ponsgebiet. Querschnittsläsionen in der Region zwischen der Vierhügelplatte und den Striae acusticae der Medulla oblongata führten beim Kaninchen (*13, 45, 46*), bei der Katze (*12, 41, 69*) und beim Hund (*30, 31, 41, 42*) zu den erwähnten Atmungsveränderungen und zur Annahme eines kranial gelegenen pneumotaktischen und eines caudalen apneustischen Zentrums in der Pons. Auf Grund von Reiz- und Coagulationsversuchen im pontinen Tectum (*10, 32*) wurde angenommen, daß der Locus coeruleus das bilateral angelegte pneumotaktische Zentrum darstelle. Seine isolierte beidseitige Zerstörung führt nämlich bei der vagotomierten Katze zu Apneusis. Für das apneustische Zentrum fehlen noch genauere lokalisatorische Angaben. Vermutlich umfaßt es ein ausgedehnteres Areal der pontinen Reticulärsubstanz.

3. Sekundäre Atmungszentren des höheren Hirnstammes. In früheren Reizversuchen wurden verschiedene di- und mesencephale Strukturen als atmungsaktiv beschrieben, jedoch führten erst die systematischen Reizversuche von W. R. Hess (*25, 26*) zu einer Gruppierung von Arealen mit atmungsaktivierendem oder -hemmendem Einfluß. Die elektrische Reizung der Region um die hintere Commissur bewirkt eine Zunahme der Atmungsfrequenz und der Atmungsamplituden. Der künstliche Reiz löst eine ähnliche Reaktion wie Kohlendioxyd in der Einatmungsluft aus. Aus der perifornikalen Region kann eine Art von paroxysmaler Tachypnoe ausgelöst werden, mit plötzlich einsetzender Frequenzsteigerung ohne Änderung der Atemzugsgröße. Diese Tachypnoe wird oft von affektiven Reaktionen, wie Piloarrektion und Katzenbuckeln, begleitet. Das perifornikale Areal ist von einer Zone umgeben, dessen elektrische Reizung vorwiegend zu einer Abnahme der Atmungsfrequenz führt. Diese kommt bei Reizung der interthalamischen Commissur durch eine Verlängerung der Inspirationsphase, bei Reizung des lateralen Hypothalamus durch eine Verlängerung der In- und der Exspirationsphase zustande. Oft hat dann die Atmung dyspnoischen Charakter.

In diesem Zusammenhang ist auch das Hacheln zu erwähnen, da eine Erregung des hypothalamischen Wärmezentrums bei Hund und Katze zu Atmungsfrequenzen von 200—300 pro Minute führen kann. Das aktive Areal, aus welchem durch thermischen oder elektrischen Reiz Hacheln ausgelöst werden kann, erstreckt sich nach MAGOUN u. Mitarb. (43) von der vorderen Commissur über dorsale Anteile des Hypothalamus bis in ventrale Partien des Thalamus. Im Reizexperiment dürfte Hacheln aber von sehr verschiedenen Stellen auszulösen sein (27), so daß den Experimenten wenig lokalisatorischer Wert zukommt.

4. Corticale Areale, von denen aus die Atmung beeinflußt werden kann. Am leichtesten ist bei corticaler Reizung eine Atmungshemmung zu beobachten. Schwache Reizung führt zu einer Abnahme der Inspirationstiefe und einer verlängerten Exspiration. Starke Reize können einen Atmungsstillstand für die ganze Reizdauer bewirken. Bei Hund und Katze liegen die aktiven Areale im gyrus orbitalis, gyrus proreus und gyrus cingularis (28, 66, 67). Beim Menschen konnte eine Hemmung der respiratorischen Aktivität während Reizungen der Orbitalfläche des Lobus frontalis, des vorderen Endes der Insula Reili oder der Columna fornicis beobachtet werden (14, 55).

Weniger dicht finden sich Stellen, von denen aus inspiratorische Reaktionen ausgelöst werden können. Bei Hund und Katze liegen sie im vorderen Gyrus sigmoideus oder in der mittleren Portion des Gyrus cinguli. Für den Menschen sind keine corticalen Areale beschrieben worden, von denen aus eine konstante Atmungsaktivierung möglich ist.

Den Kliniker wird hauptsächlich interessieren, inwiefern klinische oder pathologische Befunde die fast ausschließlich am Tier gewonnenen Erkenntnisse über die zentral-nervöse Atmungssteuerung zu untermauern vermögen. Leider ist die Zahl an klinischen Publikationen mit Hinweisen auf ein Atmungsversagen auf Grund histologisch gesicherter zentraler Läsionen gering. Für die Existenz eines atmungsaktiven Substrates im kranialen Ponsdrittel mit regulatorischen Funktionen spricht eine ältere Beobachtung von HESS und POLLAK (29). Diese Autoren beschrieben schwere dyspnoische Zustände mit tiefer, inspiratorisch betonter oder periodischer Atmung nach bilateralen Degenerationsprozessen im Kerngebiet des Locus coeruleus. Dagegen fehlen genaue Angaben über Atmungsstörungen bei kompressiven oder degenerativen Prozessen im mittleren und caudalen Ponsdrittel. Dies erstaunt, da Störungen der Atmung bei ventral gelegenen Kleinhirntumoren oder bei Brückenwinkeltumoren nicht so selten sein dürften.

Über Atmungsstörungen bei poliomyelitischen Herden in der Medulla oblongata liegen einige Angaben vor. Nach Baker u. Mitarb. (6) waren in sieben Fällen mit Atmungsversagen die dorso-lateralen Partien der lateralen Formatio reticularis befallen. Zwei ähnliche Fälle erwähnen Plum und Swanson (61). Interessant sind die sechs von Löblich (40) im Detail zitierten Fälle von bulbo-pontinen Polioerkrankungen. In den vier Todesfällen, wo es sich nach den gemachten Angaben vorwiegend um ein Versagen der zentralen Atmungssteuerung handelte, beginnen die Degenerations- oder Entzündungsherde alle auf der Höhe des Calamus scriptorius und ziehen sich teilweise bis zu den Striae medullares hin. Befallen sind immer die medulläre Reticulärsubstanz, seltener die motorischen Kerne des Hypoglossus und des Nucleus ambiguus. — Die in diesen Studien als entzündlich oder degenerativ verändert befundenen Areale der Medulla betreffen die zu den Atmungszentren gehörenden Strukturen, wie sie im Tierversuch bestimmt wurden. Dabei dürften in den Fällen von Löblich (l.c.) eher das inspiratorische Areal, bei Baker u. Mitarb. (l.c.) vermutlich mehr das exspiratorische befallen gewesen sein. Löblich schildert auch einen Fall mit ausgedehnten aber nur linksseitigen Herden ohne Atmungsversagen, obschon diese auf der ganzen Länge der medullären und pontinen Reticulärsubstanz gefunden wurden. Dieser Fall spricht für ein Vikariieren der beiden Hälften des Atmungszentrums links und rechts und zeigt, daß erst bei bilateralen Läsionen eine schwere Störung der Atmung zu erwarten ist.

Abschließend sei darauf hingewiesen, daß gerade bei bulbopontiner Poliomyelitis nicht nur Störungen der Atmung, sondern auch des Kreislaufes häufig sind. Kurzfristige, seltener über längere Zeit fixierte Blutdruckanstiege, aber auch auffallende Tachykardien werden verschiedentlich beschrieben (37, 40, 78). Teils wurden die Blutdruckerhöhungen als Ausdruck einer entzündlichen Reizung des pressorischen Anteils des Vasomotorenzentrums, teils als Ausfallserscheinung des depressorischen Anteils interpretiert.

Das gleichzeitige Befallensein von Atmungs- und Kreislaufzentren durch einen entzündlich-degenerativen Prozeß erklärt sich durch die Nachbarbeziehungen dieser Zentren. Wie für die Atmungsregulierung führten Tierversuche zur Annahme zweier bulbärer, die spinalen Vasomotoren dominierender Vasomotorenzentren (zusammenfassende Darstellung bei 49). So wurde für die Katze von Alexander (3) zwischen der unteren Olive und dem Hypoglossus-Kerngebiet in der medialen Reticulärsubstanz ein Depressorzentrum und latero-dorsal von diesem ein Vasopressorenzentrum beschrieben. Ähnliche Angaben wurden auch für Hunde und Schafe gemacht (4, 5). Von diesen beiden Zentren kommt dem volumenmäßig größeren, kranial gelegenen Pressorenzentrum eine autonome, gefäßtonisierende Funktion zu. Im Querschnittsversuch führt seine Abtragung von den spinalen Vasomotorenzentren zu einer starken, allerdings vorübergehenden Senkung des Systemblutdrucks. Das weniger ausgedehnte, mediocaudal gelegene Depressorzentrum besitzt keine oder nur geringe Autonomie und entwickelt seine Hemmtätigkeit erst bei genügend starker afferenter Beeinflussung durch die Blutdruckzügler. In den Kreislaufzentren endigen aber nicht nur Afferenzen aus den klassischen Pressoreceptorenzonen, sondern auch eine Großzahl von Haut- und Muskelafferenzen, deren Erregung ebenfalls zu ausgeprägter Blutdruckänderung führen kann.

Ähnlich wie bei der Atmung, wo das Exspirationszentrum die Aktivität des Inspirationszentrums hemmt, wird der vom Pressorenzentrum unterhaltene Vasoconstrictorentonus über einen intrazentralen Steuervorgang vom reflektorisch erregten Depressorenzentrum aus gemindert.

Vergleicht man die Lage der Atmungs- und Kreislaufzentren in der Medulla, so fällt auf, daß annähernd dieselben Gebiete der Substantia reticularis für Blutdruck- und Atmungssteuerung verantwortlich sind. Dies erscheint durchaus zweckmäßig, da dadurch die Anpassung der Lungenbelüftung und der Blutversorgung der Organe an die wechselnden Körperbedürfnisse von derselben Zentralstelle aus erfolgen kann. Anatomisch liegt das den Vasomotorentonus herabsetzende Substrat (Depressorzentrum) nahe dem Inspirationszentrum oder ist mit diesem vermischt. Die pressorischen Areale sind weit ausgedehnter und betreffen Gebiete, die das bulbäre Expirationszentrum umfassen. Pressorische Reaktionen können durch elektrische Reizung der Reticulärsubstanz bis weit hinauf ins Ponsgebiet erhalten werden, so daß die Pressorzone bisher nie genau umschrieben werden konnte. Vorwiegend die pontine Reticulärsubstanz befallenden entzündlich-degenerativen Prozesse können darum klinisch eine Steigerung des Systemblutdruckes oder eine ausgesprochene Kreislauflabilität auslösen (z. B. Fall 1, 2 und 4 von LÖBLICH l. c.).

Wie im ponto-bulbären finden sich auch im hypothalamischen Gebiet die atmungs- und kreislaufaktiven Zonen sehr nahe beieinanderliegend. Nach den Heßschen Untersuchungen an der Katze sind im Reizversuch vom zentralen Höhlengrau zwischen Aquädukteingang und Tuber cinereum, vom Hypothalamus posterior und caudalwärts vom rostralen Rand des Tegmentums oder vom Tectal- und Prätectalgebiet Blutdruckanstiege auszulösen. Aus denselben Gebieten sind vom selben Autor auch mehrheitlich atmungsaktivierende Effekte erhalten worden. Ein depressorisches Areal wird von HESS für den Hypothalamus lateralis angegeben, mit den aktiven Zonen in der Umgebung der vorderen Commissur dem caudalen Septumgebiet, dem Übergangsgebiet in die Area praeoptica, dem Subthalamus und dem vorderen Thalamus. Diese Hessschen Befunde werden von einer Reihe anderer Autoren mehr oder weniger bestätigt (*7, 34, 36, 44*).

Wiederum decken sich auf diesem Niveau die depressorischen Areale teilweise mit solchen, aus denen durch künstliche Reizung eine Atmungshemmung erhalten wird. Zusammen mit anderen Beobachtungen führte dies HESS dazu, im Hypothalamus ein dynamogen-ergotropes und ein hemmendes, trophotrop-endophylaktisches Gebiet zu unterscheiden, womit die Globalfunktion dieser Zonen umschrieben wurde.

Auch im corticalen Bereich decken sich die Areale, von denen aus Blutdruckeffekte im Reizversuch ausgelöst werden können, weitgehend mit den atmungsaktiven Zonen. Bei Hund und Katze kann der Blutdruck durch Reizung des sensomotorischen Cortex sowie des Orbitallappens am leichtesten beeinflußt werden (*16, 49*). Beim Menschen sind Kreislaufveränderungen durch Reizung des Gyrus cinguli, caudaler Partien des Lobus orbitalis und benachbarter Partien des Rhinencephalons auszulösen (*15, 16, 62*).

Gesamthaft betrachtet ist die Anordnung der Atmungs- und Kreislaufzentren so, daß sie zur Lösung gleichgerichteter Leistungen befähigt sind. Als primäre Leistung ist in bezug auf die Atmung eine autonome rhythmische Tätigkeit der Zentren für den ununterbrochenen Gaswechsel in den Lungen zu fordern. Für den Kreislauf liegt die hauptsächlichste Leistung der Zentren in der generellen und dauernden Engerstellung der Gefäße. Diese beiden Aufgaben können durch die primären Atmungs- und Kreislaufzentren im bulbären und pontinen Gebiet erfüllt werden. Von diesen Stellen aus erfolgt die Impulsgebung an die Motoneurone der Atmungsmuskulatur und die spinalen Vasomotoren des Sympathicus. Ein gewisser Unterschied zwischen der primären Atmungs- und Kreislaufsteuerung liegt jedoch darin, daß die spinalen Neurone für die Atmungsmuskeln über nur geringe oder gar keine autonome Tätigkeit verfügen, während die spinalen vasomotorischen Neurone auch ohne bulbären Einfluß einen für Minimalbedürfnisse genügend hohen Tonus unterhalten können.

Als sekundäre Leistung dieser Zentren ist die Anpassung an gesteigerte Körperbedürfnisse anzusehen. Für die Atmung bedeutet dies vorerst eine Erhöhung des Minutenvolumens, die allerdings mit einer Anpassung der Strömungswiderstände in den Bronchien einhergehen muß. Für den Kreislauf besteht die Anpassung in der Zunahme lokaler Stromgrößen bei entsprechender kollateraler Blutverschiebung. Für beide Anpassungen reichen die Leistungen der bulbo-pontinen Zentren nicht völlig aus. Wohl sprechen sie auf direkte blutchemische Reize, wie z. B. CO_2 an; auch sind sie reflektorisch über aortale und sinusale, evtl. pulmonale Afferenzen aus den chemorezeptiven Zonen zu erregen; ebenso endigen Körperafferenzen aus den verschiedensten Gebieten im bulbopontinen Bereiche. Dennoch werden heute die koordinativen Aufgaben mehrheitlich in die höheren, hypothalamischen atmungs- und kreislaufaktiven Areale verlegt. Im Zwischenhirn sind einerseits motorische Bewegungsschemata verankert, andererseits finden sich dort nervöse Substrate, die für die affektive Abwehrreaktionen eine Rolle spielen. Auch andere vegetative Funktionen haben dort ihre Representation. Funktionell ist es darum zweckmäßig, wenn auch die Umstellung von Atmung und Kreislauf von einer zentralen Stelle, der diencephalen aus gesteuert wird. Dies experimentell zu beweisen ist allerdings aus technischen Gründen nicht leicht. Klinisch spricht dafür, daß diffuse Zellschädigungen durch Poliomyelitisviren im paraventrikulären und supraoptischen Gebiet nicht nur zu Störungen der Temperaturregulation, des Schlaf-Wach-Rhythmus und der gastrointestinalen Tätigkeit, sondern auch zu Blutdrucklabilität führen (48, 70).

Die Möglichkeit einer corticalen Beeinflussung von Atmung und Kreislauf ist durch die erwähnten Untersuchungen hinreichend gesichert. Durch sie ist eine vorbereitende Umstellung von Atmung und Kreislauf im Hinblick auf körperliche Leistungen möglich (35, 47). Dennoch sind wir nicht berechtigt, von einer Corticalisation der Atmungs- und Kreislaufsteuerung zu sprechen. Vielmehr ist die corticale Beeinflußbarkeit von Atmung und Kreislauf als höchste Stufe eines Organisationssystemes anzusehen, das aus Effektoren auf spinalem, primären Zentren auf bulbopontinem und kordinativen Substraten auf diencephalem Niveau besteht.

Zusammenfassung

Eine Übersicht über die Organisation der Atmungszentren wird im Zusammenhang mit zentralen Atmungsstörungen bei Poliomyelitis gegeben. Fragen der Rhythmusbildung und der Lokalisation der Zentren werden diskutiert.

Ein autonomes Substrat in der bulbo-pontinen Reticulärsubstanz, das einfachheitshalber Inspirationszentrum genannt wird, sendet nach heutigen Vorstellungen dauernd Impulse zu den inspiratorischen Motoneuronen. Seine Tätigkeit wird einerseits durch blutchemische und nervös-reflektorische Einflüsse gefördert, anderseits durch zugeordnete Substrate der Reticulärsubstanz mit hemmender Funktion (Exspirationszentrum) periodisch blockiert, wodurch der rhythmische Wechsel zwischen Inspiration und Exspiration zustande kommt.

Übergeordneten, diencephalen Zentren werden modulatorische Funktionen zugeschrieben; solche kommen auch corticalen Einflüssen zu, doch sind beide nicht für den vitalen Grundrhythmus der Atmung verantwortlich.

Abschließend wird auf die nahen örtlichen und funktionellen Beziehungen zwischen Atmungs- und Kreislaufzentren hingewiesen, da bei Erkrankungen in den lebenswichtigen Funktionsgebieten meist mit multiplen Störungen zu rechnen ist.

Literatur

1. ACHARD, O., and V. M. BUCHER: Helv. physiol. pharmacol. Acta 12, 265 (1954).
2. ADRIAN, E. D.: J. Physiol. 79, 332 (1933).
3. ALEXANDER, R. S. J.: J. Neurophysiol. 9, 205 (1946).
4. AMOROSO, E. C., F. R. BELL and H. ROSENBERG: Proc. roy. Soc. London, Ser. B 139, 128 (1951/52).
5. BACH, L. M. N.: Amer. J. Physiol. 171, 417 (1952).
6. BAKER, A. B., H. A. MATZKE and J. R. BROWN: Arch. Neurol. 63, 257 (1950).
7. BAN, T., C. TABAYASHI and T. KUROTSU: Med. J. Osaka Univ. 4, 37 (1953).
8. BAUMGARTEN, R. v.: Pflügers Arch. ges. Physiol. 262, 573 (1956).
9. — Pflügers Arch. ges. Physiol. 264, 217 (1957).
10. BAXTER, D. W., and J. OLSZEWSKI: J. Neurophysiol. 18, 276 (1955).
11. BEATON, L. E., and H. W. MAGOUN: Amer. J. Physiol. 134, 177 (1941).
12. BRECKENRIDGE, C. G., and H. E. HOFF: Amer. J. Physiol. 160, 385 (1950).
13. BUCHER, K., u. R. MEIER: Pflügers Arch. ges. Physiol. 245, 537 (1941).
14. CHAPMAN, W. P., R. B. LIVINGSTON and K. E. LIVINGSTON: A. M. A. Arch. Neurol. Psychiat. 62, 701 (1949).
15. — K. E. LIVINKSTON and J. L. POPPEN: J. Neurophysiol. 13, 65 (1950).
16. CHRISTIAN, P.: Arch. Kreislaufforsch. 21, 174 (1954).
17. COMROE, J. H.: Amer. J. Physiol. 139, 490 (1942/43).
18. DELISLE BURNS, B., and G. C. SALMOIRAGHI: J. Neurophysiol. 23, 27 (1960).
19. DIRKEN, M. N. J., and S. WOLDRING: J. Neurophysiol. 14, 211 (1951).
20. GAD, J.: Arch. Anat. Physiol. 1881, 538.
21. HABER, E., K. W. KOHN, S. H. NGAI, D. A. HOLADAY and S. C. WANG: Amer. J. Physiol. 190, 350 (1957).
22. HEAD, H.: J. Physiol. 10, 1, 279 (1889).
23. HERING, E., u. F. BREUER: S.-B. Akad. Wiss. Wien, math. nat. Kl. (Abt. II) 57, 672 (1868).
24. HERMANN, A.: Arch. int. Physiol. 43, 232 (1936).
25. HESS, W. R.: Das Zwischenhirn und die Regulation von Kreislauf und Atmung. Leipzig: Thieme 1938.
26. — Helv. physiol. pharmacol. Acta Suppl. IV (1947).
27. — and W. A. STOLL: Helv. physiol. pharmacol. Acta 2, 461 (1944).
28. — K. AKERT and D. A. McDONALD: Helv. physiol. pharmacol. Acta 9, 101 (1951).
29. HESS, L., u. E. POLLAK: Med. Klin. 20, 1422 (1924).
30. HOFF, H. E., and C. G. BRECKENRIDGE: Amer. J. Physiol. 158, 157 (1949).
31. — — A. M. A. Arch. Neurol. Psychiat. 72, 11 (1954).
32. JOHNSON, F. H., and G. V. RUSSEL: Anat. Rec. 112, 348 (1952).
33. KNOWLTON, G. C., and M. G. LARRABEE: Amer. J. Physiol. 147, 100 (1946).
34. KORTEWEG, G. C. Y., J. T. F. BOELENS and J. TEN CATE: J. Neurophysiol. 20, 100 (1957).
35. KROGH, A., and J. LINDHARD: J. Physiol. 47, 112 (1913).
36. KUROTSU, K., G. SHINYA and T. BAN: Med. J. Osaka Univ. 5, 653 (1954).

37. LACHMUND, H.: Dtsch. med. Wschr. **75**, 450 (1950).
38. LANGENDORFF, O.: Arch. Physiol. **1880**, 518.
39. LEGALLOIS, C. J. J.: Expériences sur le principe de la vie. Paris: D'Hautel 1812.
40. LÖBLICH, J. H.: Virchows Arch. path. Anat. **318**, 211 (1950).
41. LUMSDEN, T.: J. Physiol. **57**, 153 (1923).
42. — J. Physiol. **58**, 81, 111 (1923/24).
43. MAGOUN, H. W., F. HARRISON, J. R. BROBECK and S. W. RANSON: J. Neurophysiol. **1**, 101 (1938).
44. McQUEEN, J. D., K. M. BROWNE and A. E. WALKER: Neurology **4**, 1 (1954).
45. MARCKWALD, M.: Z. Biol. **23**, 149 (1887).
46. — Z. Biol. **26**, 259 (1890).
47. MILLS, J. N.: J. Physiol. **104**, 15P (1945).
48. MINKOWSKI, M.: Rev. neurol. **59**, 1177 (1933).
49. OBERHOLZER, R. J. H.: Verh. dtsch. Ges. Kreisl.-Forsch. **25**, 57 (1959).
50. — Handbook of Neurophysiol. Vol. II, Kap. XLIII. Washington 1960.
51. — P. ANDEREGGEN and O. A. M. WYSS: Helv. physiol. pharmacol. Acta **4**, 495 (1946).
52. — and H. SCHLEGEL: Helv. physiol. pharmacol. Acta **15**, 63 (1957).
53. PAINTAL, A. S.: J. Physiol. **121**, 341 (1953).
54. PARTRIDGE, R. C.: Canad. med. Ass. J. **33**, 11 (1935).
55. PENFIELD, W., and T. RASMUSSEN: The cerebral cortex of man. New York: Macmillan 1950.
56. PITTS, R. F.: Physiol. Rev. **26**, 609 (1946).
57. — J. comp. Neurol. **72**, 605 (1940).
58. — J. Neurophysiol. **5**, 75 (1942).
59. — J. Neurophysiol. **6**, 439 (1943).
60. — H. W. MAGOUN and S. W. RANSON. Amer. J. Physiol. **126**, 673 (1939).
61. PLUM, F., and A. G. SWANSON: Arch. Neurol. Psychiat. (Chicago) **80**, 267 (1958).
62. POOL, J. L., and J. RANSOHOFF: J. Neurophysiol. **12**, 385 (1949).
63. RICE, H. V.: Amer. J. Physiol. **124**, 535 (1938).
64. SALMOIRAGHI, G. C., and B. D. DELISLE BURNS: J. Neurophysiol. **23**, 2 (1960).
65. — — J. Neurophysiol. **23**, 14 (1960).
66. SMITH, W. K.: J. Neurophysiol. **1**, 55 (1938).
67. SPEKMAAN, T. J., and B. P. BABKIN: Amer. J. Physiol. **159**, 239 (1949).
68. STEINER, F. A.: Helv. physiol. pharmacol. Acta **13**, 156 (1955).
69. STELLA, G.: J. Physiol. **95**, 365 (1939).
70. WANKE, R.: Arch. klin. Chir. **196**, Kongr.ber. 534 (1939).
71. WEIDMANN, H., B. BERDE and K. BUCHER: Helv. physiol. pharmacol. Acta **7**, 476 (1949).
72. WERTHEIMER, E.: C. R. Soc. Biol. **38**, 34 (1886).
73. — C. R. Soc. Biol. **59**, 668 (1905).
74. WIDDICOMBE, J. G.: J. Physiol. **123**, 55, 105 (1954).
75. WYSS, O. A. M.: Pflügers Arch. ges. Physiol. **242**, 215 (1939).
76. — Pflügers Arch. ges. Physiol. **244**, 712 (1941).
77. — Helv. physiol. pharmacol. Acta **12**. Suppl. 10 (1954).
78. ZELLWEGER, H.: Helv. paediat. Acta **3**, 195 (1950).

Diskussion

A. HOTTINGER (Basel):

Ist es schon möglich, Beziehungen aus der Atmungsphysiologie zu ganz bestimmten pathologischen klinischen Atmungstypen zu definieren?

R. OBERHOLZER (Basel):

Bei einfach definierten Formen würde ich auf Grund der physiologischen Angaben erwarten, daß die Läsionsstelle im kranialen Drittel der Pons liegt, bei Störungen wie der Cheyne-Stoke's kann man es nicht mehr sagen. Da kann sie peripher oder zentral liegen.

A. Hottinger (Basel):

Gibt es pharmakologische Substanzen, welche die Atmung als solche verändern können?

R. Oberholzer (Basel):

Darüber liegen von Prof. Bucher, Basel, Untersuchungen vor. Man kann z. B. nach den Meyer-Bucherschen Untersuchungen mit ziemlicher Sicherheit annehmen, daß das Morphin, welches hemmt, einen mehr pontinen als medullären Angriffspunkt hat. Wir können allgemein aktivierende Substanzen für zentrale Angriffspunkte annehmen, wie das Strychnin, wahrscheinlich auch das Cardiazol. Von einer Gruppe anderer Substanzen wissen wir, daß sie sicher peripher angreifen. Zu diesen gehört das Lobelin. Eine weitere Substanz, die die Atmung praktisch isoliert angeht, ist das Micoréne, dessen Angriffspunkt als zentraler angegeben wird. Unsere neuesten Untersuchungen lassen es möglich erscheinen, daß es sich auch um Änderungen im Reflexgeschehen handelt. Es gibt also Stoffe, die die ganze zentrale Regelung beeinflussen.

K. Wiemers (Freiburg i. Br.):

Wo setzt die Störung bei der Hyperventilationsapnoe ein?

R. Oberholzer (Basel):

Wir glauben heute, daß das Zustandekommen der Hyperventilationsapnoe tatsächlich an das Absinken des CO_2-Spiegels gebunden ist und daß die Grundaktivität des inspiratorischen Zentrums damit gekoppelt ist. Erst wenn der CO_2-Spiegel wieder ansteigt und groß genug ist, kommt die Rhythmusbildung wieder in Gang.

Intubation und Tracheotomie*

Von

KURT WIEMERS

Mit 10 Abbildungen

Die heutigen Erfolge bei der Bekämpfung lebensbedrohlicher Ereignisse sind nicht zuletzt der Einsicht zu verdanken, daß die *Sicherung der Luftwege* vor *allen* anderen Maßnahmen den Vorrang verdient. Jede Therapie einer Atemlähmung bleibt nutzlos, solange eine Obstruktion der Luftwege nicht beseitigt ist: Durch *Intubation und Tracheotomie* schaffen wir einen künstlichen, direkten Zugang zum Bronchialsystem, der die Kreuzung mit dem Speiseweg umgeht und den Gefahren am Engpaß der Stimmritze nicht mehr ausgesetzt ist.

Mit beiden Maßnahmen verfolgen wir beim Atemgelähmten die gleichen Zwecke:

1. verhüten wir eine Aspiration von Speisen und Sekreten,

2. können wir das Tracheo-Bronchialsystem jederzeit freisaugen, wenn die Reinigung durch spontanes Abhusten nicht mehr möglich ist,

3. kann die Atmung nicht mehr durch Zurückfallen der Zunge, durch Spasmen oder Lähmungen der Stimmbänder behindert werden und

4. können wir den Patienten an ein Trachealbeatmungsgerät anschließen. Die Beatmung ist dabei zuverlässiger und die Pflege einfacher als die in der Eisernen Lunge.

Die *unterschiedlichen Indikationen* von Intubation und Tracheotomie ergeben sich daraus, daß der Trachealtubus rascher eingeführt ist als die Trachealkanüle, aber nicht länger als höchstens 24 Std. liegen bleiben sollte. Die Intubation ist daher die Maßnahme für den akuten *Notfall*, für den *Transport* und als *Vorbereitung für die Tracheotomie*, die dann in aller Ruhe ausgeführt werden kann.

Wenn man über die Notwendigkeit einer Intubation oder Tracheotomie beim Poliomyelitiskranken im Zweifel ist, kann es nützlich sein, zunächst einmal Trachea und Hauptbronchien auf nasotrachealem Wege blind abzusaugen. Hierzu genügt ein gewöhnlicher Tiemann-Katheter (Ch. 18), der bei einiger Übung ohne Anaesthesie leicht eingeführt werden kann. Der Kopf wird hierzu in „Schnüffel-stellung" gebracht, d. h. im Atlanto-Occipitalgelenk überstreckt, während die untere Halswirbelsäule gebeugt wird; der gleichen Kopfhaltung begegnen wir bei der nasalen und oralen Intubation wieder (Abb. 1). Die Stimmritze wird passiert, während sie sich bei der Inspiration öffnet — vorausgesetzt, daß die Epiglottis nicht im Wege steht. Meist wird empfohlen, den Kehldeckel durch Herausziehen der Zunge anzuheben. Viel einfacher ist es, den Unterkiefer bei geschlossenem

---

* Aus der Anaesthesieabteilung (Leiter: Doz. Dr. K. WIEMERS) der Chirurgischen Universitätsklinik Freiburg i. Br. (Direktor: Prof. Dr. H. KRAUSS).

Mund wie beim Esmarch-Heibergschen Handgriff nur vorzuschieben; auch hierdurch wird die Epiglottis gehoben und die Stimmritze freigegeben. Wenn der Katheter beim Vorschieben die Trachea erreicht hat, muß das Atemgeräusch am Katheterende zu hören sein.

Schleim läßt sich auch aus dem Oesophagus absaugen und beweist nicht die richtige Lage des Katheters. Findet sich reichlich eitriges Bronchialsekret, so ist eine Tracheotomie oder zumindest eine Intubation gleich anzuschließen.

Besteht eine Einschränkung der Atmung, aber keine Sekretretention und kein Hindernis in den oberen Luftwegen, so kann man sich für den Transport damit begnügen, die Atmung über eine dichtsitzende Gesichtsmaske zu unterstützen. Uns hat sich für alle derartigen Situationen eine handliche *Notfallstasche* sehr bewährt, die folgende Ausrüstung enthält (s. Abb. 2):

Schwammgummi-Beatmungsbeutel nach RUBEN mit Gesichtsmasken verschiedener Größe,

Absaugpumpe mit Fußbetrieb, mit geeigneten Kathetern,

Laryngoskope, Tuben verschiedener Größen mit und ohne Manschetten, Anschlußstücke,

ein Barbiturat und Succinylcholin zur i.v. Injektion,

Guedel-Tuben als „Luftbrücke" beim Zurückfallen der Zunge (s. Abb. 3).

Man muß wissen, daß es insbesondere bei älteren zahnlosen Patienten mit eingefallenen Wangen oft kaum möglich ist, eine Gesichtsmaske luftdicht aufzusetzen, und daß eine Intubation im Krankentransportwagen, ohne geschulte Hilfe und unter zeitlichem Druck, recht schwierig sein kann.

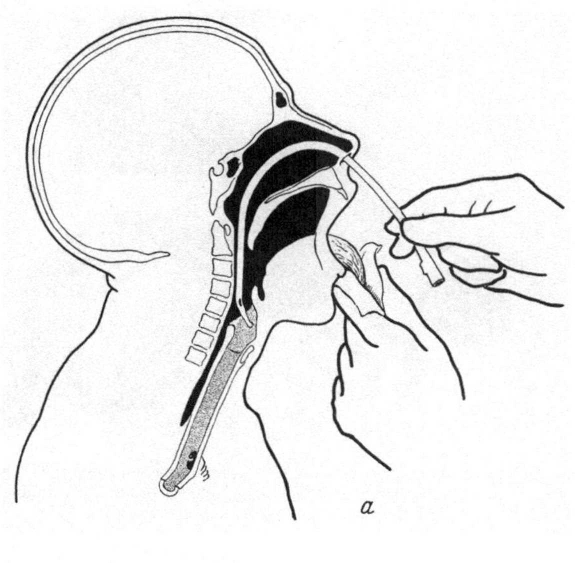

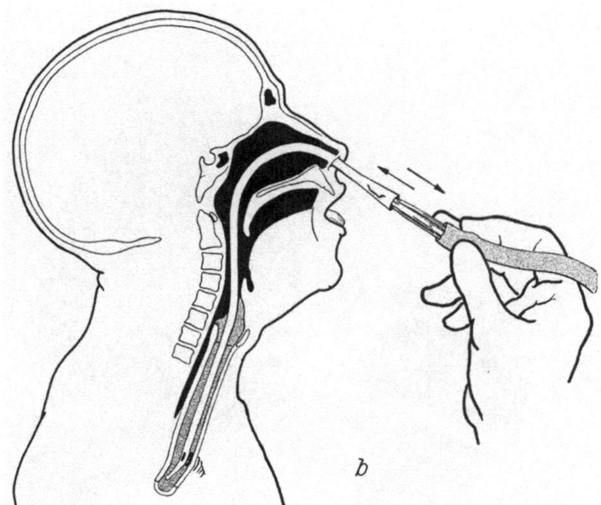

Abb. 1. Blindes Absaugen der Trachea auf nasalem Wege mit einem Tiemann-Katheter. Statt zum Anheben der Epiglottis die Zunge vorzuziehen, kann man auch den Unterkiefer bei geschlossenem Mund vorschieben und bei der Inspiration die Stimmritze mit dem Katheter passieren. (Nach G. HEGEMANN in KIRSCHNER, Operationslehre, 2. Aufl., Bd. I/2. Berlin-Göttingen-Heidelberg: Springer 1958)

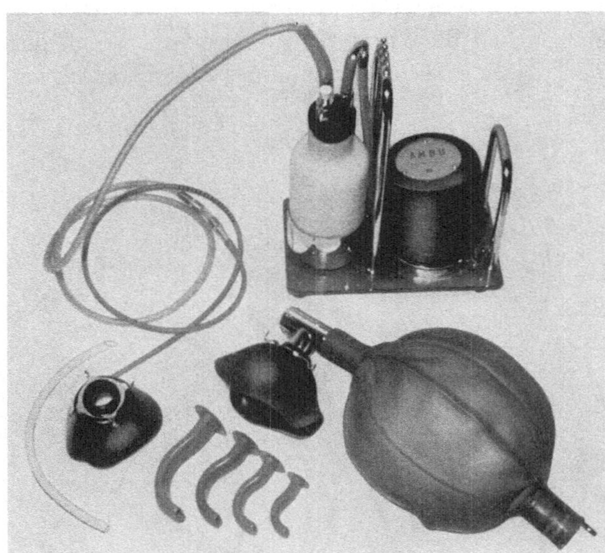

Abb. 2. Handbeatmungsbeutel nach RUBEN mit Gesichtsmaske und Guedel-Tuben; dazu fußbetriebene Absaugvorrichtung: eine bewährte und leicht mitzuführende Kombination zur Notbeatmung

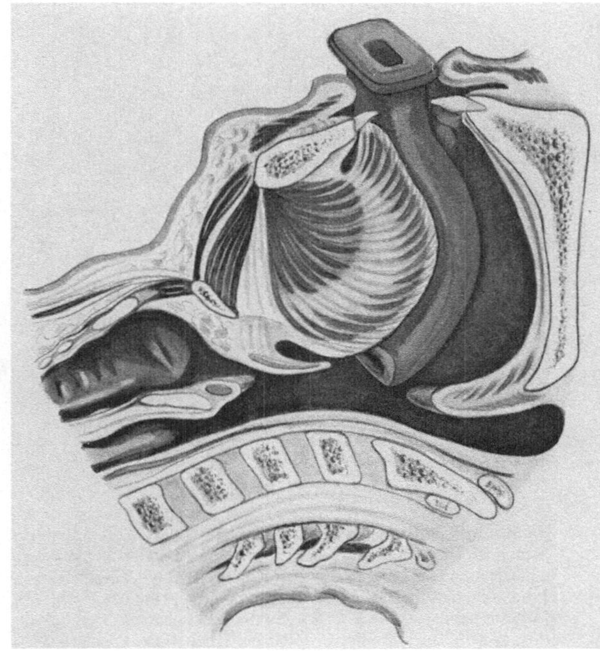

Abb. 3. Richtige Lage und Größe des Rachentubus nach GUEDEL; der Tubus muß lang genug sein, um den Zungengrund von der hinteren Rachenwand wegzuhalten, soll aber die Epiglottis und den Kehlkopfeingang nicht berühren. (Nach G. HEGEMANN in KIRSCHNER, Operationslehre, 2. Aufl., Bd. I/2, Berlin-Göttingen-Heidelberg: Springer 1958)

Eine *Intubation* wird der Anaesthesist am liebsten in der vom Operationsaal gewohnten Weise vornehmen, indem er zur Ausschaltung des Bewußtseins eine kleine Barbituratdosis und erforderlichenfalls etwas Succinylcholin i.v. injiziert. Voraussetzung zu diesem Vorgehen ist, daß der Patient mit einem geeigneten Gerät (Narkoseapparat, Oxator, Ruben-Beutel o. ä.) über eine dichtsitzende Gesichtsmaske zuverlässig mit Sauerstoff beatmet werden kann (Abb. 4). Es ist dringend anzuraten, eine Injektion von einem halben mg Atropin (i.v. 10 min, i.m. min 20 vor der Intubation) vorauszuschicken, denn die Gefahr vagaler cardiovasculärer Reflexe ist bei asphyktischen Patienten besonders groß. Bei geringerer Übung und ungünstigen äußeren Umständen ist es sicherer, die Intubation ohne Allgemeinnarkose nach Besprayung der Stimmritze mit 1—2%-igem Pantocain vorzunehmen.

Meist ist es *nicht* zweckmäßig, den Kopf möglichst weit nach hinten fallen zu lassen; besonders jüngere Menschen lassen sich am leichtesten intubieren, wenn ein Kissen unter den Kopf und nicht unter die

Schultern gelegt wird. Die Wahl des Laryngoskops — ob gerader oder gebogener Spatel — ist Gewohnheitssache (Abb. 5). Der Tubus sollte mit einer aufblasbaren Manschette versehen sein, mit Ausnahme von Kindern unter 8 Jahren, bei denen dies eine spürbare Verringerung des Lumens und Zunahme des Atemwiderstandes bedingt. Im Idealfall ist der Tubus so dick, daß er bei ganz geringer Blähung der Manschette gerade abdichtet, bei stärkerem Beatmungsdruck aber noch etwas Luft vorbeistreichen läßt. Plastiktuben knicken weniger leicht alssolche aus Gummi, lassen sich zur Einführung ohne Mandrin biegen und werden bei Körpertemperatur weicher, so daß Drucknekrosen nicht zu befürchten

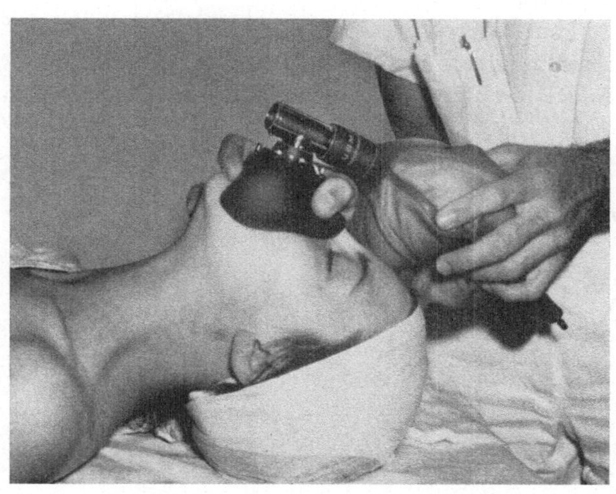

Abb. 4. Kopfhaltung bei der Beatmung über eine Gesichtsmaske: die Halswirbelsäule wird im atlanto-occipital-Gelenk überstreckt und der Unterkiefer mit dem Esmarchschen Handgriff vorgeschoben

sind. Der häufigste und schwerwiegendste Fehler ist eine zu tiefe Einführung des Tubus, so daß er an der Carina anstößt oder in den rechten Hauptbronchus eindringt, somit die linke Lunge und evtl. auch noch den rechten Oberlappen von der Belüftung ausschließt.

Ein oral eingeführter Tubus muß stets gegen Zubeißen, Herausrutschen oder Tiefergleiten gesichert werden. Durch zähe Bronchialsekrete kann er innerhalb Stunden stenosiert oder verlegt sein und muß dann gewechselt werden. Durch Horchen am Tubusende, durch Beobachtung der Thoraxbewegungen und Auskultation der Lungen muß man sich immer wieder von der einwandfreien Lage und Durchgängigkeit überzeugen.

Eine für Notfälle sehr elegante Methode ist die blinde *nasotracheale Intubation* (Abb. 6). Man benötigt hierfür nur einen relativ weichen und dünn-

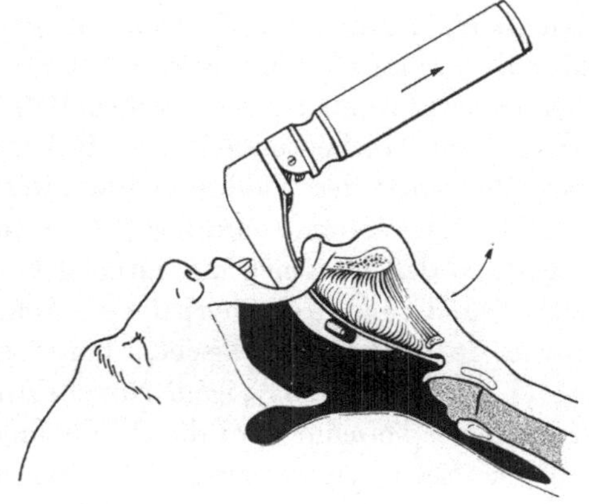

Abb. 5.: Einstellen der Stimmritze zur Intubation mit dem gebogenen Laryngoskopspatel. (Nach G. HEGEMANN in KIRSCHNER, Operationslehre, 2. Aufl., Bd. I/2. Berlin-Göttingen-Heidelberg: Springer 1958)

wandigen Tubus von etwa 30 Ch., der genauso eingeführt wird wie es zuvor für den Tiemann-Katheter beschrieben wurde. Die nasale Intubation gelingt bei ruhigen wie bei somnolenten Kranken meist ohne Anaesthesie, sie erfordert keine Kieferserschlaffung und kein Laryngoskop. Die Abdichtung des Tubus in der Trachea ist schwieriger; die nasale Intubation eignet sich daher weniger zur Dauerbeatmung als zum einmaligen gründlichen endotrachealen Absaugen bei zähem Sekret, das ein wiederholtes Durchspülen und Neueinführen des Absaugkatheters notwendig macht — doch ist hiermit eigentlich schon eine Indikation zur Tracheotomie gegeben.

Man hat gesagt, der richtige *Zeitpunkt für die Tracheotomie* sei gekommen, wenn man zum erstenmal daran denkt, daß sie nötig sein könnte. Das mag für Schädelverletzte und für mechanische Obstruktionen der Luftwege richtig sein.

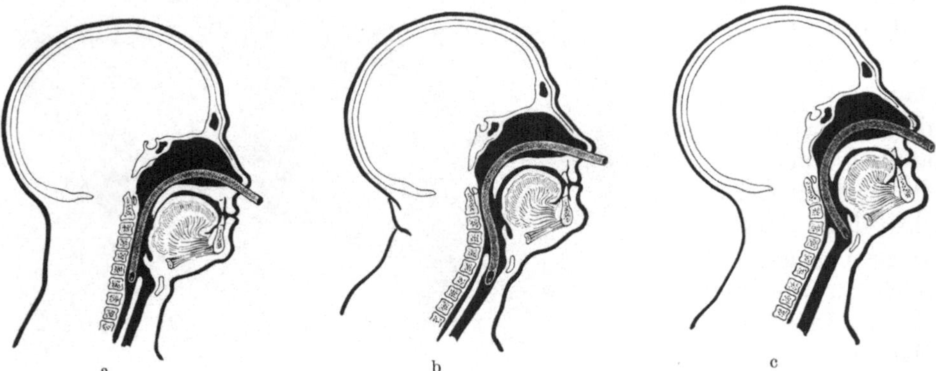

Abb. 6. Blinde nasotracheale Intubation. a) Der Tubus gleitet in den Oesophagus, weil er zu wenig gebogen oder der Kopf nicht genügend gebeugt ist. b) Richtige Tubusführung; trotzdem kann der Tubus abgleiten, wenn die Epiglottis herunterhängt oder die Stimmritze reflektorisch geschlossen wird. c) Bei zu starker Tubuskrümmung oder zu starker Reklination des Kopfes stößt die Tubusspitze gegen die vordere Commissur. (Nach HEGEMANN in KIRSCHNER, Operationslehre, 2. Aufl., Bd. I/2. Berlin-Göttingen-Heidelberg: Springer 1958)

Wer aber eine Poliomyelitisstation betreut, wird schon mit der Einlieferung eines Patienten an eine Tracheotomie denken. Auf keinen Fall sollte man sich durch zu langes Hinauszögern in Zeitnot bringen lassen. Beim Atemgelähmten muß die Kanüle voraussichtlich *sehr lange* liegen bleiben und das Tracheostoma ist während der Dauerbeatmung mechanischen Belastungen ausgesetzt. Es hängt viel davon ab, daß die Tracheotomie in aller Ruhe, mit gutem Instrumentarium am Ort und zum Zeitpunkt der Wahl ausgeführt werden kann.

Zur Tracheotomie wird der Patient mit einem Kissen unter den Schultern gelagert, so daß man sich am zurückgebeugten Hals orientieren kann. Man tastet sich Schild- und Ringknorpel, den Schilddrüsenisthmus und eine evtl. Struma sowie die Entfernung zwischen den möglichen *Zugangswegen* und dem Jugulum ab (s. Abb. 7). Mit $1/_2$% igem Novocain mit Supareninzusatz oder einem anderen Lokalanaestheticum wird die Schnittlinie und von zwei seitlichen Hautquaddeln aus das tiefere Operationsgebiet infiltriert, die Trachea selbst wird fächerförmig unterspritzt.

Die optimale Höhe für die Eröffnung der Trachea liegt etwa zwischen dem 2. und 5. Ringknorpel, gerade dort wo die Trachea in der Regel vom Isthmus der Schilddrüse bedeckt ist. Die *obere Tracheotomie*, d. h. der Zugangsweg oberhalb des Schilddrüsenisthmus, ist technisch leichter, doch hat man besonders bei Kindern oft zu wenig Platz, da der Isthmus unmittelbar an den Ringknorpel angrenzen kann. Es kann notwendig sein, den Isthmus nach unten abzupräparieren, einzukerben oder zu durchtrennen. Ein Ausweichen nach oben, d. h. die Durchtrennung des *Cricoids*, gilt als schlecht, da sie oft von Knorpelnekrosen und erschwertem

Decanulement gefolgt wird. Die *Coniotomie*, die quere Durchtrennung der Bandverbindung zwischen Schild- und Ringknorpel, kommt nur als Notmaßnahme in
allerdringendsten Fällen in Frage und muß möglichst bald durch eine typische
Tracheotomie ersetzt werden.

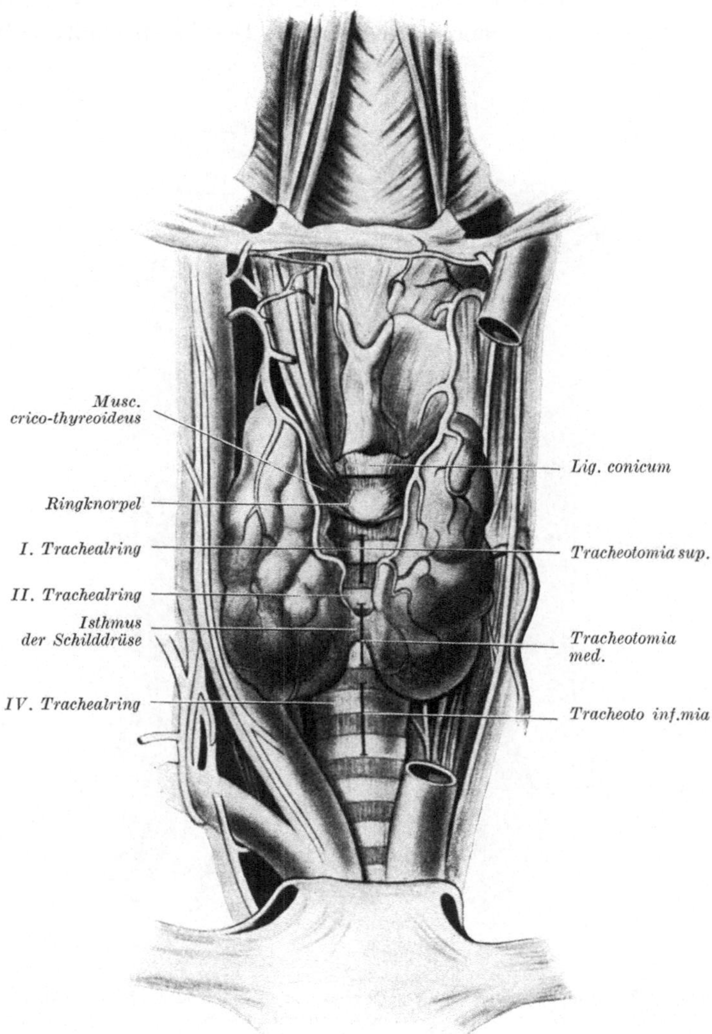

Abb. 7. Höhe der Schnittführung zur Einführung der Trachealkanüle bei der Coniotomie, der Tracheotomia
superior und inferior sowie bei Durchtrennung des Isthmus der Schilddrüse

Die *Tracheotomia inferior* erlaubt, sich vom Isthmus fernzuhalten, ist aber bei
Strumen gelegentlich unmöglich. Technisch ist sie meist schwieriger, weil die
Trachea hier tiefer liegt und es wegen der zahlreichen Venen leichter zu Blutungen
kommt, die die Übersicht erschweren. Wichtiger ist noch der Umstand, daß die
Kanüle hier in Nachbarschaft großer arterieller Gefäße liegt, so daß Arrosionsblutungen aus der Art. anonyma auftreten können. Für die Dauerbeatmung, bei
der es wegen der ständigen Kanülenbewegungen und des Drucks der aufgeblasenen

Manschette ohnehin viel leichter zu Schädigungen der Trachealwand kommt, ist daher die obere Tracheotomie vorzuziehen.

Der *Längsschnitt* durch die Haut durchtrennt weniger Gefäße, und man gelangt sofort auf die Mittellinie, an die man sich beim weiteren Vorgehen halten soll. Der *Querschnitt* ist kosmetisch besser, wir verwenden ihn aber nur, wenn von vornherein eine untere Tracheotomie vorgesehen ist. Der Längsschnitt präjudiziert

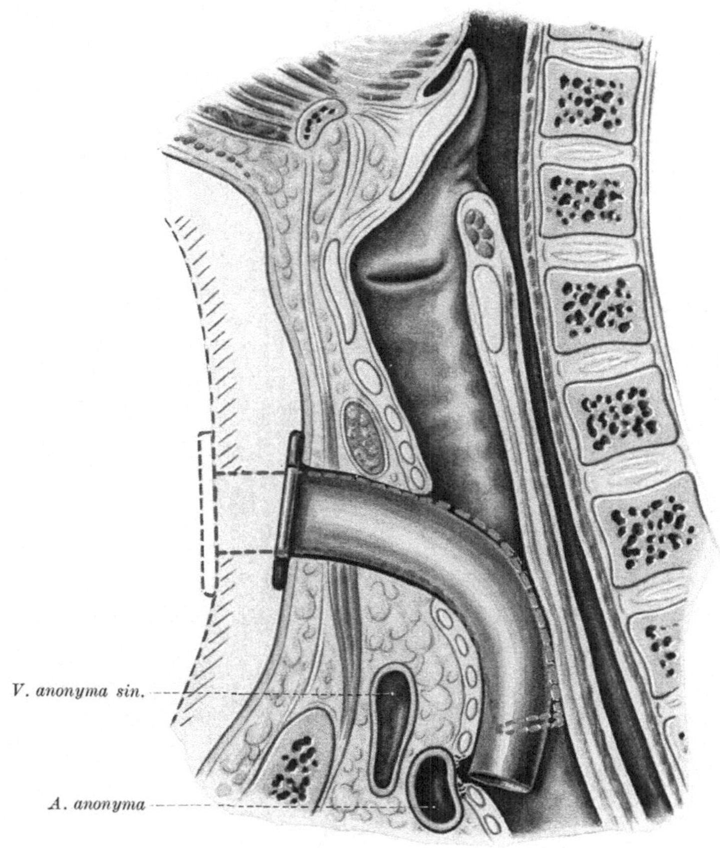

Abb. 8. Verkanten der Trachealkanüle, hier durch nachträgliche Abschwellung des Halses bedingt. Gefahr der Arrosionsblutung aus der Art. anonyma. (Nach KIRSCHNER, Operationslehre, 2. Aufl., Bd. V. Berlin-Göttingen-Heidelberg: Springer 1953)

nicht die Höhe, in der die Trachea incidiert wird, und gestattet, die Kanüle in beliebiger Höhe herauszuleiten.

Wir schneiden mit schmalem Skalpell ein rundes oder längsovales *Fenster* aus der Vorderwand der Trachea heraus, das etwa den Durchmesser der Kanüle hat, also über zwei bis drei Knorpelringe hinwegreicht. Einfache Längs- oder Querincisionen führen eher zu Verbiegungen der Knorpelringe und bei längerem Liegen der Kanüle zu Granulationen und späteren Stenosen. Rutscht die Kanüle einmal versehentlich heraus, so läßt sie sich durch ein Fenster eher wieder einführen als durch den einfachen Längsschnitt, bei dem die durchtrennten Knorpelringe wie eine Reuse den Weg versperren. Das Herausrutschen einer Trachealkanüle ist in den ersten Tagen, solange sich noch kein gleichmäßiger Kanal aus Granulationsgewebe gebildet hat, stets eine unangenehme Komplikation. Zur Wiedereinführung bewährt sich ein Nasenspeculum mit langen Branchen, mit dem man die Wunde bis in die Tiefe spreizen kann, ohne die Hautnähte zu lösen. Man kann sich auch helfen, indem man zunächst den Wundkanal mit einem Tiemann-Katheter sondiert und, wenn das Tracheallumen gefunden ist, den Katheter als Führung benutzt und die Kanüle darüber hinwegschiebt.

Die *Kanüle* selbst muß nach Dicke, Länge und Krümmungsradius sorgfältig ausgesucht werden. Wie bei der Intubation sollte der Außendurchmesser möglichst groß sein, so daß die Manschette zur Abdichtung kaum aufgeblasen werden muß. Besonders wichtig ist, daß die Kanüle nicht kantet, mit dem unteren Rand nicht an die Vorder- oder Hinterwand der Trachea anstößt oder gar mit der Öffnung gegen die Wand gerichtet ist (Abb. 8). Deshalb ist das Schulterkissen zu entfernen und der Hals in natürliche Lage zurückzubringen, *bevor* die Weichteile und die Haut genäht werden.

Silberkanülen mit *Einsatz* sind für die erste Woche zu bevorzugen, bis sich ein Kanal gebildet hat, der ein Auswechseln der ganzen Kanüle ohne Schwierigkeit gestattet. Der Einsatz soll einen „Schornstein" zum Anschluß an den Respirator

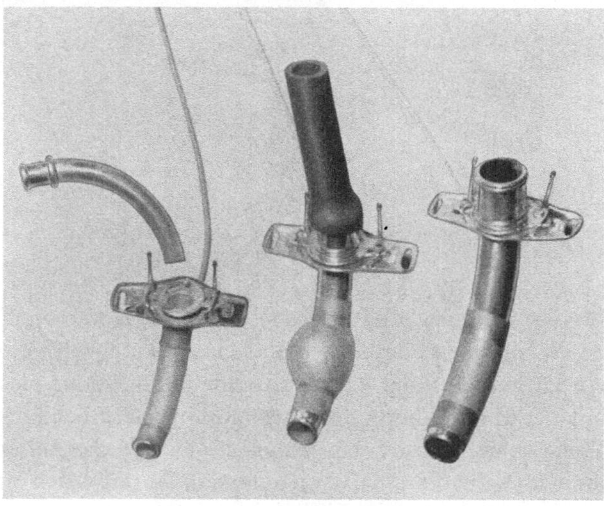

Abb. 9. Trachealkanülen mit „Schornstein" zum Anschluß an ein Gerät zur Dauerbeatmung, mit aufblasbarer Manschette und abgerundetem unteren Rand an der Außenkanüle

aufweisen (Abb. 9). Der untere Rand der Außenkanüle ist durch einen Falz abgerundet, der die Gefahr einer Schleimhautverletzung mindert, ohne das Lumen der Kanüle einzuengen. Nach der ersten Woche kann man die Silberkanüle durch eine aus weicherem Material, aus Gummi oder Plastik, ersetzen.

Ein eigenes Problem ist die *Manschette*, von deren Funktion bei der Dauerbeatmung viel abhängt. Sie soll möglichst breit sein, damit der Druck sich über eine große Fläche der Trachealwand verteilt, aber in ganzer Ausdehnung innerhalb der Trachea liegen (Abb. 10). Sie muß sehr stramm aufgezogen sein, damit sie

nicht unter der Einwirkung des Schleims von der Kanüle abrutscht und deren untere Öffnung verlegt. Wird sie stärker aufgeblasen als nötig, so besteht die Gefahr
einer Drucknekrose, aber auch einer hernienartigen Ausbuchtung des Gummis,
die wiederum zu einer Verlegung der Kanülenöffnung führen kann. Viele Manschetten sind schon defekt, wenn sie geliefert werden. Manche lassen sich aufblasen,
aber die Luft nicht wieder entweichen. Man sollte sie zweimal prüfen, einmal, wenn
man sie aufgezogen hat, und dann noch einmal in situ, bevor man die Tracheotomiewunde verschließt.

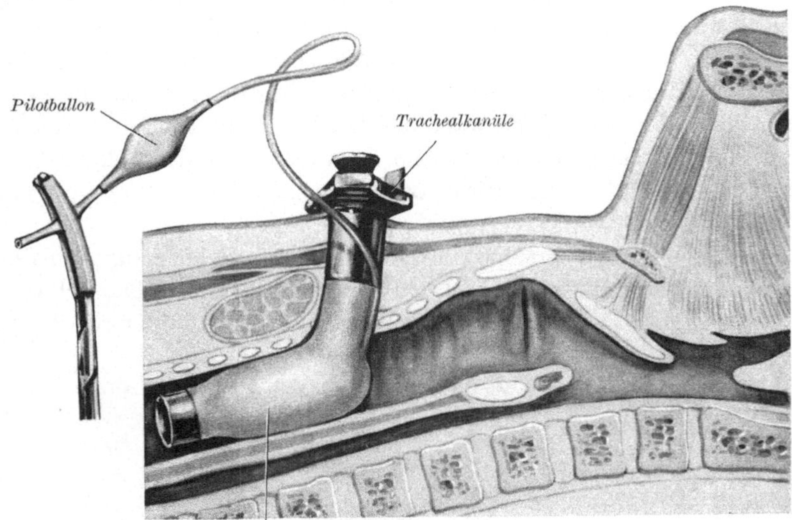

Abb. 10. Korrekte Lage der Trachealkanüle; die Manschette soll nicht stärker aufgeblasen werden als eben zur
Abdichtung notwendig

Die meisten hier tracheotomierten Poliomyelitispatienten wurden schon in der
eisernen Lunge beatmet, als man die Indikation zur Tracheotomie stellte. Anfangs
haben wir diese Patienten in der eisernen Lunge unter Lokalanaesthesie intubiert
(wobei man mit der Handhabung des Laryngoskops sehr behindert ist), sie dann
erst auf die Trage gelegt und die Operation in örtlicher Betäubung unter künstlicher Beatmung über den Tubus vorgenommen. Es läßt sich nicht vermeiden,
daß dieses Vorgehen für den völlig hilflosen Patienten mit einiger Aufregung verbunden ist.

Heute ziehen wir ein schonenderes Verfahren vor, das allerdings sorgfältige
Vorbereitung des Instrumentariums und ein gutes Zusammenspiel aller Helfer
erfordert. Der Patient wird zunächst unter Sauerstoffzufuhr über den Dom der
eisernen Lunge beatmet und die Kammer wird zur intravenösen Injektion geöffnet. Der Patient erhält $^1/_4$ mg Atropin i.v., dann eine kleine Einschlafdosis eines
kurzwirkenden Barbiturats (z. B. 200 mg Trapanal) und unmittelbar hinterher
etwa 40—50 mg Syccinylcholin i.v. Man muß schon allein auf Grund der Barbituratinjektion mit einer völligen Apnoe rechnen und den Patienten nun sehr rasch
aus der eisernen Lunge herausnehmen und auf den Operationstisch legen, wo er
sofort über eine dichtschließende Gesichtsmaske mit Sauerstoff beatmet und

intubiert wird. Der Tubus wird an den bereitgestellten Respirator angeschlossen, dann wird das Operationsgebiet mit einem Lokalanaestheticum infiltriert, weil der Patient während des anschließenden Eingriffs wieder erwacht.

Die Überwachung eines Patienten, dessen Leben von der Beatmung über die Trachealkanüle abhängt, erfordert unablässige Sorgfalt. Man kann nicht häufig genug die Lunge auskultieren und nach Atelektasen, Sekretansammlungen und anderen Atemhindernissen im Bereich des ganzen Systems fahnden. Zu häufiges Absaugen der tiefen Luftwege setzt zweifellos einen zusätzlichen Reiz auf die Schleimhäute, aber sich ansammelndes Sekret muß schonend, aber gründlich entfernt werden.

Die Inspirationsluft soll stets angefeuchtet sein, damit das Sekret nicht eintrocknet. Haben sich bereits feste Borken gebildet, so sind sie (evtl. bronchoskopisch durch das Tracheostoma) zu entfernen und durch Instillation von Trypsinlösung und Netzmitteln zur Lösung zu bringen.

Der Einfluß der Tracheotomie auf den *Hustenmechanismus* spielt beim atemgelähmten Patienten keine große Rolle, wird aber auch sonst oft überschätzt. Sicher ist der Hustenstoß effektvoller, wenn durch Schließung der Glottis zunächst ein höherer Druck im Thoraxinneren erzeugt werden kann. Kräftige Patienten mit normaler Lungenfunktion sind aber auch bei liegender Tracheotomiekanüle in der Lage, Sekrete wirkungsvoll abzuhusten. Beim Atemgelähmten kann man den Hustenstoß durch ein Gerät imitieren, das an die Kanüle angeschlossen wird und einen plötzlichen Unterdruck erzeugt. Mit diesem „Tussomat" soll es gelingen, Sekrete aus peripheren Bronchien in die Trachea zu befördern, wo sie leichter abgesaugt werden können, der Effekt steht aber dem natürlichen Hustenstoß an Wirksamkeit erheblich nach.

Als schwere *Komplikationen der Tracheotomie* sind nekrotisierende Entzündungen der Trachealschleimhaut und des Knorpelgerüstes, Perforationen der membranösen Hinterwand mit Mediastinitis und Oesophagotrachealfistel, Arrosionsblutungen und schließlich Stenosen nach dem Decanulement infolge von Granulationen und Narbenschrumpfung gefürchtet. Diese Komplikationen sind zweifellos bei Beatmungspatienten häufiger als bei andersartigen Tracheotomierten, und trotzdem treten sie an Bedeutung zurück hinter den bakteriellen *Superinfektionen des Bronchialbaums* mit schweren Pneumonien. Diese stellen die häufigste unmittelbare Todesursache der Beatmungspatienten dar, und zwar nicht nur bei der Poliomyelitis, sondern auch beim schweren Tetanus, der ja ganz ähnliche Probleme aufwirft.

Bei allen Patienten, die über längere Zeit künstlich beatmet werden, aber auch bei spontan atmenden tracheotomierten Schädel-Hirn-Verletzten überwiegt im Trachealsekret nach wenigen Tagen eine Bakterienflora, die gegen die gebräuchlichen Antibiotica resistent ist. Trotz aller Bemühungen um eine Desinfektion der Respiratoren und der Absaugkatheter ist die Einhaltung einer lückenlosen Asepsis bei der Betreuung dieser Patienten praktisch unmöglich; es sei nur erwähnt, daß auch die zur Bronchialtoilette benutzten Sauginjektoren und Motorsauger die Luft mit infektiösem Material verseuchen können.

Klinisch finden wir eine zunehmende Bronchialsekretion, die sich während der ersten Woche durch regelmäßiges Absaugen meist noch beherrschen läßt, in der zweiten Woche aber eitrigen Charakter annimmt, mit Fieber und Verschlechterung des Kreislaufs einhergeht und häufig zu Atelektasen führt. Der weitere Verlauf entscheidet sich meist in der dritten Woche, entweder wird die Infektion dann überwunden oder sie führt unter dem Bild des Herzversagens zum Tode.

Es muß offen ausgesprochen werden, daß dieser typische Verlauf durch eine *prophylaktische* Gabe von *Antibiotica* offenbar überhaupt nicht beeinflußt und auch bei höchster Dosierung allenfalls um Tage verzögert wird. Im Gegenteil können wir uns des Eindrucks nicht erwehren, daß die Situation durch prophylaktische Gabe von Antibiotica nur verschlechtert wird, weil man es dann in der kritischen 2.—3. Woche bereits mit einer ausgelesenen Bakterienflora zu tun hat, die gegen Penicillin, Streptomycin, Chloramphenicol und meist auch gegen Tetracycline resistent ist, während man mit einer erst zu diesem Zeitpunkt einsetzenden antibiotischen Therapie wenigstens vorübergehend Erfolg hat.

Die Erfahrungen auf der hiesigen Poliomyelitisstation deuten darauf hin, daß diese bronchopneumonischen Infektionen bei den Patienten, die über das Tracheostoma dauerbeatmet werden, maligner verlaufen als bei den in der eisernen Lunge liegenden und bei den spontan atmenden Patienten. Zweifellos stellen die trachealbeatmeten Poliomyelitiskranken eine Auslese der schwersten Verlaufsformen dar. Ob neben diesem Umstand und der Schwierigkeit jedes Lagewechsels auch noch die veränderte Atemmechanik mit ihren Rückwirkungen auf den endothorakalen Druck und die Kreislaufverhältnisse eine Rolle spielt, darüber werden vielleicht die Herren Gebhard u. Mitarb. noch berichten. Auch die Auswirkungen der negativen Druckphase und hoher Sauerstoffkonzentrationen auf die Bronchialschleimhaut und die Alveolarepithelien wären hier zu diskutieren.

Wie mir Herr Wöhler mitteilte, sind von den 35 Poliomyelitiskranken, die hier in der eisernen Lunge beatmet wurden, während der Behandlung 12 gestorben, also etwas über ein Drittel. Von den 25 tracheotomierten Patienten, die mit dem Engström-, dem Lundia-Respirator oder dem Spiromat beatmet wurden, sind 18 gestorben, also fast zwei Drittel. Von diesen 18 hatten 11 bronchopneumonische Infekte, die bei 6 dieser Patienten als die eigentliche Todesursache anzusehen sind. Zwei Patienten sind an Arrosionsblutungen aus der Art. anonyma verstorben.

Angesichts dieser nicht sehr ermutigenden Zahlen ist es verständlich, wenn man die Tracheotomie und die tracheale Beatmung zu vermeiden sucht und bestrebt ist, eine Hypersekretion bei einem Patienten in der eisernen Lunge durch häufiges tracheales Absaugen und Gaben von Atropin zu beherrschen. Auf der anderen Seite muß man aber betonen, daß die Gefahr einer Erstickung in der eisernen Lunge größer ist als bei der trachealen Beatmung, und daß bei starker Einschränkung der Vitalkapazität eine Beatmung in der eisernen Lunge nur dann verantwortet werden kann, wenn eine ununterbrochene zuverlässige und kritische Überwachung des Patienten gewährleistet und eine Intubation oder Tracheotomie jederzeit durchführbar ist.

Zusammengefaßt sehen wir als absolute *Indikationen zur Tracheotomie* bei Poliomyelitiskranken an:

1. *bulbäre Verlaufsformen*, bei denen wegen der Schlucklähmung eine Aspiration sonst nicht zu vermeiden ist,

2. *spinale Atemlähmungen mit Hypersekretion.*

Bei den Patienten, die sich zunächst in der eisernen Lunge befriedigend beatmen ließen, ist eine Tracheotomie indiziert, wenn eine der folgenden Komplikationen hinzutritt:

1. organische oder funktionelle Stenosen im Bereich des Mundes, des Rachens und des Kehlkopfes,

2. Pneumonien und Atelektasen,

3. eine offensichtliche Verschlechterung eines bisher guten Allgemeinzustandes.

Die Frage der Tracheotomie sollte nicht allzu einseitig nur von der Atemmechanik her beantwortet werden. Ansteigen des Blutdruckes oder des Pulses, starkes Schwitzen, Hyperthermie, Magen-Darm-Atonie, Verschlechterung des psychischen Zustandes können ebenso den Entschluß zu Tracheotomie bestimmen wie ein Ansteigen des CO_2-Drucks im arteriellen Blut oder in der Ausatmungsluft, und die Beobachtung des Verlaufs ist maßgebender als der momentane Zustand.

Die Zusammenarbeit mit dem Anaesthesisten sollte sich nicht darauf beschränken, daß man ihn zur Intubation ruft. Kreislauf- und Temperaturregulation, Wasser-, Elektrolyt- und Säure-Basen-Haushalt, Calorienzufuhr, die Prophylaxe von Blutungen und Thrombose, Pneumonien und Decubitus bieten zahllose Probleme, zu denen der Anaesthesist auf Grund seiner Erfahrungen am chirurgischen Krankengut manchen nützlichen Hinweis beitragen kann!

Literatur auf Anforderung.

Tracheotomie und erschwertes Decanulement*

Von

KARL-HEINZ HAHLBROCK (Freiburg i. Br.)

Mit 4 Abbildungen

Hat sich nach einer Tracheotomie das ursprüngliche Atemhindernis oder die Atemlähmung zurückgebildet, so daß die Kanüle an und für sich entfernt werden könnte, so treten gelegentlich als Operationsfolge oder durch die Kanüle bedingt Veränderungen im Bereich des Luftrohres auf, die eine Entfernung nicht erlauben, da der Patient auf normalem Wege keine oder nicht genügend Luft bekommt. Wir sprechen dann von einem erschwerten Decanulement.

Wie kann es zu derartigen Zuständen kommen? Durch die Möglichkeit einer Intubation ist die Tracheotomie keine unter Zeitdruck stehende Notoperation mehr. Erschwerte Decanulements müßten daher seltener werden. Da die Indikation zur Tracheotomie in den letzten Jahren aber durch die Fälle mit Polio, Tetanus, Intoxikation, Schädel-Hirn-Operationen und -Unfällen (über 50%!) wesentlich erweitert wurde, hat die Zahl der Tracheotomien und somit die Möglichkeit eines erschwerten Decanulements eher zugenommen. Durch falsches Operationsvorgehen und langes Liegen der Kanüle — oft durch künstliche Beatmung zusätzlich belastet — kann es zu Granulationsbildung, Eindrücken von Teilen der Trachealwand, Knorpelentzündung und Nekrosen und somit zu einem erschwerten Decanulement kommen.

Wir möchten hier kurz die verschiedenen Operationsmethoden mit ihren Vor- und Nachteilen besprechen, soweit sie uns im Hinblick auf spätere Komplikationen erwähnenswert erscheinen.

1. Lagerung: sitzend oder liegend und dabei mit überstrecktem Kopf,
2. vertikale oder horizontale Schnittführung,
3. Art des Vorgehens bei Anlegung des Tracheostoms: Tracheotomia sup., med. oder inf. unter Erhaltung oder Incision des Isthmus,
4. Incision oder Teilexcision der Trachealvorderwand,
5. Kanülenwahl,
6. Nachbehandlung.

Lagerung. Das Operationsfeld ist begrenzt durch das Sternum, die beiden Kopfnicker und den Schildknorpel, unter dem sich der Ringknorpel und daran angrenzend andeutungsweise die oberen Trachealknorpel tasten lassen.

Sofern es die Atmung des Patienten zuläßt, wird er durch Unterlegen eines Polsters unter die Schulterblätter und Überstreckung des Kopfes und Halses so gelagert, daß die untere Halspartie mit der Trachea möglichst leicht erreichbar ist.

---

* Aus der Universitäts-Hals-Nasen-Ohrenklinik Freiburg i. Br. (Direktor: Prof. Dr. F. ZÖLLNER).

Nelson gibt an, daß durch diese Lagerung die Vitalkapazität bei Gesunden um 300—450 cm³ eingeschränkt wird und daß bei stenosierenden Kehlkopfprozessen eine zusätzliche Atemerschwerung eintritt. Wird ohne vorherige Intubation operiert, darf der Kopf nicht zu weit überstreckt werden. Außerdem ist diese Retroflexion bei der anschließenden Operation unbedingt zu berücksichtigen, sinken doch bei normaler Kopfhaltung Larynx und Trachea wieder in die obere Thoraxapertur zurück und verändern die topographischen Verhältnisse erheblich. Daher sollte nach Anlegen des Tracheostoms und vor Einsetzen der Kanüle und Zunähen der Wunde der Kopf wieder normal gelagert werden.

Bei einem Patienten mit ausgedehntem und zerfallendem Kehlkopftumor, der nicht intubiert und wegen hochgradiger Atemnot nur sitzend operiert werden kann, ergeben sich diese Schwierigkeiten später nicht, da er ja — wenn auch unter erschwerten Bedingungen — in „regelrechter" Haltung operiert wurde.

Schnittführung. Man kann den vertikalen oder horizontalen Schnitt wählen. Wenn man die Literatur überblickt, so waren die Ansichten darüber immer schon verschieden. Fabricius (1537—1619) beschrieb als erster ausführlich die Tracheotomie, einen Eingriff, der damals als „Skandal in der Chirurgie" bezeichnet wurde. Er verwarf den horizontalen Hautschnitt wegen Gefahr der Gefäßdurchtrennung und schlechter Sicht zugunsten des senkrechten Schnittes. Andere Autoren, darunter Waldapfel und Rethi, sowie später vor allem Chirurgen, setzten sich — besonders aus kosmetischen Gründen und weil ihnen diese Art der Schnittführung durch die Strumektomie geläufiger war — immer wieder für den horizontalen Schnitt ein. Um zu klären, welche Schnittführung günstiger sei, führte Nelson bei Kinder- und Erwachsenenleichen je 4 cm lange vertikale und horizontale Schnitte bis auf die Trachea durch, fand dabei aber keine Unterschiede. (Dieser sparsame Schnitt ist aber bei Operationen oft nicht ausreichend.) Er sah dann, daß ein 6 cm langer senkrechter Hautschnitt die gleiche Übersicht gab wie ein 10 cm langer horizontaler, eingreifend unterminierender Hautschnitt.

Mithin hat der Horizontalschnitt nur den kosmetischen Vorteil, aber dafür folgende entscheidenden Nachteile: 1. ist die Sicht schlechter und 2. legt man sich schon im voraus auf die Höhe des Eingehens in die Trachea fest, ist dann vor Überraschungen nicht sicher und muß gelegentlich noch zusätzlich senkrecht einschneiden, um die Kanüle spannungsfrei einsetzen zu können. Aus kosmetischen Gründen wird dieser notwendige zusätzliche Schnitt oft unterlassen. Das sahen wir wiederholt bei auswärts operierten Fällen, die uns wegen erschwerten Decanulements zur Behandlung überwiesen wurden.

Daher bevorzugen wir den vertikalen Schnitt und zwar einen 3—4 cm langen Hautschnitt vom Unterrand des Ringknorpels in caudaler Richtung. Der anfangs sparsame Schnitt kann nach Bedarf erweitert und der Ort des Tracheostoms variiert werden.

Anlegen des Tracheostoms. Ursprünglich kannte man nur eine hohe und eine tiefe Tracheotomie. Dabei geht aus der Literatur nicht genau hervor, ob mit der „hohen" Tracheotomie die Conicotomie bzw. die Cricothyreotomie oder ein operatives Vorgehen im Bereich des Ringknorpels gemeint ist. Überwiegend wurde die Tracheotomia sup. vorgenommen, da sie schneller, leichter und nicht so blutig wie die Tracheotomia inf. sei (Stolzenburg). Jackson gab 1909 genaue Operationsvorschläge an, verwarf den oft geübten horizontalen Hautschnitt und war auch gegen die Erhaltung des Isthmus und spezielle T- oder X-förmige Einschnitte in die Trachea, sowie gegen die Einbeziehung des Ringknorpels, da die „hohe" Tracheotomie meist Larynxstenosen zur Folge hatte. Dieser Vorschlag entspricht durchaus unseren heutigen Ansichten und wir glauben, daß nicht der extreme Weg gewählt werden sollte, den RYDYGIER und andere vorschlugen: Ausschließlich die „tiefe" Tracheotomie.

Nach den anatomischen Gegebenheiten unterscheidet man

a) die Conicotomie, eine ausgesprochene Notoperation, die nach Einführung der Intubation wohl kaum noch durchgeführt wird. Sofern sie gemacht wurde, sollte schleunigst eine regelrechte Tracheotomie nachgeholt werden;

b) die Tracheotomia superior, media und inferior (in topographischer Beziehung zum Isthmus der glandulae thyreoideae) und

c) die Tracheotomie transversa. Hierbei wird die Trachea nicht senkrecht, sondern horizontal zwischen den Trachealringen gespalten. Verbiegungsstenosen mit irreparablen Verengungen sind das Resultat, so daß diese Methode schon längst nicht mehr geübt wird.

Mithin kommen also nach senkrechtem Hautschnitt nur die unter b) genannten Eingriffe in Frage, doch welchen von ihnen soll man vorziehen, um ein evtl. späteres erschwertes Decanulement zu vermeiden?

Von den insgesamt 16—20 Trachealknorpeln (RAUBER-KOPSCH) kann man während der Operation bei überstrecktem Kopf bei Erwachsenen höchstens 5—8, bei Kindern 5—7 Trachealringe sehen. Gewöhnlich ist der Isthmus 1—3 cm groß und bedeckt bis zu 4 Ringe. Die Tracheotomia med. wird daher nur bei sehr ausgeprägtem Isthmus, bei einem sog. Mittellappen der Struma und bei malignen Tumoren ohne andere Möglichkeit des Zuganges zur Tracheotomie durchgeführt.

Von seiten der Chirurgen wird auch heute noch — bei horizontalem Hautschnitt — häufig die Tracheotomia inf. durchgeführt. Die Trachea ist in diesem Bereich gut darzustellen, da der Isthmus mit seinem oberen Pol oft mit dem Ringband verbunden ist. Der Raum zwischen äußerer Haut und Tracheallumen ist aber wesentlich größer als bei der Tracheotomia sup. und die Kanüle muß dementsprechend länger sein und sitzt natürlich weiter caudal. Mithin ist die Gefahr einer bifurkationsnahen Tracheomalazie und späteren Stenose, u. U. auch einer Arrosion der V. anonyma bzw. Infektion des vorderen Mediastinums und bei seitlich verlagerter Trachea (Rö-Bild!) gelegentlich die Möglichkeit der unfreiwilligen Darstellung und Öffnung des Oesophagus natürlich größer. Die meisten der von uns bisher behandelten und operierten Fälle mit erschwertem Decanulement oder Trachealstenose traten nach horizontaler Schnittführung und Tracheotomia inf. auf.

Laryngologischerseits wird seit langem die Tracheotomia sup. vorgezogen (MARSCHIK). Dabei schneidet man am unteren Ringbandknorpel das lig. suspensorium des Isthmus durch und drängt diesen so nach unten, daß in Höhe des 2.—3. Trachealringes eingegangen werden kann. Durch Gegendruck des in seine normale Lage zurückstrebenden Isthmus kann die Kanüle nun aber kranialwärts gegen den Ringknorpel gedrückt werden und die Gefahr einer Knorpelnekrose und eines erschwerten Decanulements ist gegeben.

Nach unseren Erfahrungen ist es besser, den Isthmus bzw. dessen oberen Pol einzuschneiden oder in der Mitte keilförmig abzunähen, um später die Kanüle in Höhe des 2.—3. Trachealringes *spannungsfrei* einlegen zu können. Dieses Vorgehen entspricht also einer Kombination zwischen der Tracheotomia sup. und med. Lediglich bei Kleinkindern mit hochstehendem Kehlkopf und wenig ausgeprägtem, aber gut verschieblichem Isthmus ist die Tracheotomia inf. angezeigt.

Zusammenfassend empfehlen wir unter Schonung des Ringknorpels aber ohne Rücksicht auf den Isthmus so hoch wie möglich einzugehen, liegt doch das Atemhindernis in 99% der Fälle in Höhe oder sogar oberhalb der Stimmbänder. Die Gefahr späterer Komplikationen wird dann geringer werden.

Incision oder Excision der Trachealvorderwand. Um 1550 wurde die Trachea durch horizontalen Schnitt, d. h. Durchtrennung der ligg. anularia trachealia, eröffnet, da man glaubte, die Knorpelringe nicht durchtrennen zu dürfen. (CASSERIUS). HEISLER trat dann für den senkrechten Knorpelschnitt ein, der später durch T- und X-Schnitte modifiziert wurde. Erst 1815 empfahl LAWRENCE als erster die Knorpelexcision der Vorderwand, weil bei senkrechter Schnittführung die Kanüle oft schlecht saß und herausgehustet wurde, und nachdem DIFFENBACH bestätigt hatte, daß der Defekt später narbig verheilte.

1958 berichtete NELSON über Tracheotomien mit und ohne Knorpelexcisionen bei Hunden. Er fand dieselben postoperativen Heilungszeiten und konnte die gute Narbenbildung jeweils histologisch belegen. Klinisch machte er die Knorpelfensterung bisher aber nur 45mal bei 300 Patienten.

Statt der alleinigen Incision führen wir immer die präventive, längsovale Excision der Trachealvorderwand (wenn möglich, z. T. subperichondral) durch und zwar senkrecht in Höhe des Kanülenlumens (nicht über 2 Ringe hinaus!), seitlich aber wegen der möglichen Dehnung der Knorpelspangen in Richtung der Pars membranacea nur zur Hälfte. Bei Erwachsenen darf diese Excision ohne weiteres gemacht werden, während man bei Kleinkindern schon im Hinblick auf den wachsenden und elastischeren Knorpel zurückhaltender sein soll und kann. Bei sparsamer Knorpelexcision und gut passender Kanüle ist die Gefahr eines Luftemphysems kaum gegeben, daher braucht auch kein Streifen in die Wunde gelegt zu werden. Diese Knorpelexcision hat den Vorteil des sofort offenen Lumens für den Kanülenwechsel, während sich sonst erst durch die Kanüle nach etwa 7 Tagen eine kreisrunde Öffnung bildet.

Durch unsachgemäßes Einführen, ja, Einpressen der Kanüle nach Längsschnitt kommt es oft zum Eindrücken des oberen bzw. eines seitlichen Tracheostomteils mit Perichondritis und anschließender Nekrose und Granulationsbildung des die Kanüle umgebenden Knorpelgewebes. Das ist dann immer der erste Anlaß zu einem erschwerten Decanulement.

Kanülenwahl und Nachbehandlung. Die Wahl der Kanüle erfordert einige Erfahrung und richtet sich nach den anatomischen Gegebenheiten. Sie muß nach Länge und Weite den Verhältnissen genau entsprechen. Wir legen bei der Operation eine nicht perforierte, silberne Doppelkanüle (inneres Rohr kann zum Säubern leicht entfernt werden) ein, die bei natürlicher Körperhaltung ohne Zwang und Druck passen soll. Deshalb scheuen wir uns auch nicht, gelegentlich vor der endgültigen Wundnaht den Hautschnitt zu erweitern. Ein bis zwei Tage nach der

Operation kann eine Siebkanüle und später auch eine biegsame Kunststoffkanüle eingeführt werden. Frischoperierte können dann meist nicht sprechen, man sollte ihnen Schreibtäfelchen geben, damit sie ihre Klagen und Wünsche mitteilen können. Dauerkanülenträger ohne Auswurf können sich mit einer sog. Sprechkanüle verständlich machen, ohne daß sie die Öffnung der Kanüle zuhalten müssen.

Abschließend noch ein Wort zum Absaugen, zur Pflege der Kanüle und des Tracheostoms.

Der Absaugeschlauch sollte immer ein Zwischenstück aus Glas haben, damit das Pflegepersonal sieht, ob überhaupt Sekret abgesaugt wird und wie es aussieht. So sprechen z. B. frische Blutbeimengungen für eine Verletzung der Trachea, rostfarbenes Sputum für eine Pneumonie usw. Abgesaugt wird mit einem metallenen Kanülensauger oder besser einem dünnen Gummischlauch, der vorn geschlossen ist und seitlich Perforationen aufweist. Enthält der Bronchialbaum viel Sekret, so muß selbstverständlich regelmäßig abgesaugt werden, die Patienten lernen das bald selbst, ansonsten schädigt unnötiges Manipulieren das zarte Flimmerepithel der Trachea. Unsteriles Absaugen von oralem und Trachealsekret mit demselben Sauger sowie Verschmutzung des Gummischlauches durch die Kleider und das Bett des Kranken führen unweigerlich zu lokalen Infektionen, zu Bronchitis und Bronchopneumonie.

Es ist wichtig, daß die Kanüle nur so lange wie nötig liegen bleibt und entfernt wird, sobald es der Zustand des Kranken erlaubt. Dieser Zeitpunkt wird natürlich weitgehend von dem jeweiligen Fall abhängen und variiert je nachdem, ob z. B. eine absolute Indikation zur Tracheotomie wegen Diphtherie oder eine erweiterte Indikation bei operiertem Hirntumor wegen Bronchialtoilette vorgelegen hat, oder ob nach Polio- oder Tetanusinfektion eine Dauerbeatmung notwendig war.

Behandlung des erschwerten Decanulements. Wenn nach Entfernung der Kanüle und Zuhalten der Halsöffnung der sonst gesunde Patient noch über Atemnot klagt, so muß sehr genau durch

1. Kehlkopfspiegelung,
2. Röntgenuntersuchung und
3. Endoskopie

der Grund für dieses Atemhindernis gesucht werden. Dabei ist zu bedenken, daß Kinder gelegentlich die leichte Kanülenatmung der erschwerten Nasen-Mund-Atmung vorziehen und ein Atemhindernis vortäuschen. Ähnlich liegen die Verhältnisse nach langer Sondenernährung. Sie müssen erst wieder schlucken lernen.

Röntgenologische Klärung. Zuerst werden seitliche Kehlkopfaufnahmen mit und ohne Kanüle angefertigt, die nach Bedarf durch sagittale Aufnahmen und Tomogramme ergänzt werden. Oft genügt schon der Ersatz einer schlecht sitzenden Kanüle durch eine besser sitzende, damit der Patient nach einiger Zeit decaliert werden kann. Gelegentlich ist aber auch nach einer Notoperation mit Eröffnung des Ringknorpels (*1*) eine erneute Tracheotomie an typischer Stelle notwendig. Drei Prädilektionsstellen, in deren Bereich sich das Tracheallumen einengt, können immer wieder beobachtet werden:

a) an der vorderen Trachealwand oberhalb,
b) unterhalb des Tracheostoms sowie
c) im Bereich des Kanülenendes.

Ein geringes Eindrücken der Vorderwand (*2*) durch die Kanüle kommt wohl immer vor und ist häufig belanglos. Es kann allerdings so ausgeprägt sein (s. Rö-Aufn. Abb. 2), daß ein erschwertes Decanulement die Folge ist. Granulationen unterhalb des Tracheostoms (*3*) sind meist weiter außen und in der Regel gut zu beherrschen. Schwieriger und wohl auch gefährlicher sind Veränderungen in Höhe des Kanülenendes (*4*) bzw. im Bereich der Vorderwand (Nachbarschaft zur A. und V. anonyma). Hier sahen wir nach Tracheotomia inf. und länger dauernder künstlicher Beatmung nach Tetanus und Poliomyelitis gelegentlich tiefsitzende Trachealstenosen, die nur nach Tracheoskopie und Tomographie zu diagnostizieren waren.

Direkte und indirekte Betrachtung. Ist röntgenologisch sichergestellt, daß der Grund des erschwerten Decanulements — wie häufig — subglottisch, also zwischen Stimmbändern und Tracheostom, liegt, so wird bei liegender Kanüle in Narkose oder Oberflächenanaesthesie vom Pharynx her mit einem kurzen Bronchoskop diese Gegend inspiziert, um das Ausmaß der Stenose feststellen zu können. Zusätzlich kann man nach Entfernung der Kanüle vom Tracheostom her mit einem kleinen Spiegel bei indirektem Licht oder besser mit dem Zöllnerschen Nasenendoskop die Verhältnisse in der Trachea klären, nachdem die Schleimhaut zuvor mit Pantocain unempfindlich gemacht wurde. Ebenso gut läßt sich natürlich auch

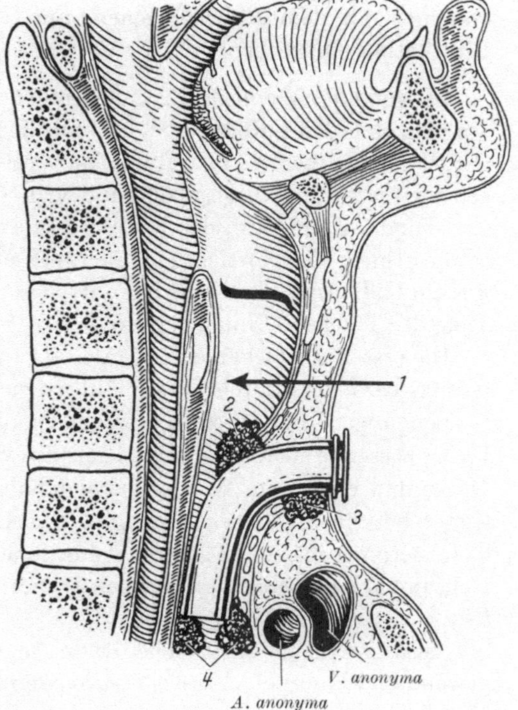

Abb. 1. *Ursachen für ein erschwertes Decanulement*
Durch fehlerhafte Tracheotomie [z. B. Cricoidspaltung (*1*)] und falsche Kanülenwahl kann der obere Pol des Tracheostoms oft nach innen (*2*) und der untere nach außen (*3*) gedrängt werden. Hier kommt es ebenso wie unterhalb der Kanüle (*4*) zu Granulationsbildungen, ja, vereinzelt sogar zu einer tödlichen Blutung nach Gefäßarrosion

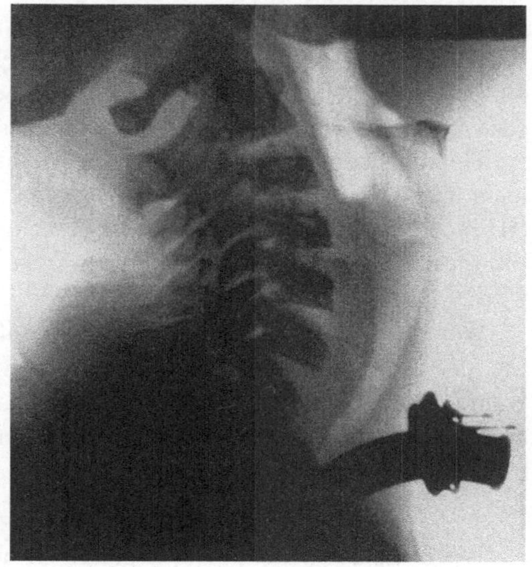

Abb. 2. *Erschwertes Decanulement*
St., Reinhold, geb. 21. 1. 57. Wegen Grippecroup nach horizontalem Hautschnitt auswärts tracheotomiert. Die seitl. Rö.-Aufnahme des Halses zeigt, daß die Kanüle den oberen Pol des Tracheostoms weit nach innen drückt, hier Granulationsbildung und dadurch erschwertes Decanulement. Nach 3 operativen Eingriffen und Einlegen eines Kunststoffröhrchens (3 Wochen) konnte die Kanüle entfernt werden

von hier mit dem Rohr eingehen, um tiefere Abschnitte der Trachea bis zur
Bifurkation einzusehen.

Behandlung. Wenn der Kanülenträger forciert ausatmet, spürt man deutlich
vor dem Hals den Luftstrom, die Kanüle liegt — zumindest grob gesehen — richtig.
Oft ist sie bei losem Sitz, weitem Tracheostom oder nach Hustenstößen aber auch
aus der Trachea herausgerutscht und liegt — scheinbar richtig — in der prätrachea-
len Wunde. Zwar kann der Kranke dann noch eingeschränkt durch das Tracheostom atmen, ein sofortiger Kanülenwechsel ist aber notwendig. Dafür hat sich bei
uns ein Killianspeculum sehr bewährt, dessen lange Branchen die Wunde bis in die
Tiefe der Trachealöffnung spreizen.

Die ersten Anzeichen einer Trachealwandverletzung durch fehlerhaften Kanü-
lensitz, besonders durch Druck, äußern sich durch Hustenreiz mit kleinen Blutbeimengungen. Bereits zu diesem Zeitpunkt muß die Kanüle sofort durch eine
besser passende ersetzt werden. Meist wird vom Pflegepersonal eine Kanüle gleicher
Größe und Form zum Wechsel bereitgehalten, da die alte Kanüle ja „paßte". Oft
leistet bei einer Tracheotomia sup. eine kürzere, mehr gebogene und bei einer
Tracheotomia inf. eine längere, etwas geradere Kanüle oder auch eine solche aus
biegsamem Kunststoff bessere Dienste, vermindert weitere Reizungen und erleichtert so das spätere Decanulement.

Meist ist der subglottische Raum mehr oder weniger durch Granulationsgewebe und Knorpelnekrosen verlegt. Je nach Sitz dieses Hindernisses wird vom
Mund oder von der Halsöffnung aus eingegangen und es mit Spezialinstrumenten
schonend — oft in mehreren Sitzungen — beseitigt. Die einzelnen Eingriffe müssen
wegen Blutungen immer wieder unterbrochen werden. Bis zu dem erfolgreichen
Decanulement können oft Monate vergehen. Um den subglottischen Raum frei-
zuhalten, werden entweder Kunststoffröhrchen oder Spezialkanülen mit Metall-
bolzen nach THOST oder Bolzenkanülen nach BRÜGGEMANN eingeführt. KNICK und
später UFFENORDE empfahlen die Dehnung des subglottischen Raumes mit einem
über der Kanüle liegenden, abgeschrägten Gummirohr. Stenosen können auf diese
Weise ganz gut behandelt werden, nicht dagegen die speziellen Fälle, bei denen es
durch Eindrücken der vorderen Trachealwand zu einem erschwerten Decanulement
gekommen ist. Eine innige Verbindung zwischen Gummirohr und Kanüle, sowie
ein Herausheben der vorderen oberen Trachealwand wird auf diese Weise nämlich
nicht erreicht. Dafür eignet sich der von uns empfohlene Gummilaschendrain
(HAHLBROCK) besser, der die obere Tracheostomwandung nach außen drückt,
während die untere Wand ja in jedem Falle durch die Kanüle nach außen gepreßt
wird.

Wenn die proximale Kanülenöffnung mit dem Kanülenschild nicht von selbst
fest der Haut aufliegt, kann der untere Kanülenrand durch Anziehen des die
Kanüle fixierenden Halsbändchens gegen das vordere Tracheallumen stoßen, führt
anfangs zu einer kleinen Schleimhautläsion, dann zur Knorpelentzündung und
nach längerem Tragen der Kanüle u. U. sogar zu einer tödlichen Blutung aus der
A. bzw. V. anonyma.

Trachealplastik. Bei länger liegender Kanüle, die zudem auch noch der künstlichen Beatmung diente, kommt es nach mechanischer Verletzung im Bereich des
unteren Kanülenrandes oft auch zur Granulationsbildung und Schädigung sowie

Deformierung einiger Trachealringe mit mehr oder weniger ausgeprägter Stenose, ohne daß die Atemnot bei den bettlägerigen Kranken auffällt. Oft ist das Tracheallumen nur so weit eingeengt, daß die Patienten in Ruhe ausreichend Luft haben.

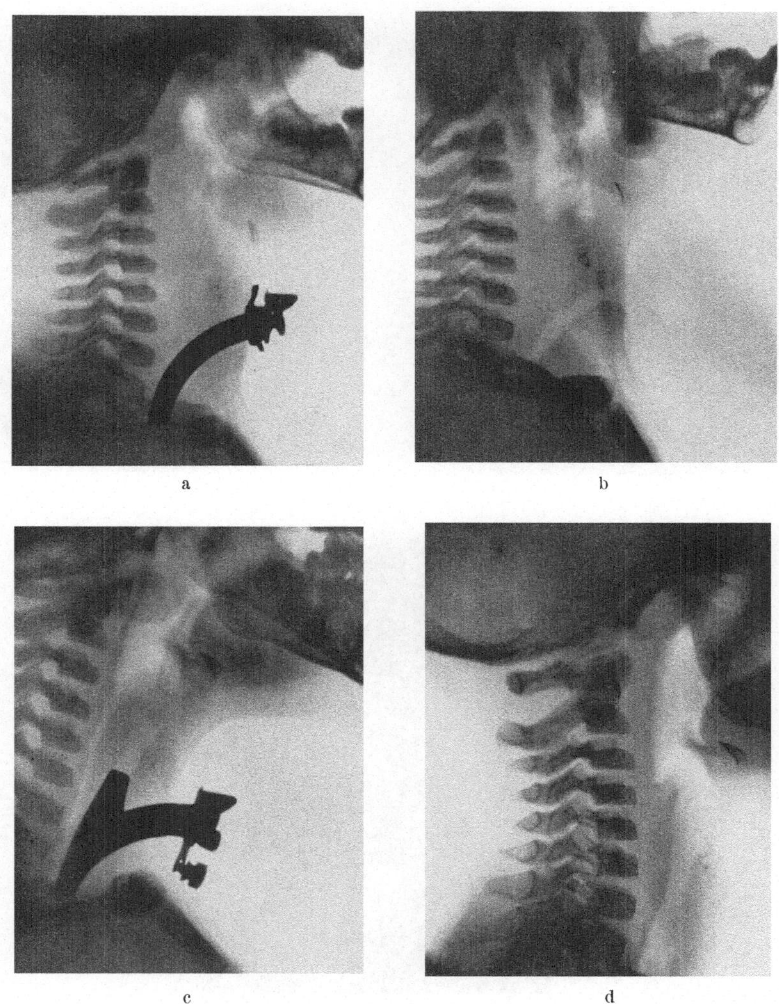

Abb. 3a—d. *Erschwertes Decanulement wegen Cricoidspaltung bei Nottracheotomie*
M., Michael, geb. 30. 8. 54. Angeborene Cheilopalatoschisis. 1955 bei auswärts durchgeführter Lippenspaltenoperation *Nottracheotomie,* seitdem Kanülenträger. Wiederholte Versuche die Kanüle zu entfernen, mißlangen. 1957 *operative Freilegung des Tracheostoms* (Prof. Zöllner), dabei zeigt sich, daß das Cricoid gespalten war. Luftrohr völlig verlegt. Narbenexcision unter Schleimhautschonung, anschließend typische *Tracheotomie* in Höhe des 3. Trachealringes. Wegen Dystrophie in Kinderklinik verlegt, später operative Korrektur der Gaumenspalte. Herbst 1957 vorbereitende Eingriffe zum Decanulement: Entfernung von Granulationen, Einlegen von Kunststoffröhrchen, Spezialkanülen usw. Decanulement nach 6 Monaten. a Seitl. Halsaufnahme mit Kanüle am 16. 2. 58; b dieselbe Situation ohne Kanüle. Beachte die Stenose im subglottischen Raum; c nach op. Entfernung von Granulationen Brüggemann-Kanüle eingelegt, die durch Aufsatz den subglottischen Raum freihält; d erfolgreiches Decanulement am 13. 5. 58

Daher läßt sich dann auch im Krankenhaus unschwer die Kanüle entfernen, die Verhältnisse im Bereich des Tracheostoms sind ja regelrecht. Die Patienten atmen wieder normal, sind aber zu Hause und am Arbeitsplatz Belastungen nicht gewachsen und kommen wieder zum Arzt. Eine oberflächliche Untersuchung klärt das

Bild bei regelrechtem Befund im Halsbereich nicht hinreichend und kardiale
Ursachen werden für die Atemnot verantwortlich gemacht. Erst die Bronchoskopie
sichert zusammen mit dem Tomogramm die Diagnose: Es liegt eine tiefsitzende

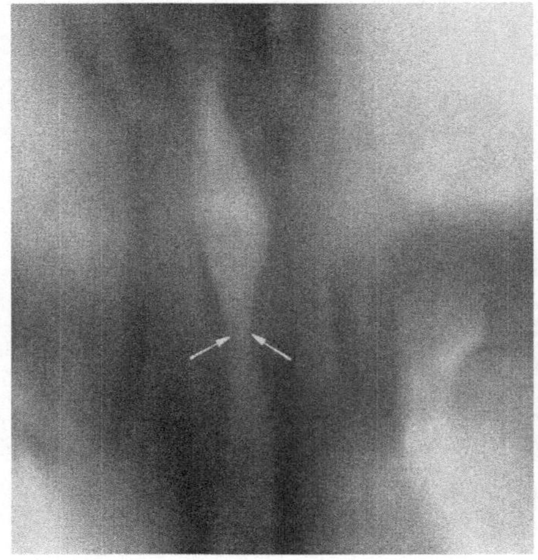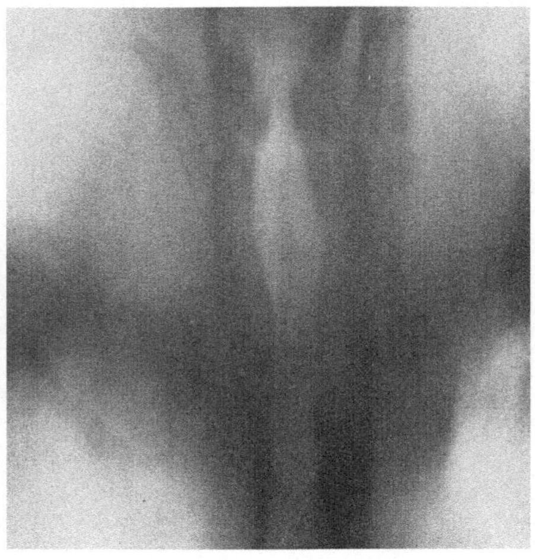

a   b

c

Abb. 4a—c. *Trachealplastik*

K., Franz, geb. 1. 2. 05. Wegen Tetanus außerhalb tracheotomiert am 31. 3. 60, anschließend 3 Wochen künstliche
Beatmung. Decanulement am 20. 4. 60. Klagt über zunehmende Atemnot bei regelrechten Verhältnissen im Kehl-
kopfbereich. Rö.-Untersuchung[1] und Bronchoskopie stellen Trachealstenose fest. a a.p. Tomogramm der Trachea
in 13,5 cm Tiefe am 30. 4. 60. Beachte die Einengung in Höhe des 3. bis 5. Trachealringes; b derselbe Fall nach
Trachealplastik am 12. 5. 60 (Dr. HAHLBROCK); c Kunststoffspangen fixieren die eingesunkenen Trachealringe und
entfalten so das Luftrohr

Trachealstenose vor. Sondierung, Bougierungs- und Dilatationsversuche führen
nicht zum Ziel. Entweder muß eine sehr lange sog. Schwalbenschwanzkanüle oder
ein Gummitubus eingelegt werden, der die Stenose überwindet, doch sind der-

---

[1] Herrn Prof. STUTZ, Leiter der Chirurg. Rö.-Abt. danken wir für die freundliche Rö.-
Untersuchung.

artige Versuche wegen möglicher Läsion der Trachealschleimhaut nicht ungefährlich und führen zudem oft zu neuen Schädigungen. Die Resektion des stenosierten Trachealabschnittes ist zwar schon erfolgreich geübt worden (max. 4 Segmente), doch wurden postoperativ durch Narbenbildung erneute Stenosen gesehen. Wesentlich eleganter und funktionell befriedigender ist die Methode der Schienung bzw. Stützung der eingesunkenen oder erweichten und komprimierten Trachealabschnitte, wie sie in letzter Zeit SCHOBEL beschrieben hat.

Mit gutem Erfolg haben wir bei bereits decanulierten Patienten mit tiefliegender Trachealstenose von außen her Kunststoffspangen an der Trachea befestigt und damit durch tiefe Nähte die eingefallenen Knorpelringe wieder entfaltet, so daß das ursprüngliche Lumen fast wiederhergestellt wurde und die Betroffenen wieder voll arbeitsfähig waren. Bei diesem Vorgehen imponiert vor allem die kurze postoperative Behandlungszeit (14 Tage).

Zusammenfassung

Das Vorgehen bei der Tracheotomie wird mit seinen möglichen Fehlern und Gefahren erörtert. Folgender Weg erscheint empfehlenswert: Nach vertikalem Hautschnitt wird unter peinlichster Schonung des Ringknorpels, aber ohne Rücksicht auf den Isthmus in Höhe des 2. Trachealringes eine sparsame, längsovale Knorpelexcision gemacht, durch die eine gut sitzende Kanüle in die Trachea eingeführt wird. Das erschwerte Decanulement wird anhand mehrerer Beispiele beschrieben.

Literatur

CASSERIUS, J.: Zit. bei GOODALL, E. W.: The story of tracheotomy. Brit. J. Child. Dis. **31**, 167, 252 (1934).

DIEFENBACH, J. F: Zit bei L. RICHARDS and F. GLENN: The histopathologic reaction of the tracheotomic wound. Arch. Otolaryng (Chicago) **15**, 389—412 (1932).

FABRICIUS, H.: Zit. bei GOODALL.

HAHLBROCK, K. H.: Gummilaschendrain bei erschwertem Decanulement. HNO-Wegweiser **4**, 52 (1953).

HEISLER, A.: Zit. bei GOODALL.

JACKSON, C.: Tracheotomy. Trans. Amer. laryng. rhin. otol. Soc. 337 (1909).

KNICK, A.: Ohren-Nasen-Rachen- und Kehlkopfkrankheiten. Reichsgesundheitsverlag Berlin 1941.

LAWRENCE, W.: Zit. bei F. J. COLLET: Notes sur l'Histoire de la Tracheotomie. Bull. Lyon Med. **78**, 392 (1944).

MARSCHIK, H.: Mschr. Ohrenheilk. **92**, 107—122 (1958).

NELSON, TH. G.: Tracheotomy: A Clinical and Experimental Study. Baltimore: Williams & Wilkins Company 1958.

RAUBER-KOPSCH: Lehrbuch und Atlas der Anatomie des Menschen. Leipzig: Georg Thieme Verlag 1939.

RETHI, A.: Emergency operations in Laryngo-tracheal dyspnea. J. Laryng. **65**, 773 (1951).

RYDYGIER, L.: Tracheotomia inferior performed in stenosis of glottis. Gaz. lek. **14**, 81 (1873).

SCHOBEL, H.: Zur Therapie der durch Kompression und Knorpelschädigung bedingten Stenosen. Mschr. Ohrenheilk. **93**, 109 (1959).

STOLZENBURG, J.: Die Geschichte der Tracheotomie. Berlin 1883.

UFFENORDE, W.: Anzeige und Ausführung der Eingriffe an Ohr, Nase und Hals. Stuttgart: Georg Thieme Verlag 1952.

WALDAPFEL, R.: Classic and other types of tracheotomy. Arch. Otolaryng. (Chicago) **45**, 446 (1947).

Diskussion

Zu den Vorträgen von Herrn WIEMERS *und Herrn* HAHLBROCK

K. H. HAHLBROCK (Freiburg i. Br.):

Wielange glauben Sie, daß eine Schlucklähmung bei der Poliomyelitis bestehen kann und wieviel Zeit vergeht bis zu ihrer Rückbildung?

A. DÖNHARDT (Hamburg):

Das Problem der bleibenden Schlucklähmung haben wir auch kennengelernt. Wir können aber feststellen, daß die Schlucklähmung im allgemeinen innerhalb von 14 Tagen zurückgeht, bleibt sie bestehen, so liegt das oft an der Kanüle. Wir haben auch das Bild gekannt, daß eine Schlucklähmung über Monate zu bestehen schien, obschon im Rachen nichts mehr sicher nachzuweisen war. Wir haben dann einfach die Kanüle gezogen und den Patienten für 3 Tage parenteral ernährt, daraufhin konnte wieder geschluckt werden. Vielleicht ist es der Fremdkörperreiz der Kanüle, der hier ursächlich in Frage kommt.

A. HOTTINGER (Basel):

Dazu möchte ich sagen, daß durchschnittlich die Schlucklähmung nach 8—10 Tagen vorübergeht. Wir gebrauchen eine Kanüle so wenig als möglich, ebenso wenig als möglich die Magensonde. Man darf wohl annehmen, daß bei liegender Sonde der Schluckreflex vergessen wird.

A. DÖNHARDT (Hamburg):

Zur Frage des Abrutschens des Ballons von der Kanüle in die Trachea möchte ich sagen, daß es dieses Problem zwar gibt, aber daß wir den Ballon eigentlich gar nicht brauchen. Ich finde es nicht zweckmäßig, den Ballon länger als 24 Std liegen zu lassen. Dann muß der Patient spontan mit der Zunge, Glottis oder Mund abschließen können. Wenn es nicht geht, so muß das Gerät gewechselt werden. Man muß dann mit einem frequenzkonstanten Gerät arbeiten, da man dann die Abdichtung nicht mit Gewalt zu erzwingen braucht. Man verliert allerdings die Meßgenauigkeit des Atem-Minutenvolumens, aber das erscheint auch nicht so wichtig, denn wenn die Kanüle nach 24 Std etwas undicht ist, kann der Patient wenigstens etwas sprechen. Die Sekretaspiration kann man dadurch verhindern, daß man laufend absaugt. Außerdem verklebt es immer sehr schnell zwischen Kanüle und Wandung. Man muß darauf sehen, daß die Kanüle so groß wie möglich ist, denn dann wird sie gut sitzen und man braucht nicht abzudichten. Wenn man sich natürlich auf eine Volumendosierung einläßt, muß man abdichten, ist man aber großzügig und gibt z. B. 14 Liter, so braucht man nicht abzudichten.

A. BÜHLMANN (Zürich):

Bei unseren chronischen Fällen verzichten wir auch auf die Dichtigkeit, aber bei frischen Fällen dichten wir ab, um zu sehen, wieviel überhaupt in die Lunge hineingeht.

Künstliche Beatmung*

Von

A. Bühlmann (Zürich)

1952 führten wir in Zürich die bereits in der Anaesthesie alltäglichen Beatmungsmethoden im Rahmen der inneren Medizin für die Überbrückung von bulbären Atemlähmungen und die Behandlung des schweren Tetanus mit Curare ein. Wir hatten Glück und schöne Erfolge, sprachen aber etwas unpräzis von „künstlicher Atmung". Inzwischen ist für die Herzchirurgie der extrakorporelle Kreislauf mit Oxygenatoren fast alltäglich geworden. Wir sprechen deshalb heute etwas bescheidener von „künstlicher Beatmung" wenn wir durch irgendwelche Maßnahmen die Aufgabe der Atemmuskulatur, intrathorakale Druckschwankungen zu erzeugen sowie die Funktion der Atemzentren, ein dem Stoffwechsel adäquates Ventilationsvolumen zu regulieren, übernehmen. Die künstliche Beatmung setzt eine noch ventilationsfähige und durchblutete Lunge beim Patienten voraus. Diese Bedingung zu erhalten, ist eine der wichtigsten Aufgaben jeder länger dauernden künstlichen Beatmung. Ich glaube aber, daß in absehbarer Zeit auch die künstliche Atmung mittels eines extrakorporellen Kreislaufes im Rahmen der inneren Medizin ihr Indikationsgebiet finden wird.

Über die Indikationen zur künstlichen Beatmung wie über die praktische Durchführung wird noch im einzelnen gesprochen, so daß ich mich auf das Wesentliche beschränken kann. Die Indikation ist prinzipiell immer gegeben wenn die spontane Ventilation aufhört oder ganz ungenügend ist. Bei allen anderen Lungenfunktionsstörungen ist eine künstliche Beatmung sinnlos. Das eindeutigste Kriterium für eine ungenügende Ventilation ist die arterielle CO_2-Spannung, steigt sie über 60 mm Hg an, so ist eine Beatmung indiziert. Diese Limite verschiebt sich bei vorbestehenden und länger dauernden Hypoventilationszuständen z. B. bei obstruktiven Lungenerkrankungen auf 75—80 mm Hg. Die unblutige Bestimmung der alveolären CO_2-Spannung ergibt bei verschiedenen pathologischen Zuständen niedrigere Werte als im arteriellen Blut und soll deshalb die Blutgasanalyse, die zudem einfacher zu handhaben ist, nur ausnahmsweise ersetzen.

Ursachen und Hauptsymptome der Hypoventilation und Asphyxie

Die Lunge erfüllt ihre Aufgabe, einen Gasaustausch zwischen Organismus und allgemeiner Atmosphäre zu vermitteln, durch das Zusammenspiel von 2 Funktionen, nämlich Ventilation der Alveolen und Gasdiffusion durch die alveolocapilläre Membran zum Blut, als dem Vermittler zum Gesamtorganismus. Die Belüftung ist das Resultat von zentraler Atemregulation, Kraftaufwand der

* Aus der Medizinischen Universitätsklinik Zürich (Direktor: Prof. Dr. P. H. ROSSIER).

Atemmuskulatur einerseits und Atemwiderständen in den Luftwegen, im Lungengewebe sowie im Thoraxskelet andererseits. Für die Gasdiffusion ist die Größe der Austauschfläche und die Beschaffenheit der Membran von ausschlaggebender Bedeutung. Verschlechterung der Diffusionsverhältnisse bedeutet Erhöhung der Diffusionswiderstände. Bei einer chronischen Lungeninsuffizienz kann je nach der zugrundeliegenden Krankheit mehr die Ventilation oder die Gasdiffusion beeinträchtigt sein. Bei einer Erstickung als Folge eines Unfalles oder einer Schädigung der Atemregulation bzw. Atemmuskulatur handelt es sich praktisch immer um ein Versagen der „Pumpe", also eine ungenügende Ventilation. Alle unsere Maßnahmen im Rahmen der Wiederbelebung betreffen die Wiederherstellung einer genügenden Ventilation.

Die Tab. 1 gibt von der Anatomie ausgehend eine Übersicht über die Ursachen einer Lungeninsuffizienz oder eines Asphyxiezustandes.

Tabelle 1.

Lokalisation der Störung	Pathologische Veränderung oder Schädigung
1. Atemzentren u. Innervation der Atemmuskulatur (Nn. phrenici)	Trauma, Blutung, Hypoxie, infektiös-toxisch, pharmakologisch
2. Atemmuskulatur	Myasthenie (Curare)
3. Luftwege	Obstruktion durch Fremdkörper, Kompression, Bronchialsekret-Spasmen
4. Lungenparenchym	Ausfall an ventilierter und durchbluteter Lungenoberfläche temporär: Atelektase, Kollaps, Infiltration definitiv: alle restriktiven und destruktiven Lungenerkrankungen (-resektionen)

Jede ungenügende Ventilation akut oder chronisch führt zu einem Anstieg der CO_2-Spannung und Abfall der O_2-Spannung in den Alveolen. Das hat eine arterielle Hypoxämie und Hypercapnie zur Folge. Sinkt die arterielle O_2-Sättigung des Hämoglobins unter 50%, so stellt sich in der Regel eine schwere Beeinträchtigung des Bewußtseins ein. Das gleiche ist der Fall wenn die arterielle CO_2-Spannung über 70—80 mm Hg ansteigt. Gibt man in einer derartigen Situation lediglich Sauerstoff, so bessert sich zwar die Hypoxämie, die Hypercapnie wird aber verstärkt. Der Patient erscheint weniger cyanotisch, bleibt aber bewußtlos und kann schließlich ersticken. Da das Verhältnis zwischen Bicarbonat und freier CO_2 im Blut die Wasserstoffionenkonzentration bestimmt, führt jede CO_2-Retention zu einer Acidose, die dann durch sekundäre Elektrolytverschiebungen mehr oder weniger kompensiert wird, was nicht ohne Beeinflussung der Nierenfunktion möglich ist. Die Serumelektrolyte zeigen jedoch bei einer respiratorischen Acidose meistens keine signifikante Abweichung von der Norm, während es bei einer hyperventilationsbedingten respiratorischen Alkalose zu einem deutlichen Abfall des Kaliums kommt.

Besonderes Interesse verdienen die Einflüsse der Hypoxämie und Hypercapnie auf den Kreislauf. Die Erhöhung der alveolären CO_2-Spannung kombiniert mit einer Senkung der O_2-Spannung führt zu einer Konstriktion der kleinen Lungengefäße und damit zu einem Blutdruckanstieg im Lungenkreislauf. Quantitativ ist der Effekt im Lungenkreislauf etwa gleich groß wie bei Anwendung von Arterenol,

Hypertensin und Pitressin. Wird die Hypoxie mit einer höheren O_2-Konzentration in der Inspirationsluft vermieden, so ist der Druckanstieg in der Art. pulmonalis etwas geringer. Solange die Vasomotorenfunktion im Körperkreislauf erhalten bleibt, führt die Hypercapnie wie die Hypoxämie auch hier zu einem Blutdruckanstieg. Unter akuten Bedingungen ist deshalb der arterielle Blutdruck oft ein guter Hinweis für eine CO_2-Retention. In den verschiedenen Organgebieten haben aber Hypoxämie und Hypercapnie unterschiedliche, z. T. gegensätzliche Wirkungen. Im Gehirnkreislauf führen sie zu einer Vasodilatation. Der Gefäßwiderstand nimmt ab, was bei erhöhtem arteriellem Druck natürlich eine beträchtliche Steigerung der Gehirndurchblutung und Zunahme des intrakraniellen Blutvolumens ergibt. Diese Durchblutungszunahme hat einen Anstieg des intrakraniellen Druckes zur Folge, was sich mit Liquordruckmessungen direkt nachweisen läßt.

Tabelle 2. *Serumelektrolyte während künstlicher Hypo- und Hyperventilation*

	normal	15′ resp. Acidose	15′ resp. Alkalose
CO_2 mäq/l . . .	24,6	29,9	19,0
pH	7,38	7,29	7,59
pCO_2 mm Hg . .	39,0	60,0	19,0
Kalium mäq/l . .	4,3	5,3	3,4
Natrium mäq/l. .	140,0	138,0	139,0
Chloride mäq/l. .	102,0	100,0	103,0
Calcium mg-% .	9,8	9,6	10,1

Mittelwerte während künstlicher Hypoventilation (10 Fälle) und künstlicher Hyperventilation (15 Fälle) mit den Ausgangswerten während normaler Ventilation.

Während diese Verhältnisse für den Lungen- und Körperkreislauf sowie den Gehirnkreislauf auch beim Menschen als experimentell gesichert gelten dürfen, sind wir für andere Organe mehr auf Vermutungen angewiesen. Sehr wahrscheinlich führen Hypoxämie und Hypercapnie auch zu einer Erweiterung der Herzkranzgefäße, so daß auch die Coronardurchblutung ansteigt. Die statistisch signifikante Häufung von Ulcus ventriculi und duodeni bei obstruktiven Lungenerkrankungen mit Hypoventilation ist ein Hinweis dafür, daß vielleicht auch die Durchblutung dieser Organe beeinflußt wird. Dabei ist zu berücksichtigen, daß eine Acidose im Blut zu einer Erhöhung der Wasserstoffionenkonzentration des Magensaftes führt, was aber für die respiratorische Acidose noch nicht direkt experimentell nachgewiesen wurde.

Technik der künstlichen Beatmung

Aus den bisherigen Ausführungen ergibt sich das Ziel jeder künstlichen Beatmung: *Die Ventilation muß so dosiert werden, daß die arteriellen Blutgase möglichst im Bereich der Norm bleiben.* Außerhalb der Klinik, in der Praxis und in Notfallsituationen ohne jedes Instrumentarium halte ich die Mund zu Mund- bzw. Mund- zu Nase-Beatmung als die weitaus beste Methode. Der asphyktische Patient erhält während der Exspiration des Helfers zuerst Frischluft aus dessen Totraum und dann Alveolarluft, die wegen Hyperventilation immer eine mehr oder weniger erniedrigte CO_2-Spannung hat. Auf diese Weise ist es möglich, die alveoläre und arterielle CO_2-Spannung des Patienten auf einen annähernd normalen Wert zu senken.

In einer kleinen Serie haben wir auch die arteriellen Blutgase untersucht und gesehen, daß sogar die arterielle O_2-Sättigung ungefähr im Bereich der Norm bleibt.

In der Klinik hat sich die apparative Überdruck- bzw. Wechseldruckbeatmung bei mehr oder weniger vollständigen Atemlähmungen als eindeutig überlegen erwiesen. Bei Patienten mit teilweiser Atemlähmung, vollem Bewußtsein und erhaltenem Hustenmechanismus ist das Prinzip der Tankbeatmung im Sinne einer Atemhilfe zur Unterstützung der Atemmuskulatur nach wie vor wertvoll und indiziert. Worin liegen die Unterschiede zwischen Überdruck- und Tankbeatmung? In beiden Fällen muß doch bei gegebenen Atemwiderständen für das gleiche Atemvolumen dieselbe Druckdifferenz erzeugt werden. Die Unterschiede werden klar, wenn wir die verschiedenen Atemwiderstände und ihre Variabilität unter pathologischen Bedingungen betrachten. Die Atemmuskulatur muß bei der Spontanatmung eine Kraft entfalten, die die Strömungswiderstände in den Luftwegen einschließlich der quantitativ geringen Deformationswiderstände des Lungengewebes, dann die elastischen Widerstände der Lunge und schließlich die elastischen Widerstände des Thorax einschließlich des Bauchinhaltes überwindet. Der elastische Thoraxwiderstand, im Normalfall beim Erwachsenen 4—6 cm H_2O/l bleibt abgesehen von Thoraxverletzungen mit circulären Verbänden usw. konstant. Der elastische Widerstand des Lungengewebes, normalerweise ebenfalls 4—6 cm H_2O/l variiert etwas stärker und nimmt zu, wenn das blähungsfähige Parenchym aus irgendeinem Grunde reduziert wird. Die Strömungswiderstände in den Luftwegen sind bei Ruheatmung normalerweise sehr klein, können aber durch Verlegung der Luftwege unendlich groß werden. Hier müssen wir quantitativ mit den größten Variationen rechnen. Je höher die Strömungswiderstände in den Luftwegen, um so größer der negative Druck während der Inspiration sowie positive Druck während der Exspiration im Intrathorakalraum. Das gilt für die Spontanatmung und die Tankbeatmung, die ja erstere nachahmen soll. Die Kraft muß intrathorakal am Pleuraspalt angreifen, um die Lunge gegen ihren eigenen elastischen Widerstand wie auch gegen die Strömungswiderstände in den Luftwegen zu dehnen. Auf das Herz und die großen Gefäße wird dieser intrathorakale aber extrapulmonale Druck übertragen, er ist für den venösen Rückfluß zum Herzen nicht bedeutungslos. Deshalb können stark vergrößerte intrathorakale Druckschwankungen den Kreislauf ungünstig beeinflussen. Bei erhöhten Strömungswiderständen in den Luftwegen muß bei einer Tankbeatmung für die Inspiration ein stark negativer Druck erzeugt werden. Damit ergibt sich bei nur geringem positivem Druck für die Exspiration eine Zunahme des venösen Rückflusses und eine Vergrößerung des Lungenblutvolumens. Bei einer Überdruckbeatmung durch die oberen Luftwege hingegen setzen die großen Druckdifferenzen bei erhöhten Strömungswiderständen in den Luftwegen selber an. Unabhängig von diesen Strömungswiderständen und auch unabhängig vom elastischen Widerstand der Lunge werden die intrathorakalen Druckdifferenzen nicht größer als es dem elastischen Widerstand des Thorax entspricht. Bei Tankbeatmung müssen über den Pleuraspalt die Kräfte zur Überwindung der elastischen Widerstände der Lunge und der Strömungswiderstände in den Luftwegen übertragen werden. Bei Überdruckbeatmung hingegen passiert den Pleuraspalt lediglich die Kraft zur Überwindung des elastischen Widerstandes des Thorax. Mit anderen Worten auch bei sehr hohen Strömungswiderständen, die Druckdifferenzen von 30 cm H_2O und mehr erfordern, bleiben bei einer Überdruckbeatmung die intrathorakalen respiratorischen Druckschwankungen sehr klein und betragen immer nur wenige cm H_2O.

Hier liegt der entscheidende Vorteil der Überdruckbeatmung vor der Tankbeatmung bei allen Patienten mit erhöhten Strömungswiderständen in den Luftwegen. Bei reiner Überdruckbeatmung bleibt der intrathorakale Druck dauernd
leicht positiv, Thorax und Lungen befinden sich in einer leichten Inspirationsstel-
lung. Bei reiner Überdruckbeatmung muß der Venendruck entsprechend um einige
mm Hg ansteigen. Mit Anwendung eines negativen Druckes während der Exspiration also mit Wechseldruckbeatmung variiert der intrathorakale Druck um
0 mm Hg.

Unsere Untersuchungen mittels Herzkatheterismus ergaben hinsichtlich Herz-
minutenvolumen und Blutdruck keine großen Differenzen zwischen reiner Über-
druck- und Wechseldruckbeatmung. Wenn wir auch letztere vorziehen, so bleibt
das Wesentliche die richtige Dosierung des Ventilationsvolumens, die Normalisierung der arteriellen Blutgase.

Apparaturen, die mit einem einfachen Ventilmechanismus pausenlos von der
In- zur Exspiration umschalten und jeweils zu Beginn der Inspiration das Maximum
der Stromstärke erzeugen, sind aus atemmechanischen Gründen weniger geeignet
als Konstruktionen mit während der Inspiration zunehmender Stromstärke und
zwischengeschalteter endinspiratorischer Pause. Im Falle von ungleichmäßigen
Zuleitungsbedingungen zu den verschiedenen Lungenabschnitten ermöglicht die
zunehmende Stromstärke und die endinspiratorische Pause einen intrapulmonalen
Blähungsausgleich wie es sich auch im Modellversuch schön nachweisen läßt.

Über klinische Therapie und Komplikationen
bei Atemgelähmten*

Von

AXEL DÖNHARDT

Mit 3 Abbildungen

Wenn man von einer Therapie der Atemstörungen spricht, so muß man sich klarmachen, daß die Behandlung von der Art der vorliegenden Störung abhängig ist. Ich will versuchen, in der zur Verfügung stehenden Zeit die beiden im akuten Stadium wichtigsten Beatmungsformen und die Behandlung der dabei auftretenden Komplikationen zu schildern. Dabei lasse ich bewußt die übrigen Beatmungsmethoden, z. B. den Rumpfrespirator und das Schaukelbett, unberücksichtigt. Sie sind im akten Stadium einer Atemlähmung unzureichend, während sie bei der Entwöhnung ausgezeichnete Dienste leisten.

Eiserne Lunge oder Trachealgerät?

Das technische Problem der Beatmung wird heute gelegentlich dadurch vereinfacht, daß die Eiserne Lunge als überholt bezeichnet und die Lösung dieser Frage in der Bevorzugung der Trachealgeräte gesehen wird. Bei einer Diskussion dieser Feststellung ist es gut, sich die Entwicklung der Trachealbeatmung vor Augen zu halten. Als 1952 in Kopenhagen eine Poliomyelitisepidemie ausbrach, verfügte man dort nur über die unzulänglichen kleineren Rumpfrespiratoren, später dann auch über wenige Tankrespiratoren. Durch die Initiative der Anaesthesisten entstand die tracheale Hand- und später automatische Beatmung.

Tabelle 1

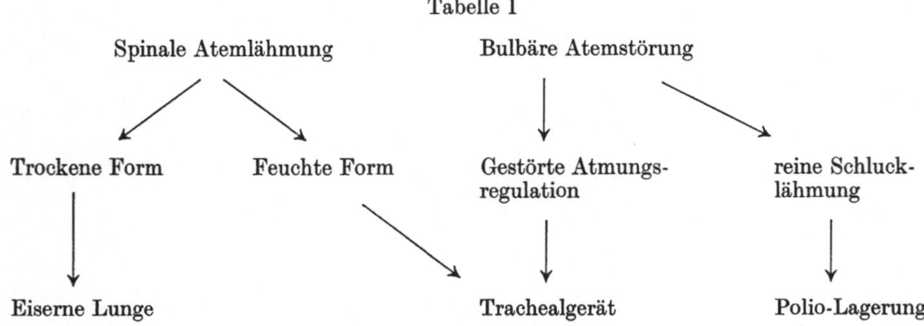

Bei der Bewertung der dort erzielten Erfolge wurden die neuentwickelten Geräte mangels anderer Erfahrungen als Ursache der nun niedrigen Letalität heraus-

* Aus der I. Medizinischen Abteilung des Allgemeinen Krankenhauses Altona, Hamburg-Altona (Ärztlicher Direktor und Chefarzt: Prof. Dr. R. ASCHENBRENNER).

gestellt, obschon amerikanische Autoren bereits über eine ebenfalls ähnliche Erfolgsquote mit der Eisernen Lunge berichtet hatten.

Wir halten auch heute an der Eisernen Lunge als Grundlage der Beatmungstechnik fest, da eine Tracheotomie nicht zu den risiko- und komplikationslosen

Tabelle 2. *Vor- und Nachteile der Tracheotomie*

Vorteile:

Freier Luftweg unabhängig von der Glottis
Schutz vor Sekreten aus dem Rachenraum
Wiederholte Bronchoskopie ohne größeres Trauma
Einfachere Pflege des Kranken

Nachteile:

Kanülendurchmesser kleiner als Trachea
Operationstrauma; operative und postoperative Komplikationen
   (Blutung, Arrosionsulcus, Pneumomediastinum)
Fremdkörperreiz der Kanüle (erhöhte Schleimproduktion, eventuell Infektion. Vortäuschung einer Schlucklähmung)
Austrocknung der Trachealschleimhaut, Epithelschädigung
Spätfolgen: Trachealstriktur, Retracheotomie

Eingriffen gehört und vermieden werden kann, wenn es sich um eine trockene, spinale Atemlähmung handelt. Treten allerdings zwingende Gründe für eine Tracheotomie ein, so wird selbstverständlich tracheotomiert, z. B. bei starker Verschleimung, der sog. feuchten Form der Atemlähmung, oder bei Patienten mit bulbären Atemstörungen, den sog. Gurglern (Tab. 1, 2, 3).

Die Behandlung eines tracheotomierten Patienten ist ohne Schwierigkeiten in der Eisernen Lunge möglich. Aus Gründen der einfacheren Pflege sollte man allerdings den Patienten sehr rasch, gegebenenfalls gleich nach Einlegen der Kanüle, an ein Trachealbeatmungsgerät anschließen, um die später steigenden Schwierigkeiten der Umgewöhnung zu vermeiden.

Tabelle 3. *Indikation des Beatmungsverfahrens*

	Eiserne Lunge	Trachealbeatmung
Spinale Atemlähmung		
a) trockene Form	++	—
b) feuchte Form	+	+
Bulbäre Atemstörung		
a) Schlucklähmung	—	—
b) gestörte Atmungsregulation	—	++
c) encephalitische Beteiligung	—	+
Komplikationen		
a) Hochdruck, Myokarditis	+	+
b) Magenatonie	—	++
c) Atelektasen	+	++
Transport	(+)	++

Die Tracheotomie wird bei uns während der Beatmung in der Dräger-Lunge vorgenommen. Eine vorhergehende Intubation vermeiden wir, da sie bei Kindern ein zusätzliches hypoxisches Risiko bedeutet.

Indikation zur Beatmung

Ist eine frühzeitige Beatmung nach den Grundsätzen der Schonung des Atemapparates zweckmäßig oder führt sie zu einer unnötigen Bindung des Patienten an das Gerät? Wir halten es nicht für richtig, mit der Beatmung zu warten, bis sichere Zeichen der ausgeprägten Ateminsuffizienz vorliegen. Durch zu langes Hinauszögern des Beginns der Beatmung nehmen die Komplikationen zu. Trockene,

spinale Atemlähmungen gehen mit Abnahme der Atemgeschwindigkeit in „feuchte"
Formen über, die ihrerseits zu den gefürchteten Atelektasen führen. Schließlich
hat ein frühzeitiger Beginn der Beatmung den Vorteil, daß man den Patienten
durch ein aufklärendes Gespräch auf die automatische Beatmung vorbereiten
und damit den psychischen Schock der überwältigenden Technik vermeiden kann.
Unsere Indikation zur Beatmung ist nicht etwa weit gefaßt, um die Statistik
durch eine vermehrte Zahl leichter Atemlähmungen zu verbessern, sondern um
bei unseren Patienten Komplikationen zu vermeiden.

Die Indikation zum Beginn der Beatmung kann nach verschiedenen apparativen Meßgrößen gestellt werden, wie z. B. im arteriellen Blut, pH, pCO_2, CO_2CP,
Sauerstoffsättigung oder -spannung, CO_2 in der Atemluft, spirographische Werte
usw. Weitaus wichtiger ist aber wie stets in der Behandlung der Poliomyelitis
die Besinnung auf die klinische Beobachtung des Patienten. Sie wird ergänzt
durch die Messung von Puls und Atemfrequenz, Blutdruck und Vitalkapazität.
Wenn Puls, Atemfrequenz und RR ansteigen, die Vitalkapazität aber abfällt,
so ist eine Beatmung oder zumindest bei bulbären Atem- und Schluckstörungen
eine Revision der Luftwege angezeigt. Die zuerst genannten Meßgrößen werden
erst dann pathologisch, wenn es eigentlich zu spät zur Beatmung ist. Bei einer
durch Angst hervorgerufenen Hyperventilation können sie über die bereits bestehende Einschränkung der Atemfunktion hinwegtäuschen.

Kontrolle der Beatmung

Auch bei der Überwachung der Dauerbeatmung muß die klinische Beobachtung
des Kranken im Vordergrund stehen. Laborbefunde sind in dieser Phase zur Festlegung der optimalen Therapie unentbehrlich, so vor allem pH, pCO_2 und CO_2CP
sowie unterstützend die Sauerstoffsättigung oder Sauerstoffspannung. Die erstgenannten Werte erlauben einen Rückschluß auf das Bestehen und die Form von
Acidose oder Alkalose, die Sauerstoffsättigung gibt indirekt einen Hinweis auf
die Shunt-Durchblutung der Lunge und damit auf Atelektasen (Tab. 4).

Die Messung der sog. alveolären CO_2-Spannung mit dem URAS hat enttäuscht,
da endexspiratorische Luft nur bei großem Atemvolumen der Alveolarluft entspricht (Abb. 1). Zudem verfälschen die häufig vorhandenen Störungen im Verhältnis Lungenventilation : Lungendurchblutung (bei Atelektasen) das Bild erheblich.
Für die experimentelle Forschung ist der URAS allerdings sehr brauchbar. In der
Praxis erscheint es gerechtfertigt, auf die Anwendung des komplizierten URAS
mit seiner langen Anheizzeit zu verzichten und den mittleren exspiratorischen
CO_2-Gehalt als Richtwert für den Beatmungseffekt zu nehmen. Es muß allerdings
daran erinnert werden, daß der Normalbereich von 3—4,5% CO_2 in der Exspirationsluft nur für Erwachsene gilt. Bei Kleinstkindern fällt $C_{CO_{2E}}$ wegen der hohen
Totraumventilation bis auf 2,5% ab.

Ein Weg zur indirekten Ermittlung der alveolären Kohlensäurespannung ist die Tonometrie der Lungenluft des Patienten mit einem Kohlensäure-Sauerstoff-Gemisch. Füllt man
einen Atembeutel von 1 bis 1,5 l Inhalt mit etwa 6—7% Kohlensäure im Sauerstoff und läßt
aus diesem Beutel rückatmen, so tritt nach wenigen Atemzügen ein Gasaustausch zwischen
Lungen und Alveolen ein. Die Analyse des Gasgemisches (Infrarot-Analysator, Scholander
o. ä.) ergibt unter Berücksichtigung der Wasserdampfspannung den Wert des venösen Kohlensäuredruckes in der Lunge. Dieses Verfahren kann allerdings nur bei nichttracheotomierten
Patienten durchgeführt werden.

Tabelle 4. *Einteilung der Alkalose und Acidose*
Standardbicarbonat = Bicarbonatgehalt im gesättigten Vollblut bei pCO_2 40 mm Hg

	pCO_2	pH	Standard-Bicarbonat
A. Atemstörung			
1. Acidose	+	—	normal
Acidose, teilweise kompensiert	+	—	+
Acidose, vollkompensiert	+	normal	+
2. Alkalose	—	+	normal
Alkalose, teilweise kompensiert	—	+	—
Alkalose, vollkompensiert	—	normal	—
B. Stoffwechselstörung			
1. Acidose	normal	—	—
Acidose, teilweise kompensiert	—	—	—
Acidose, vollkompensiert	—	normal	—
2. Alkalose	normal	+	+
Alkalose, teilweise kompensiert	+	+	+
Alkalose, vollkompensiert	+	normal	+

Da mit diesem Verfahren der venöse pCO_2 ermittelt wird, der arterielle Wert aber wichtiger erscheint, haben wir versucht, bei 70 Patienten durch gleichzeitige Bestimmung des peripheren venösen und arteriellen Kohlensäuredruckes die Differenz zu ermitteln. Für die

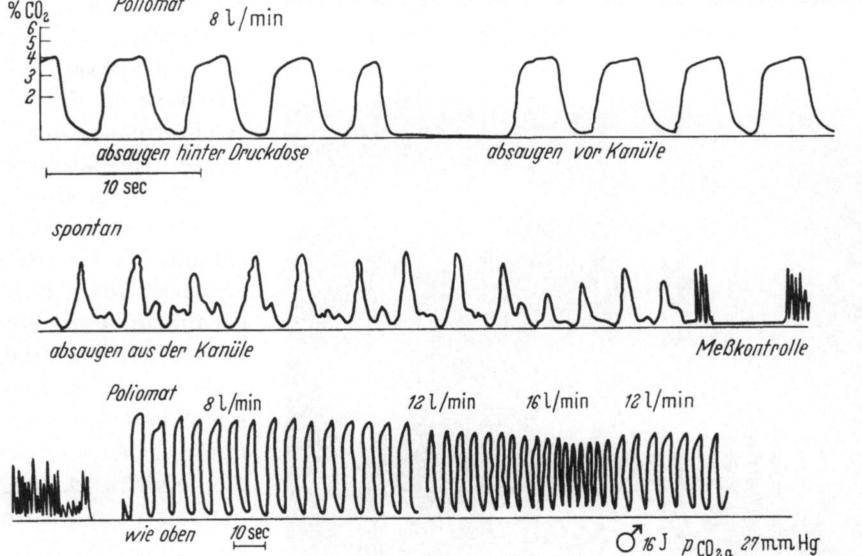

Abb. 1. URAS-M-Kurve. Die endexspiratorische CO_2-Konzentration entspricht bei Spontanatmung nicht dem arteriellen pCO_2

mit dem Astrup-Verfahren zu erreichenden vier Werte lassen sich die nachfolgenden Gleichungen angeben:

$$pH_a = pH_v + 0,05\ (\pm 0,05) \qquad 7,15-7,45 \qquad 90\%$$

$$pH_{ser\,a} = pH_{ser\,v} - 0,025\ (\pm 0,025) \qquad 7,35-7,60 \qquad 90\%$$

$$CO_2CP_a = CO_2CP_v - 1,5\ (\pm 1,5) \qquad 20-40\ meq. \qquad 90\%$$

$$pCO_{2A} = pCO_{2a} = pCO_{2v} \cdot 0,8\ (\pm 0,1) \qquad 40-90\ mmHg \qquad 80\%$$

Darüber hinaus haben die Untersuchungen gezeigt, daß es ausreichend ist, bei einem Patienten nur eine arteriell-venöse Doppelbestimmung durchzuführen, um die individuelle

 10a

a-v-Differenz festzulegen, um später mit hinreichender Genauigkeit aus den leichter zu gewinnenden venösen Werten auf die arteriellen zu schließen. Die angegebenen Formeln gelten für die respiratorischen Atemstörungen, die Schwankungsbreite wird größer, wenn metabolische Störungen hinzutreten. Mit Hilfe dieser Annahme lassen sich die belastenden arteriellen Punktionen in gewissem Umfange ersparen. Die sog. Arterialisation des venösen Blutes (starkes Erwärmen der Hand mit Punktion einer Handvene) hat sich nicht bewährt, sie wäre höchstens für die Untersuchung an Kindern zu erwägen.

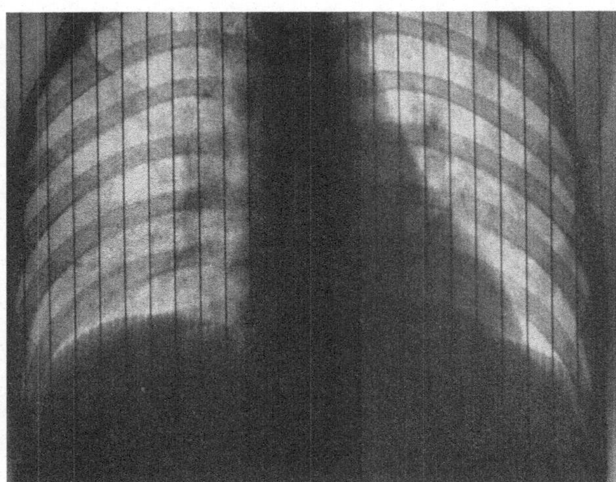

Abb. 2a. Querkymogramm bei kompletter Atemlähmung

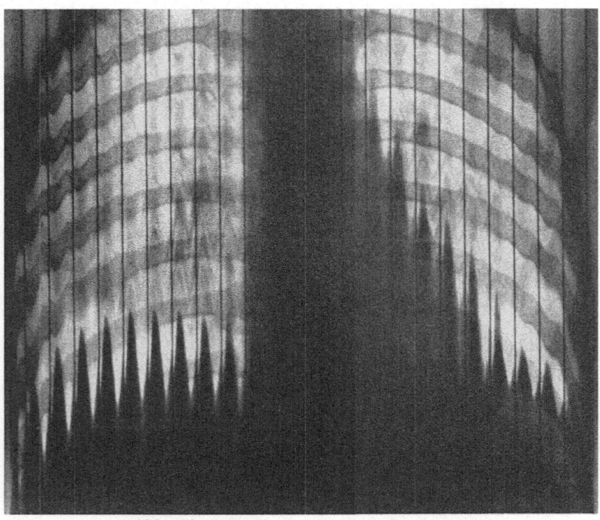

Abb. 2b. Dasselbe bei Poliomatbeatmung

Zwei weitere Untersuchungsmöglichkeiten müssen noch erwähnt werden: EKG und Röntgen. Das EKG erlaubt vorerst den einzigen Rückschluß auf eine langsam einsetzende Drucksteigerung im Lungenkreislauf. Eine Druckerhöhung, z. B. durch Hypoxie und der Atelektasen, führt zur Rechtsdrehung der EKG-Achse. Schließlich vermag das EKG gewisse Hinweise auf hypoxische oder entzündliche Herzschäden zu geben. Durch die Röntgenaufnahme erhalten wir Aufschlüsse über die Art und Lage der Lungenkomplikationen und somit über den Weg, der für die gezielte Absaugung mit dem Metraß-Katheter zu wählen ist. Eine Ergänzung der Röntgenaufnahme ist die Doppelbelichtung eines Filmes im In- und Exspirium oder noch besser das Querkymogramm, mit dem die Analyse der Zwerchfellbeweglichkeit links und rechts möglich ist (Abb. 2).

Pharmakologische Therapie

Die Behandlung der Atemstörungen wird durch eine Reihe von Maßnahmen ergänzt, die wir als Nebentherapie hier nur kurz erwähnen, da sie nichts für die Poliomyelitis Spezifisches enthält.

Zur Vermeidung von Sekundärinfektionen der Lunge und der Harnwege sind Antibiotica erforderlich. Da im Tierversuch durch intramuskuläre Injektionen Lähmungen provoziert werden können, injizieren wir generell intravenös oder verabfolgen die Antibiotica per os. Eine gezielte Therapie nach bakteriologischer Testung der Erreger ist unbedingt zu empfehlen. Beachtung müssen „hospitalisierte" Erreger finden, wenn mehrere Patienten über Wochen und Monate in einem Raum zur gleichen Zeit behandelt werden müssen. Um diesem Resistenzrisiko entgegenzuwirken, haben wir in einem größeren Behandlungsraum versuchsweise eine UV-Deckenstrahlanlage angebracht.

Eine prophylaktische Unterstützung des Herzens durch Glykoside ist bei älteren Patienten im akuten Stadium zweckmäßig, bei einer Poliomyelitis-Myokarditis sind Glykoside nur in schweren Fällen erforderlich. In der Hochdrucktherapie müssen wir den entzündlichen vom hypoxischen Druck zu trennen versuchen. Bei ersterem geben wir Rauwolfiaalkaloide, bei hypoxisch-hypercapnischem Hochdruck, erkennbar an raschem Druckwechsel, muß die Beatmung geändert werden. Daß die Wirkung der Rauwolfia auch bei der hypoxischen Rechtsbelastung des Herzens ausreicht, vermögen wir nicht zu beweisen, möchten es aber annehmen. Weiterhin sind Rauwolfiaalkaloide von Nutzen in der Behandlung der zentral ausgelösten Tachykardien bei bulbären oder encephalitischen Formen der Polio.

Tabelle 5

Hyperkaliämie
> 25 mg-%

Symptome: Arrhythmie,
peripherer Kreislaufkollaps,
Herzstillstand, Lähmungen

Hypoventilation mit Hyperkapnie bzw. Insuffizienz zu Beginn der resp. Acidose	↑	Dehydratation Niereninsuffizienz

Normokaliämie
16—22 mg-%

unzureichende Zufuhr, gesteigerte Ausfuhr; Absaugen von Schleim und Magensaft. Hyperventilatorische Alkalose	↓	Stoffwechselacidose, übermäßige NaCl- und Glucosezufuhr

Symptome:
Magen-Darm-Atonie,
Hegglinsyndrom,
Herzinsuffizienz,
Verstärkung der Lähmungen

Hypokaliämie
< 16 mg-%

Wichtig ist eine exakte Überwachung des Wasser- und Elektrolythaushaltes. Ausreichende Flüssigkeitszufuhr ist nicht allein zur Vermeidung einer Dehydratation erforderlich, sondern auch um den Schleim des Kranken möglichst dünn zu halten, d. h. indirekt, um Atelektasen zu vermeiden. Von den Elektrolyten verdient das Kalium starke Beachtung. Respiratorische Acidose führt zur Hyperkaliämie und erheblichem Kaliumverlust im Urin. Im weiteren Verlauf der Erkrankung steigt der K-Verlust durch den Eiweißabbau (2 g Eiweißabbau = 1 mmolK), durch abgesaugten Magensaft und wahrscheinlich auch infolge zentralnervöser Regulationsstörungen. Starke Hypokaliämien bis zu 12 mmg-% sind nichts Seltenes. Daß derartig niedrige Werte für die Atemmuskulatur nicht gleichgültig sind, wissen wir von dem Bild der paroxysmalen Hypokaliämie (Tab. 5).

Zur Infusion verwenden wir die von der Behandlung der Stoffwechselstörungen bekannten Lösungen, die je nach der Art der Elektrolytstörungen bzw. der Form von Acidose und Alkalose auszuwählen sind. Im späteren Stadium hat sich die perorale Zufuhr von Kalinor bewährt.

Hyperthermie

Zu den gefürchtetsten Komplikationen der Poliomyelitis bzw. ihrer Atemlähmung gehört die Hyperthermie. Unter Hyperthermie verstehen wir Temperatursteigerungen bis 40 Grad und darüber. Ohne rechtzeitiges Eingreifen ist sie ein infaustes Zeichen einer encephalitischen Ausweitung des Krankheitsgeschehens. Für den Atemgelähmten ist die Hyperthermie besonders bedrohlich, weil sie mit einem stark erhöhten Sauerstoffbedarf und mit einem erhöhten Atemminutenvolumen einhergeht. Die gleichzeitig vorhandene Tachykardie ist unökonomisch und belastet das Herz. Weiterhin bedeutet Hyperthermie überschüssige und vermeidbare Verluste des Organismus an Wasser und Salzen.

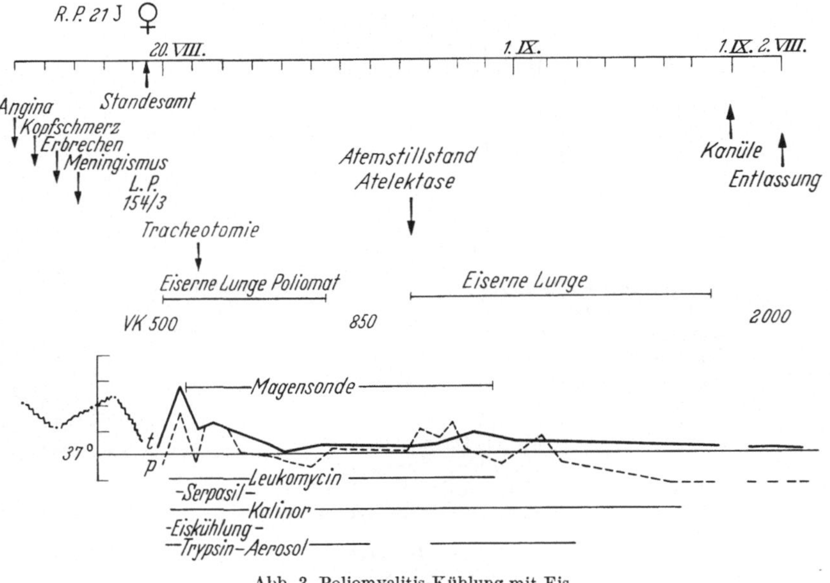

Abb. 3. Poliomyelitis-Kühlung mit Eis

Das Ziel der Therapie muß dementsprechend auf eine Erniedrigung der Körpertemperatur auf Werte um 38 Grad oder wenig darunter gerichtet sein. Um dieses Ziel zu erreichen, gibt es prinzipiell zwei verschiedene Möglichkeiten: die pharmakologische „Hibernation", ausgehend von dem Gedanken einer Bremsung des Vegetativums, und die physikalische Kühlung von außen. Mit der pharmakologischen Methode haben wir bisher nur schlechte Erfahrungen gemacht, da die Chlorpromazine gelegentlich eine Umkehr ihrer Wirkung bei der encephalitischen Form der Poliomyelitis mit ihrer Hyperthermie erkennen lassen. Wir bevorzugen die physikalische Kühlung durch Eispackungen, ohne allerdings die Atembewegungen an Brust und Bauch zu erschweren. Die Eisbeutel werden direkt oder nur mit einem Tuch aufgelegt, gleichzeitig wird der Patient mit einem dünnen Laken bedeckt. Letzteres ist besonders wichtig, da die Schwestern in übergroßer Fürsorge den Patienten vom Hals bis Fuß einschließlich der Eisbeutel zuzudecken pflegen. Subjektive Mißempfindungen der Patienten sind gering und lassen sich durch Sedativa mindern, die im übrigen nur bei einwandfrei gesicherter Beatmung verabfolgt werden dürfen (Abb. 3).

Mit dieser Methode gelingt es, die Temperatur innerhalb von wenigen Stunden auf subfebrile Werte zu drücken und damit den Sauerstoffbedarf des Patienten einzuschränken. Kleine Pyramidongaben können diese Wirkung noch unterstützen.

Atelektasen

Die erwähnte Erhöhung des Sauerstoffbedarfs während der Temperatursteigerung ließe sich zwar durch die zusätzliche Gabe von Sauerstoff durch eine Maske oder einen Katheter beheben, doch birgt diese Methode die Förderung der Lungenkomplikationen in sich. Besteht gleichzeitig eine Verschleimung der tieferen Luftwege, so würde bei einer hohen Sauerstoffkonzentration in den Alveolen nach einem plötzlich einsetzenden Schleimverschluß eines Bronchus der Sauerstoff aus den dahinterliegenden Lungenabschnitten sehr rasch resorbiert werden und damit die Lunge kollabieren.

Um die Gefahr der Atelektasenbildung zu verringern, lassen wir unsere Patienten im akuten Stadium über mehrere Stunden am Tage inhalieren. Hierfür genügt eine einfache Wasserdampflösung; zweckmäßig ist auch die gelegentliche Inhalation eines Trypsin-Aerosols, während das Alevaire uns enttäuscht hat, weil es in seiner Wirkung nicht über diejenige des Wasserdampfes hinauszugehen scheint.

Sind Atelektasen eingetreten, so wird nach röntgenologischer Feststellung ihrer Lage versucht, mittels eines gezielt eingeführten Metraß-Katheters den Schleimpfropf abzusaugen (steril vorgehen!). Gelingt das nicht, kann entweder bronchoskopiert und dann abgesaugt werden oder aber, eine etwas heroische Methode, eine 1:5 verdünnte Trypsinlösung (wenige cm³) durch den Metraß-Katheter an die Stelle des Schleimverschlusses instilliert werden. Bei diesem Vorgehen ist naturgemäß größte Vorsicht erforderlich, wenn nicht durch Verschluß weiterer Bronchien durch die Flüssigkeit die Hypoxie gefördert werden soll. Das instillierte Trypsin und nach Möglichkeit der Schleimpfropf werden nach wenigen Minuten wieder abgesaugt und anschließend mit erhöhtem Druck des Beatmungsgerätes die Atelektase gesprengt.

Magenatonie

Eine weitere Komplikation der Poliomyelitis ist die Magenatonie. Die verschiedenen Ursachen haben wir bisher nicht befriedigend klären können. Neben einer Hypokaliämie, die sich oft bei der Poliomyelitis findet, kommen in Betracht zentrale Störungen der Darminnervation — hierfür spricht das gelegentliche Auftreten von Ulcera — und eine zu Beginn der Behandlung zu reichliche Flüssigkeitszufuhr. Schließlich ist daran zu denken, daß manche Patienten in der Eisernen Lunge zum Luftschlucken neigen und den Magen unnötig aufblasen. Besteht außerdem noch eine Zwerchfellparese, so kann es durch das Luftschlucken zur extremen Ektasie des Magens mit anschließender Magenatonie kommen.

Mögen ihre Ursachen noch so vielfältig sein, wichtig ist lediglich die rechtzeitige Erkennung der Atonie. Gerade das ist leider während der Beatmung schwierig, zumal wenn die Patienten in der Eisernen Lunge liegen.

Zeichen einer beginnenden Magenatonie sind Pulsbeschleunigung, ängstlicher Gesichtsausdruck, Schmerzen, unbestimmter Druck im Oberbauch, aufgetriebener Oberbauch links und meist heftiger Durst. Für die Diagnose wichtig ist die Auskultation des Magens. Es ist unter allen Umständen notwendig, durch Beachtung der Symptomatik die Atonie rechtzeitig zu erkennen, bevor es zum Erbrechen mit nachfolgender Aspiration von Magensaft kommt. Das schwallartige Erbrechen führt fast regelmäßig zum Tode, wenn nicht zufällig ein geblockter Trachealkatheter liegt.

Wir legen daher bei bulbären Atemstörungen prinzipiell, bei spinalen Atemlähmungen bei ersten Zeichen der Atonie einen Nasenkatheter als Verweilsonde ein. Ist der Magensaft bei einer Atonie abgesaugt, so wird in halbstündlichen Abständen der Magen im Wechsel mit je 100 cm³ 40%iger Glucose oder mit Ringerlösung gespült. Vor jeder Zuführung von Sondennahrung muß grundsätzlich abgesaugt werden. Zusätzlich geben wir Prostigmin (Mestinon) oder Bepanthen. Schließlich ist daran zu denken, daß mit dem Magensaft eine erhebliche Elektrolytmenge abgesaugt wird, die abgesaugten Elektrolyte also ersetzt werden müssen.

Blasenatonie und Nierensteine

Ein interessantes, wenn auch leider noch ungelöstes Problem sind die Nierensteinerkrankungen bei unseren Polio-Atemlähmungen. Harnwegsinfekte waren anfangs für uns bei den vorübergehend blasengelähmten Patienten nichts Seltenes, doch tauchten die Steinleiden erst auf, als wir infolge unserer Bemühungen um die Atemlähmung auch Kranke über Monate und Jahre behandeln mußten. Die Ätiologie der Steinentstehung ist sicher mannigfaltig (Tab. 6). Die plötzliche Immobilisierung eines Menschen führt stets zur Hypercalcämie und Calciurie. Die Calciumkonzentration im Urin stieg bei vielen der von uns untersuchten Patienten weit über das Doppelte des Normwertes an, wobei allerdings sehr erhebliche Schwankungen im Verlaufe weniger Tage vorkommen. Trotzdem glauben wir nicht, daß die vermehrte Calciumausscheidung der alleinige Faktor für die Steingenese ist.

Obschon die Skeletentkalkung extreme Ausmaße annehmen kann, wie hier z. B. nach dreijähriger Atemlähmung bei einem jungen Mann, ist der Calciumgehalt seiner Nierensteine nur gering und schwankt zwischen 25 und 35% des Gesamtsteingewichtes. Beispielsweise waren in einem Stein von 122 mg 30,2 mg Calcium als Oxalat und Phosphat enthalten, obschon die Tagesausscheidung an Calcium bei ihm zwischen 200 und 400 mmg pro Tag schwankt. Sehr viel wahrscheinlicher ist ein Zusammenhang zwischen Harnwegsinfektion und Hypercalciurie. Die Zelltrümmer der Infektion sind vermutlich der Kondensationspunkt der konzentrierten Salzlösung, die um so rascher zum Auskristallisieren neigt, desto geringer der Harnfluß ist.

Tabelle 6. *Prophylaxe der Urolithiasis bei schwergelähmten Polio-Patienten*
Aus: R. ASCHENBRENNER Assoc. Europ. Poliomyélite, Vol. VI, 378, 1959

Pathogenetische Faktoren	Ärztliche Maßnahmen
Rückenmarks-Läsion	Angepaßte Bewegungstherapie
Schlaffe Muskellähmung	Diät: ausreichend Eiweiß und Vitamin C, nicht
Immobilisation	zuviel Kalk
Trophische Störungen	Sexual-Hormone (?)
Osteoporose	Medikamentöse Beeinflussung der Löslichkeits-
Kalkausschwemmung	verhältnisse im Harn (?)
I. *Hypercalciurie*	
II. *Ungenügende Diurese*	Angepaßte Flüssigkeitszufuhr, möglichst gleich-
	mäßig über 24 Std.
	Evtl. Wasserstöße
III. *Mechanische Abflußbehinderung*	Lagewechsel, Schaukelbett, Vertikalbett
(Harnstauung)	Ausreichende Darmentleerung
IV. *Infektion der Harnwege*	Dauerkatheter nicht zu lange liegen lassen!
	Häufiger Katheterwechsel
	Antibiotica
	Keine Sulfonamide!

LARSEN konnte in Kopenhagen an einem sehr großen statistischen Material zeigen, daß die Urolithiasis bei gelähmten Männern häufiger als bei Frauen auftritt, mit dem Lebensalter zunimmt und vor allem bei Respirator-Patienten besonders häufig ist. Hierfür wird auch von ihm die Häufigkeit der Harnwegsinfektionen angeschuldigt. In Arbeiten der letzten 10 Jahre über die Problematik der Nierensteine wird ihre Häufigkeit sehr unterschiedlich angegeben. Nach unserer Erfahrung steigt sie proportional zur Diagnostik, da ein erstaunlicher Teil der Steine ohne jede subjektiven Beschwerden und objektive Zeichen bleiben kann. Je mehr daher geröntgt wird, desto mehr Steine wird man bei den länger paralytischen Patienten finden.

Dem komplexen Geschehen entsprechend sind unsere therapeutischen Bemühungen vielseitig: Verhinderung der sudeck-ähnlichen Skeletentkalkung durch möglichst frühzeitige, aktive Mobilisierung. Ist das nicht möglich, so zumindest passive Bewegung im Vertikalbett oder im Schaukelbett. Weiterhin sind erforderlich ausreichende Diurese, d. h. Trinken großer Flüssigkeitsmengen, am Anfang der Erkrankung zumindest Einschränkung der Milchzufuhr wegen des darin enthaltenen Calciums, Einschränkung des Katheterismus bei der Blasenlähmung und gleichzeitig Antibioticaschutz nach vorhergehender Testung der Erreger bis zur sicheren Keimfreiheit des Urins.

Sehen wir von diesen Richtlinien ab, so bleiben eine ganze Reihe von Verfahren, die mehr oder weniger hypothetisch sind: Citronensäure bei Uratsteinen zur Erhöhung der Löslichkeit des Calciums; Erhöhung der sog. Schutzkolloide im Urin durch Hyaluronidase oder Rubia Teep; anabolische Hormone zur Verminderung des Calciumabbaues oder sogar in verzweifelten Fällen die Spülung des Nierenbeckens über Tage und Wochen mit Subyscher Lösung. Ein chirurgisches Vorgehen ist nur in sehr seltenen Fällen zu erwägen, da die operative Steinentfernung bei einer bestehenden Atemlähmung sehr risikoreich ist. Leider haben auch wir zwei Patienten infolge ihrer schweren Nierensteinbildung mit nachfolgender Urämie verloren.

Psychische Führung

Zum Schluß sei der schwierigste Teil in der Therapie der Atemgelähmten erwähnt: die psychische Führung des Kranken. Bei einer nur kurz dauernden Atemlähmung wird der Patient selbst den Fortschritt in der Rehabilitation der Atmung spüren und Mut fassen. Ein ernstes Problem sind für uns jedoch die chronisch Gelähmten mit infauster oder dubiöser Prognose, die über Monate beatmet und täglich besucht werden müssen. Daß gerade die jüngeren Kranken und besonders die Differenzierteren unter ihnen nach Überwinden des akuten, schweren Krankheitsstadiums nicht zum Resignieren sondern zum Aufbegehren neigen und dabei oft Ärzten und Schwestern gegenüber ungerecht und gereizt sind, ist nur zu gut verständlich. Hier ist zuweilen eine energische Zurechtweisung erforderlich, um die gespannte Atmosphäre zwischen Pflegepersonal und Kranken zu beseitigen.

Auf der anderen Seite muß sich der Arzt möglichst regelmäßig Zeit für ein ernsthaftes Gespräch mit dem Kranken nehmen, das diesem ein Gefühl echter Anteilnahme an seinem Schicksal, seinen Gedanken und Interessen vermittelt. Bei geistig regen und aufgeschlossenen Menschen wird es auf diese Weise oft gelingen, sie auf irgendein Interessengebiet zu bringen oder sie in einem schon vorhandenen zu bestärken, dem sie sich trotz ihrer Behinderung zuwenden können.

Nützlich für den Kranken ist auch ein Kontakt mit Menschen, die eine Polio durchgemacht haben und über ihre Krankheit und ihren Werdegang berichten. In den USA gibt es eine Zeitschrift für Polio-Atemgelähmte, die von den Kranken selbst herausgegeben wird und mit Einsendungen beschickt wird (Toomey j Gazette).

Natürlich kostet diese psychische Führung viel Zeit und stellt hohe Anforderungen an Schwestern und Ärzte einer Beatmungszentrale, aber nur so ist es möglich, dem Kranken Mut zum Durchhalten seiner Krankheit zu geben. Wenn es darüber hinaus gelingt, ihm zu einer bejahenden Einstellung seinem Schicksal gegenüber zu verhelfen, wird in vielen Fällen auch die somatische Prognose günstiger sein.

Zusammenfassung

In der Behandlung der Atemstörungen bei der Poliomyelitis stehen auch heute noch Eiserne Lunge und Trachealgerät gleichberechtigt nebeneinander. Die Indikation für das eine oder das andere Beatmungsverfahren richtet sich nach der Form der Atemstörung: Bulbäre Atemdysregulation oder spinale Atemlähmung bzw. ihren Komplikationen.

Frühzeitiger Beginn der Beatmung vermindert die Häufigkeit der Lungenkomplikationen („feuchte Form", Atelektasen).

Für die Anzeige zum Beginn und die Überwachung der Beatmung ist die klinische Beobachtung des Patienten von größerem Wert als Blut- und Atemgasanalysen, von denen einige in ihrem Aussagewert besprochen werden (pH, pCO_2, pCO_{2_A}).

Zur Behandlung der Hyperthermie wird die physikalische Kühlung ohne zusätzliche pharmakologische „Hibernation" empfohlen.

Atelektasen können durch gezieltes Absaugen mit einem Metraßkatheter, evtl. nach Inhalation oder Instillation von Trypsin, beseitigt werden.

Die Sekundärinfektion der Luftwege sollte mit gezielter Antibioticatherapie behandelt werden. Perorale oder intravenöse Injektion ist der intramuskulären vorzuziehen.

Die Magenatonie findet sich vorwiegend bei bulbärer Poliomyelitis; die Therapie hat neben wiederholtem Absaugen die Restitution der Hypokaliämie zu berücksichtigen.

Für die Genese der Nephrolithiasis sind sowohl die fleckige Entkalkung des Skelets als auch die Sekundärinfektion der Harnwege anzuschuldigen. Die Blasenkatheterung sollte daher so kurzfristig wie möglich unter Antibioticaschutz erfolgen.

Abschließend wird auf die psychische Führung des Atemgelähmten eingegangen, die um so schwieriger ist, je länger die Patienten beatmet werden müssen.

Diskussion

Zu den Vorträgen von Herrn BÜHLMANN *und Herrn* DÖNHARDT

A. BÜHLMANN (Zürich):

Gibt es bei der Poliomyelitis überhaupt eine Indikation für die Intubation?

K. WIEMERS (Freiburg i. Br.):

Nur als vorübergehende Maßnahme.

A. DÖHNHARDT (Hamburg):

Ja, für den Transport.

A. BÜHLMANN (Zürich):

Wie ist die Indikationsstellung zur Tracheotomie bei der Poliomyelitis? Es gibt zwei Richtungen, die eine, welche ziemlich früh tracheotomiert und die andere, welche versucht, so durchzukommen, z. B. mit der Eisernen Lunge.

A. HOTTINGER (Basel):

Wir tendieren relativ früh zur Tracheotomie.

A. BÜHLMANN (Zürich):

In Zürich sind wir mit der Tracheotomie auch nicht allzu zurückhaltend und wir haben den Eindruck, lieber einmal zuviel als einmal zu wenig tracheotomiert.

Zur Frage der früheren oder späteren Tracheotomie, was sehen Sie als das Wesentliche an? Die Vitalkapazität, den Puls, daß es rasselt? Daß der Patient angibt, er könne nicht mehr atmen, oder eine Laboruntersuchung?

A. DÖNHARDT (Hamburg):

Das Hauptkriterium stellt die starke Verschleimung dar.

Verhalten von Herz und Kreislauf bei künstlicher Beatmung*

Von

W. Gebhardt, G. Müssig, F. Wöhler und H. Reindell

Mit 7 Abbildungen

Ausgehend von der Beobachtung, daß sich recht häufig Zeichen einer Rechtsinsuffizienz des Herzens bei atemgelähmten Patienten, die mit der Eisernen Lunge bzw. über die Trachea beatmet wurden, einstellten, haben wir uns die Aufgabe gestellt, die Beeinflussung des Kreislaufes durch die Atemmechanik zu untersuchen, um eventuelle Zusammenhänge, die zu dieser Rechtsinsuffizienz führen könnten, aufzudecken. Unberücksichtigt blieb bei diesen Untersuchungen das Verhalten der Kohlensäure- bzw. Sauerstoffspannung im Blut sowie eine eventuelle Verschiebung der Wasserstoffionenkonzentration. Von besonderer Bedeutung muß es aber bei diesen atemgelähmten Patienten sein, zu klären, inwieweit auftretende Zeichen eines Herz- und Kreislaufversagens bzw. Insuffizienzerscheinungen Folge einer Manifestation der vorliegenden Erkrankung, z. B. der Poliomyelitis, am Herzen selbst sind oder inwieweit zentrale Einwirkungen auf Herz und Kreislauf bestehen.

Die Angaben in der Literatur über eine Myokarditis bei obduzierten Poliomyelitis-Patienten liegen nach großen amerikanischen Reihenuntersuchungen vor allem von Hildes und Saphir zwischen 40 und 90%; von diesen zeigten nach den Untersuchungen von Gefter nur 14% typische EKG-Befunde. Es erscheint daher schwierig, bei auftretenden Rechtsinsuffizienzen oder auch Linksinsuffizienzen, zu entscheiden, welcher Anteil in der Genese dieses Herz- und Kreislaufversagens der Poliomyelitis und der durch sie verursachten Myokarditis oder aber der künstlichen Batmung zukommt.

Wir haben deshalb Vergleichsuntersuchungen an 12 herzgesunden Studenten bzw. Assistenzärzten der Klinik durchgeführt, die sich für die Untersuchungen freiwillig zur Verfügung stellten. Nach Abschluß der Untersuchungsreihe führten wir die gleichen Messungen auch an atemgelähmten Patienten durch und untersuchten 5 trachealbeatmete und 5 tankbeatmete Patienten.

Die Zahl der anwendbaren Methoden zur Kreislaufmessung ist relativ gering, da die künstliche Beatmung von vornherein viele Methoden in ihrer Anwendung unmöglich macht. Es wurden daher nur solche Methoden verwandt, die auch bei künstlich beatmeten Patienten anwendbar waren.

1. Arterielle Blutdruckmessung nach der Auskultationsmethode von Korotkow und Fellner. Blutdruckmanschette und Stethoskop waren bei den tankbeatmeten Personen schon vorher am Oberarm angebracht und fixiert worden.

---

* Aus der Medizinischen Universitätsklinik Freiburg i. Br. (Direktor: Prof. Dr. Dr. h. c. L. Heilmeyer).

2. Registrierung der arteriellen Pulse der A. carotis und A. femoralis mit Infratonabnehmer nach BOUCKE-BRECHT. Aus ihnen und dem gemessenen Blutdruck gewann man die Werte für die physikalische Kreislaufanalyse nach BROEMSER und RANKE. Eine Anwendung der von WEZLER-BÖGER angegebenen Methode ist bei der Tankbeatmung unmöglich, da durch die in der Eisernen Lunge auftretenden Druckschwankungen die Femoralis-Kurve (T-femorale) so entstellt wird, daß eine Abgrenzung der Reflexionswellen in der Arterie unmöglich ist. Nach den Angaben von BROEMSER und RANKE wurden die Pulswellengeschwindigkeit, die die Elastizität des arteriellen Windkessels, der periphere Gefäßwiderstand, das Schlag- und Minutenvolumen und die Herzarbeit und -leistung berechnet. Gleichzeitig wurde ein Extremitäten-EKG in der 2. Ableitung mitregistriert. Eine Herztonbeschreibung von verwertbarer Qualität in der Eisernen Lunge durchzuführen, gelang nicht. Wir haben deshalb die Anspannungs- und Austreibungszeit nach der von REINDELL und KLEPZIG angegebenen Methode gemessen.

3. Messung des Venendruckes nach MORITZ und TABORA.

4. Um einen Anhalt für den Einfluß der respiratorischen Druckschwankungen auf die Kreislaufzeiten zu bekommen, haben wir diese mit der Methylenblau-Methode

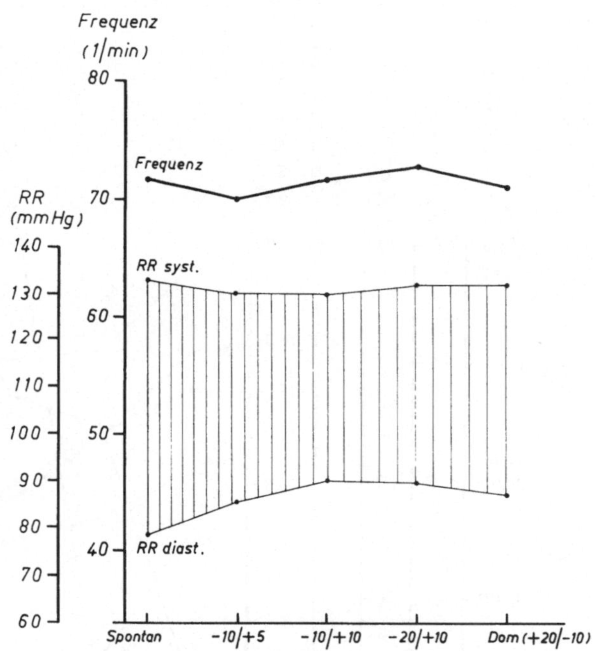

Abb. 1. Verhalten des systolischen und diastolischen Blutdrucks und der Herzfrequenz unter künstlicher Beatmung in der Eisernen Lunge. Mittelwerte von 10 gesunden Versuchspersonen

gemessen. In die Vena cubitalis wurde das Methylenblau injiziert und mit einer Ohreinheit des Atlas-Doppeloxymeters die Farbstoffkurve am Ohr aufgenommen.

EKG, Pulskurven und Farbstoffkurven wurden mit dem Multikardiotest-Fünffach-Schreiber der Firma Hellige photoelektrisch registriert. Die Papiergeschwindigkeit betrug für die Pulskurven 100 mm/sec, für die Farbstoffkurven 2 mm/sec.

Die Normalpersonen wurden zunächst in die offene Eiserne Lunge gelegt und die Kreislaufzeiten und Drucke nach einer Ruhepause von 20—30 min bei Spontanatmung registriert. Dann wurden nacheinander, nachdem die Kammer geschlossen war, die Drucke zunächst auf $-10/+5$ cm H_2O, dann $-10/+10$ und $-20/+10$ cm H_2O eingestellt. Anschließend wurden die gleichen Messungen unter Dombeatmung ausgeführt, wobei wir den Dom auf $+20/-10$ einstellten. Die Kammerfrequenz betrug in allen Fällen 14 Atemzüge pro Minute. Unter den jeweils eingestellten Atemdrucken wurde die Person 5 min beatmet und dann die Kurven geschrieben.

Die Ergebnisse unserer Messungen an gesunden Versuchspersonen geben die folgenden Abbildungen wieder (Abb. 1).

Während die Herzfrequenz — es handelt sich bei den Angaben um Mittelwerte — im wesentlichen konstant bleibt, zeigt der Blutdruck in seiner Amplitude doch eine deutliche Einengung. Dabei hält sich auch der systolische Druck konstant, und der diastolische zeigt einen deutlichen Anstieg.

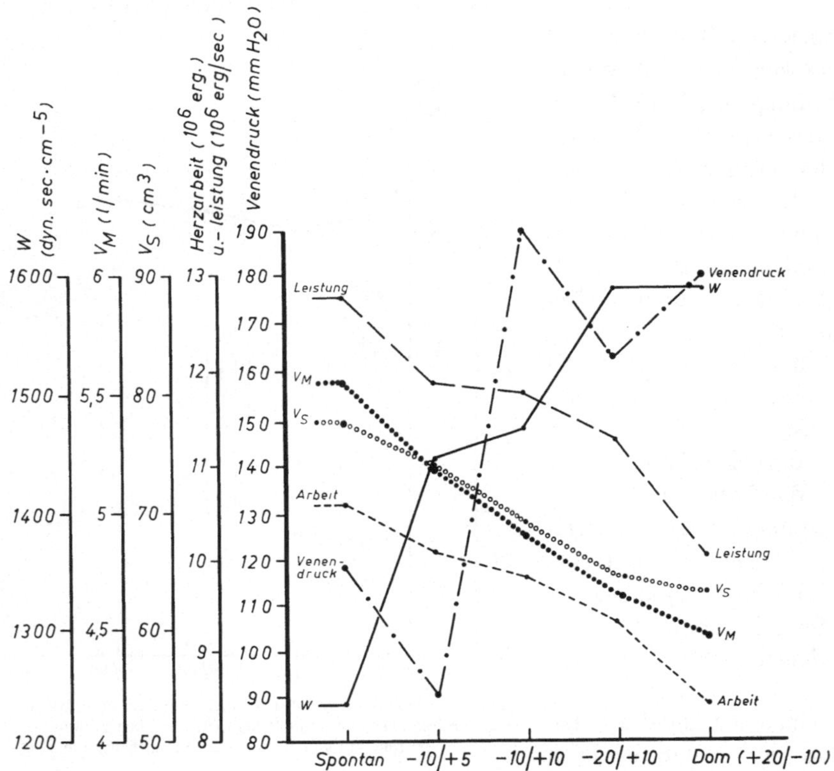

Abb. 2. Verhalten des Schlag- und Minutenvolumens, der Herzarbeit und Herzleistung, des peripheren Widerstandes und des Venendruckes unter künstlicher Beatmung in der Eisernen Lunge. Mittelwerte von 10 gesunden Versuchspersonen

Die Ursache dieses Blutdruckverhaltens ist, wie die Abb. 2 zeigt, in einem deutlichen Anstieg des peripheren Widerstandes zu suchen, der im Mittel von 1230 auf 1590 $\frac{\text{dyn} \cdot \text{sec}}{\text{cm}^5}$ ansteigt. Gleichzeitig fällt das Schlagvolumen von einem Mittelwert von 77,7 cm³ bei Spontanatmung bei den einzelnen Belastungsstufen kontinuierlich ab, um bei Dombeatmung mit etwa 63 cm³ am kleinsten zu sein. Auf Grund der geringen Frequenzänderungen ist die Minutenvolumenabnahme entsprechend. Da der mittlere Blutdruckanstieg nur sehr minimal ist — wesentlich minimaler als die Abnahme des Schlag- und Minutenvolumens —, resultiert auch eine Abnahme der Herzleistung und der Herzarbeit. Ein ganz merkwürdiges Verhalten beobachten wir bei den mittleren Venendruckwerten. Von einer normalen Druckhöhe bei Spontanatmung von etwa 120 mm H₂O fällt der Venendruck bei der ersten Beatmungsstufe von −10/+5 auf einen mittleren Wert von 80 mm H₂O ab.

Bei einer Kammereinstellung von $-10/+10$ beobachten wir dann einen steilen Anstieg des Venendruckes auf einen Mittelwert von 194 mm H_2O. Bei $-20/+10$ sinkt er im Mittel auf 162 ab und steigt unter Dombeatmung auf 178 mm H_2O. Die übrigen Kreislaufgrößen, also der elastische Widerstand, die Pulswellengeschwindigkeit und die Anspannungs- und Austreibungszeit, lassen keine signifikanten Veränderungen unter der künstlichen Beatmung erkennen. Die Kreislaufzeiten zeigen dagegen eine deutliche Verlangsamung bei Kammerbeatmung gegenüber den Werten bei Spontanatmung.

Die Arm-Ohr-Zeit, Konzentrationszeit und Verdünnungszeit liegen während der Spontanatmung, wie Abb. 3 zeigt, mit ihren Mittelwerten im Normbereich. Sie zeigen unter Kammerbeatmung — hier haben wir nur einen Atemdruck von $-20/+10$ gemessen — eine Verlängerung, und zwar steigt der Mittelwert der Arm-Ohr-Zeit von 11,5 sec auf 15,2 sec und liegt damit schon im pathologischen Bereich. Bei Dombeatmung bleibt die Arm-Ohr-Zeit mit 14,4 immer noch verlangsamt. Auch die Verdünnungs- und Konzentrationszeit, die ein Maß für das Fördervolumen des Herzens sind, vorausgesetzt, daß konstante Blutvolumenverhältnisse bestehen, und diese konnte man bei diesen akuten Versuchen als

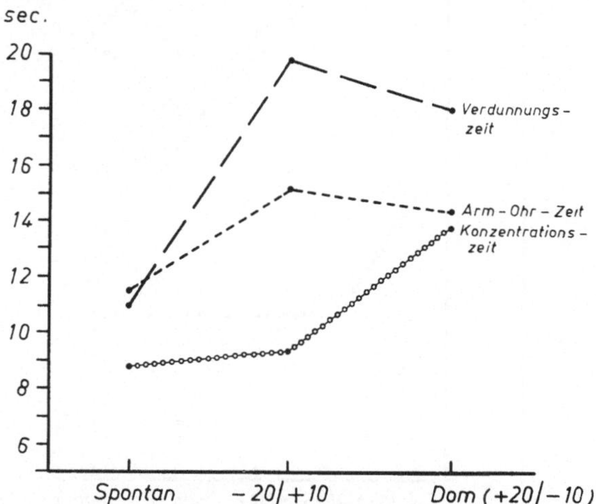

Abb. 3. Verhalten der Arm-Ohr-Zeit, Konzentrations- und Verdünnungszeit unter künstlicher Beatmung in der Eisernen Lunge. Mittelwerte von 7 gesunden Versuchspersonen

konstant annehmen, ebenfalls verlängert. Dabei darf darauf hingewiesen werden, daß der Quotient Verdünnungszeit : Konzentrationszeit dabei im wesentlichen gleich bleibt. Unterzieht man die Kreislaufzeiten einer statistischen Berechnung, so ist die Verlängerung der Arm-Ohr-Zeit sowohl bei Kammer- als auch bei Dombeatmung gegenüber dem Ruhewert signifikant verlängert. Allerdings ergeben die Konzentrations- und Verdünnungszeiten wegen der großen Streuung um den Mittelwert keine Signifikanzen.

Ein ähnliches Verhalten der Kreislaufveränderungen bei künstlicher Beatmung gegenüber Spontanatmung sahen wir auch bei unseren Patienten. Da einige tracheal beatmete Patienten zeitweilig in der Lage waren, auch spontan zu atmen, konnten wir bei 5 von ihnen die Kreislaufmessungen auch bei Spontanatmung durchführen. Auch 4 Patienten in der Eisernen Lunge konnten kurzfristig für die Messung spontan atmen, was erlaubte, auch bei diesen Patienten mit der gleichen Versuchsanordnung wie bei Normalpersonen vorzugehen. Allerdings haben wir bei den Tracheotomierten keine Pulsschreibung vornehmen können, da am Hals die Carotispulskapsel nicht exakt anzubringen war. In Abb. 4 wird das Verhalten von Schlag- und Minutenvolumen bei einzelnen Patienten in der Eisernen Lunge während Spontanatmung und bei verschiedenen Beatmungsstufen dargestellt.

Es wird deutlich, daß das Schlag- und Minutenvolumen gegenüber der Spontanatmung regelmäßig absinkt. Dabei war keine Frequenzveränderung zu erkennen, wie aus dem Parallellaufen der Kurven von Schlag- und Minutenvolumen ersichtlich ist. Die Kreislaufzeit war verlängert, wie Abb. 5 aus dem Verhalten der Arm-Ohr-Zeit erkennen läßt.

Es wird hierdurch deutlich, daß unter künstlicher Beatmung eine Verlangsamung der Blutströmung eintritt. Auch bei unseren tracheotomiert beatmeten Patienten kam es zu einem Absinken des Blutdruckes und zu einer Verlangsamung der Kreislaufzeiten während künstlicher Beatmung, die noch ausgeprägter war als bei den gesunden Versuchspersonen, wie es die graphische Darstellung in Abb. 6 verdeutlicht.

Dagegen sehen wir beim Venendruck eher einen Abfall gegenüber den Drucken bei Spontanatmung. Die Verlängerung der Kreislaufzeiten kommt in Abb. 7, welche eine Originalkurve wiedergibt, gut zur Darstellung. Die zitierten Werte erlauben die Schlußfolgerung, daß die künstliche Atmung eine erhebliche Beeinflussung des Kreislaufs hervorruft. Die Ursachen dieser Wirkung sind sicher zu einem gewissen Teil in den mechanischen Faktoren begründet. Durch die künstliche Atmung wird offensichtlich einmal der venöse Rückstrom zum Herzen verlangsamt und zum andern auch der Auswurfwiderstand — der vom kleinen Kreislauf dem rechten Ventrikel entgegengesetzt wird — verändert. Mit zunehmendem Pleuradruck steigt der rechte Vorhofdruck an, und das Druckgefälle von den Venen zum rechten Herzen

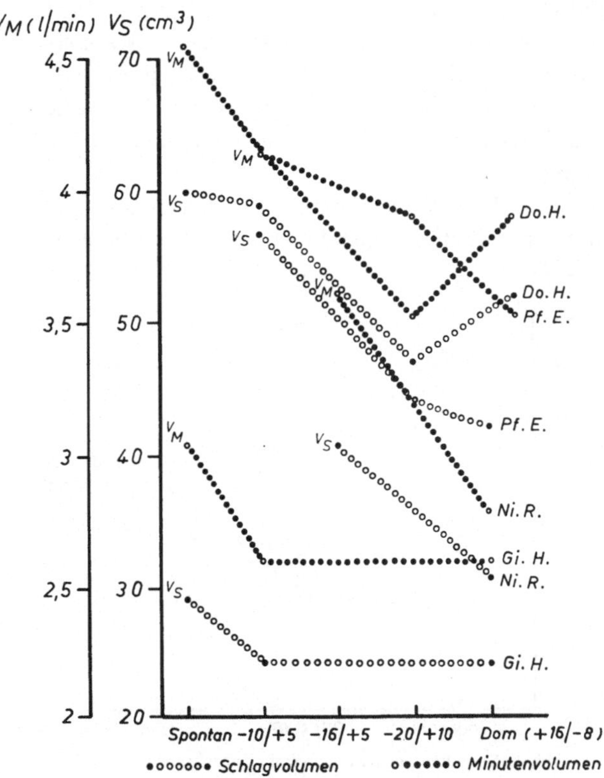

Abb. 4. Verhalten des Schlag- und Minutenvolumens bei 4 in der Eisernen Lunge beatmeten atemgelähmten Patienten

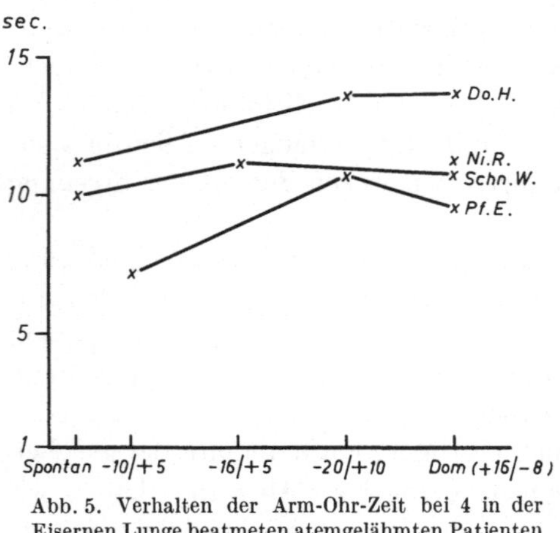

Abb. 5. Verhalten der Arm-Ohr-Zeit bei 4 in der Eisernen Lunge beatmeten atemgelähmten Patienten

rechte Vorhofdruck an, und das Druckgefälle von den Venen zum rechten Herzen wird kleiner und damit die Blutströmung verlangsamt. Diese Vorstellung wird auch durch die Untersuchungen von Motley, Cournard und Werkö gestützt. Ebenso fanden Beck u. Mitarb. bei Tankbeatmung mit verschiedenen Tanktypen eine

Steigerung des Venendruckes, der bei negativer Druckbeatmung wesentlich höher lag als bei Wechseldruckbeatmung. Allerdings ist auch bei Wechseldruckbeatmung eine deutliche Steigerung des Venendruckes von diesem Autor nachgewiesen worden. In Deutschland stammen Befunde am Menschen von Anschütz u. Mitarb., die ebenfalls bei künstlicher Beatmung einen Venendruckanstieg und einen Blutdruckabfall fanden. Diese Venendrucksteigerung wurde von Rost, Motley und von Price u. Mitarb. auch im Tierexperiment, meist an Hunden, nachgewiesen. Wie Brecher zeigen konnte, ist mit diesem Druckanstieg eine Flußverlangsamung zum rechten Herzen hin verbunden, so daß die künstliche Beatmung wie ein intermittierender Stop zum rechten Herzen wirkt. Aschenbrenner und Dönhardt führten das Einschlafen von Gliedmaßen in der Eisernen Lunge auf eine Störung des venösen Rückflusses zurück. Scherrer schreibt Beinthrombosen bei Polio-Patienten dem gestörten venösen Rückfluß zu.

Gleichzeitig bestehen ganz sicherlich auch Veränderungen in der Strombahn des kleinen Kreislaufs, die die Dynamik des Herzens beeinflussen. So fand schon de Jager eine Verlangsamung der Erythrocytenbewegung in der Krötenlunge während der Inspirationsphase. Hierfür sprechen auch die Untersuchungen über den Einfluß der geblähten oder kollabierten Lunge auf die Strömungswiderstände des Züricher Pharmakologen Cloetta, daß die gedehnte Lunge durch eine Dehnung der

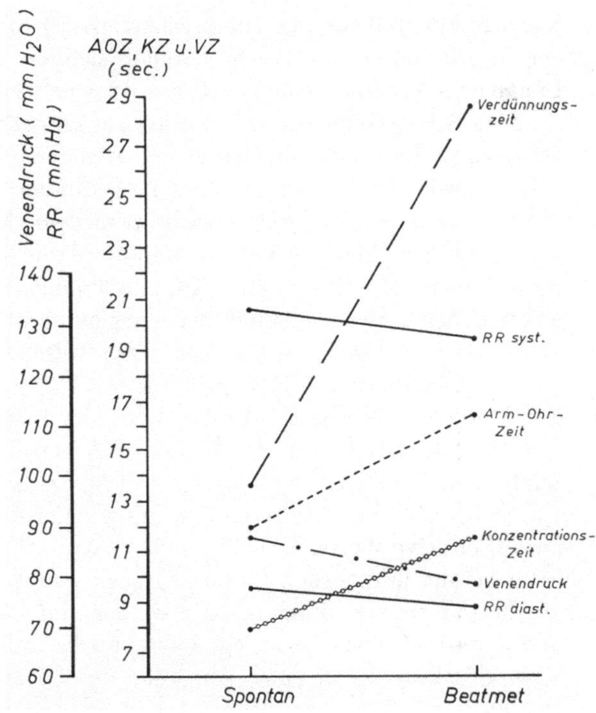

Abb. 6. Verhalten des Blut- und Venendrucks, der Arm-Ohr-, Konzentrations- und Verdünnungszeit unter künstlicher Beatmung. Mittelwerte von 5 atemgelähmten tracheotomierten Patienten

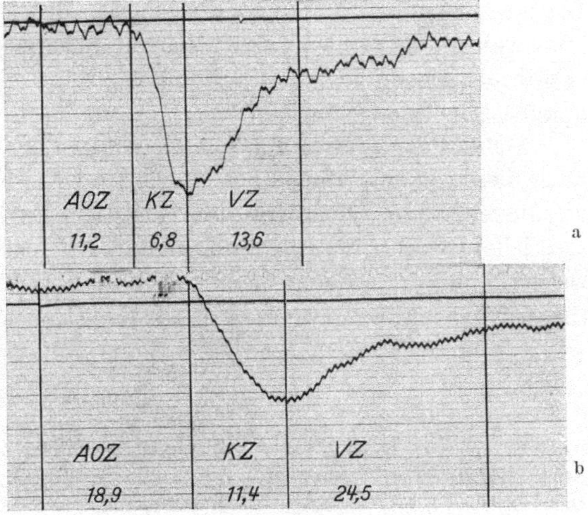

Abb. 7. Vergleichende Methylenblaukurven bei Spontanatmung (a) und künstlicher Beatmung mit dem Lundia-Gerät (b)

Arteriolen eine Verengerung der kleinsten Blutgefäße bewirkt und nach dem Poisseulschen Gesetz ein vermindertder Fluß eintreten muß. Die Blutströmungsgeschwindigkeit in diesen Lungengefäßen soll aber dabei entsprechend zunehmen. Die rechten Ventrikeldrucke sind, wie Wagner 1940 auf dem Deutschen Kreislaufkongreß vortrug, entsprechend dem Druckanstieg in der A. pulmonalis in der Inspiration erhöht. Auch er schloß sich der Erklärung an, daß die gedehnte Lunge dem Ventrikel einen größeren Auswurfwiderstand entgegensetzt.

Eine Schlagvolumenverkleinerung bei künstlicher Beatmung wurde auch von Dönhardt, Barneus und Carlsten, welche mit dem Fickschen Prinzip gemessen haben, sowie von Barer und Nüsser gefunden. Letztere haben auch eine Erhöhung des pulmonalen Widerstandes gemessen. Nach Motley u. Mitarb. ist die Schlagvolumenabnahme den angewandten Drucken bei der künstlichen Beatmung proportional. Hochrein und Keller fanden bei einer Erhöhung des pulmonalen Druckes eine Abnahme der Lungendurchblutung. Die von uns erhobenen Meßwerte bestätigen und ergänzen diese Auffassungen.

Sehr wichtig sind u. E. Ergebnisse von Bühlmann u. Mitarb., daß im Moment des Atemphasenwechsels, also am Ende der Inspiration und am Beginn der Exspiration, der tiefste negative Pleuradruck herrscht. Bei Tankbeatmung hingegen zeigte sich, daß im Moment des Atemphasenwechsels bereits ein positiver pleuraler Druck besteht. Bei der Spontanatmung steigt demnach der intrapleurale Druck nie auf positive Werte. Er bleibt in der Exspirationsphase am Nullpunkt. Dagegen ist er bei der künstlichen Beatmung positiv und negativ.

Zusammenfassend kann gesagt werden, daß die künstliche Beatmung für Herz und Kreislauf eine Belastung darstellt. Sie äußert sich in einer Zunahme des Venendruckes und in einer Abnahme des Schlagvolumens. Die Kreislaufzeiten werden verlängert. Nach unseren Ergebnissen und denen der Literatur scheint einmal durch die künstliche Beatmung ein intermittierender Rückflußstop zum rechten Herzen zu bestehen, außerdem ist der Widerstand des Lungenkreislaufs erhöht, was sich in einem Druckanstieg und in einer Flußbeschleunigung ausdrückt. In der Eisernen Lunge scheint es vorwiegend die Höhe des positiv eingestellten Druckes bzw. das Verhältnis zwischen der Druckhöhe für Ex- und Inspiration zu sein, welche die Kreislaufveränderungen in erster Linie hervorruft. Bei der Trachealbeatmung sind es sicherlich die inspiratorisch aufgewendeten Drucke, welche ungünstig auf den Kreislauf wirken.

Verständlicherweise kann sich die Einstellung der künstlichen Beatmung nicht nach diesen hämodynamischen Gesichtspunkten allein richten. Nach wie vor ist die ausreichende Ventilation des Patienten und da vor allem die Stabilität der arteriellen Kohlensäurespannung und des p_H, die durch die Ventilation erreicht werden muß, primär entscheidend. Es sollte aber stets angestrebt werden, die optimale Ventilation mit einer geringen Kreislaufbelastung zu erreichen.

Literatur

Anschütz, F., B. Deubel, Ch. Drube u. J. Seusing: Z. exp. Med. **125**, 314 (1955).
Astrup, P., H. Gøtzche and F. Neukirch: Brit. med. J. **1**, 780 (1954).
Barach, A. L., W. O. Fenn, E. B. Ferris and C. Schmidt: J. Aviat. Med. **18**, 37 (1947).
Barer, G. R., and E. Nüsser: J. Physiol. (Lond.) **138**, 103 (1957).
Beck, G. J., H. E. Seanor, A. L. Barach and D. Gates: Amer. J. med. Sci. **224**, 169 (1952).

BERNEUS, B., and A. CARLSTEN: Acta med. scand. **152**, 19 (1955).

BRECHER, G. A.: Amer. J. Physiol. **174**, 299 (1953).

BROEMSER, PH., u. O. F. RANKE: Z. Kreisl.-Forsch. **25**, 11 (1933).

BRÜNER, H., H. HÖRNICKE u. J. STOFFREGEN: Dtsch. med. Wschr. **1954**, 1538.

— — — Dtsch. med. Wschr. **484**, 1955.

BRUNS, O.: Dtsch. med. Wschr. **1927**, 1905.

— u. H. SCHMIDT: Med. Klin. **1921**, 1136.

BÜHLMANN, A.: Direkte Blutdruckmessung beim Menschen. Berlin-Göttingen-Heidelberg: Springer 1958.

— u. H. BEHN: Schweiz. med. Wschr. **87**, 1500 (1957).

— u. G. HÖSSLI: Thoraxchirurgie **7**, 402 (1959).

— u. P. LUCHSINGER: Schweiz. med. Wschr. **85**, 1 (1957).

BÜRGER, M.: Klin. Wschr. **18**, 777 (1926).

CHASIS, H., J. H. BANNON, H. D. LAUSON, J. L. WHITTENBERGER, M. GALDSTON and W. GOLDRING: New York University College of Medicine. March 1944.

DÖNHARDT, A.: Künstliche Dauerbeatmung. Berlin-Göttingen-Heidelberg: Springer 1955.

GERHARDT, D.: Z. klin. Med. **55**, 195 (1904).

HEGGLIN, M., W. RUTISHAUSER u. R. HEGGLIN: Schweiz. med. Wschr. **90**, 103 (1960).

HOCHREIN, M., u. CH. J. KELLER: Naunyn-Schmiedebergs Arch. exp. Path. Pharmak. **164**, 529 (1932).

— u. I. SCHLEICHER: Med. Klin. **1953**, 765.

HÖRNICKE, H., K. PETZELT u. K. STENGER: Leitfaden für die Behandlung Atemgelähmter. 2. erw. Aufl. Hannover 1959.

ISLER, U., u. R. HEGGLIN: Cardiologia (Basel) **33**, 69 (1958).

KOROTKOFF, A., u. B. FELLNER: Dtsch. Arch. klin. Med. **84**, 407 (1905).

LAUSON, H. D., R. A. BLOOMFIELD and A. COURNAND: Amer. J. Med. **1**, 315 (1946).

LINDER, A.: Statistische Methoden. 2. Aufl. Basel: Birkenhäuser 1951.

LOHMANN, G., u. E. MÜLLER: Sitz.-Ber. Ges. Bef. ges. Naturwiss. S. 91. Marburg 1913.

MALONEY, J. V., J. O. ELAM, S. W. HANDFORD, G. A. BALLA, B. W. EASTWOOD, E. S. BROWN and R. H. TEN PAS: J. Amer. med. Ass. **152**, 212 (1953).

— and J. L. WHITTENBERGER: Amer. J. med. Sci. **221**, 425 (1951).

MORITZ, F., u. D. TABORA: Dtsch. Arch. klin. Med. **98**, 475 (1910).

MOTLEY, H. L., A. COURNAND, L. WERKÖ, D. T. DRESDALE, A. HIMMELSTEIN and D. W. RICHARDS: J. Amer. med. Ass. **137**, 370 (1948).

MÜLLER, A.: Arch. Kreisl.-Forsch. **19**, 220 (1953).

PRICE, H. L., B. D. KING, J. D. ELDER, B. H. LIBIEN and R. D. DRIPPS: J. clin. Invest. **30**, 1243 (1951).

RANKE, O. F.: Verh. dtsch. Ges. Kreisl.-Forsch. **15**, Anhang S. 1 (1949).

RECKLINGHAUSEN, H. V.: Blutdruckmessung und Kreislauf in den Arterien des Menschen. Leipzig 1940.

REIN, H., u. M. SCHNEIDER: Physiologie des Menschen. 11. Aufl. Berlin-Göttingen-Heidelberg: Springer 1955.

REINDELL, H., u. H. KLEPZIG: Z. Kreisl.-Forsch. **38**, 129 (1949).

ROST, E.: Z. exp. Med. **82**, 255 (1932).

SCHERRER, M., u. J. HODLER: Schweiz. med. Wschr. **87**, 1509 (1957).

SCHWERMA, H., and A. C. IVY: J. Amer. med. Ass. **129**, 1256 (1945).

SEUSING, J., u. B. DEUBEL: Dtsch. Arch. klin. Med. **201**, 389 (1954).

— CH. DRUBE, B. DEUBEL u. F. ANSCHÜTZ: Ärztl. Wschr. **39**, 917 (1954).

STENGER, K.: Klin. Wschr. **1955**, 654.

STOFFREGEN, J.: Klin. Wschr. **34**, 422 (1956).

TIGERSTEDT, R.: Physiologie des Kreislaufs. 1923.

WERKÖ, L.: Acta med. scand. Suppl. **193**,1 (1947).

WEZLER, K.: Verh. dtsch. Ges. Kreisl.-Forsch. **15**, Anhang S. 27 (1949).

ZEUS, L.: Arch. Kreisl.-Forsch. **8**, 330 (1941).

Die glossopharyngeale Atmung*

Von

G. Müssig

Mit 1 Abbildung

Die glossopharyngeale Atmung ist eine Ersatzatmung, die bei Atemgelähmten ihre Anwendung findet. Sie ermöglicht es, ein größeres Inspirationsvolumen zu fördern, als dies die gelähmte Atemmuskulatur zuläßt. Die physikalisch-physiologischen Grundprinzipien werden anhand eines Schemas gezeigt (s. Abb. 1).

Bei der glossopharyngealen Atmung wird in der ersten Phase bei geöffneten Lippen durch eine Abwärtsbewegung von Mundboden und Zunge der Raum zwischen Zunge und Gaumen vergrößert. In der zweiten Phase werden die Lippen geschlossen, das Gaumensegel wird an die hintere Rachenwand angelegt und so der Nasen-Rachen-Raum geschlossen. In der dritten Phase wird nun durch eine Aufwärtsbewegung von Zunge und Mundboden die Luft im Munde durch die geöffnete Stimmritze in die Lunge gepreßt. Wie man in der Darstellung sieht, befindet sich die Zunge am Ende der Inspiration ganz am oberen Gaumen. Dieser Vorgang wird von dem Patienten etwa 5- bis 8 mal wiederholt, und erst dann erfolgt die Exspiration. Die Zunge wirkt also bei dieser Atmung gewissermaßen wie ein Pumpenstempel, der die Luft im Mund in die Lunge hineindrückt. Wenn man nun die Vitalkapazität bei solchen Patienten während normaler Atmung und bei der Glossopharyngealatmung vergleicht, so ergeben sich bedeutsame Unterschiede. So fanden wir bei einem teilweise atemgelähmten Patienten, der aber spontan atmen kann, eine VK von 950 cm³, die bei Anwendung der glossopharyngealen Atmung auf 2300 cm³ gesteigert werden konnte. Hieraus ergeben sich für Atemgelähmte erhebliche Vorteile. Es wird dadurch die relativ eng gezogene Grenze der Atemsuffizienz, welche im Alltag durch besondere Umstände wie psychische Erregung, körperliche Anstrengung u. ä. oftmals bei diesen Patienten überschritten wird, wesentlich erweitert. Dadurch nimmt die durch die Diskrepanz zwischen Können und Sollen gefährdete seelische Sicherheit der atemgelähmten Patienten erheblich zu.

Ein weiterer Vorteil liegt darin, daß bei vielen Atemgelähmten an sich die Möglichkeit, einen genügend hohen intrapulmonalen Druck für einen ausreichenden Hustenstoß zu erzeugen, sehr eingeschränkt ist oder ganz fehlt. Durch die glossopharyngeale Atmung wird aber eine Vergrößerung des Lungenvolumens erreicht und dabei der intrapulmonale Druck so gesteigert, daß ein Abhusten möglich wird. Dies erscheint besonders wichtig, da die ungenügende Möglichkeit, abzuhusten, gerade atemgelähmte Patienten für bronchopulmonale Prozesse außer-

---

* Aus der Medizinischen Universitätsklinik Freiburg i. Br. (Direktor: Prof. Dr. Dr. h. c. L. Heilmeyer).

ordentlich anfällig macht. Diese Gefahr kann also durch die glossopharyngeale Atmung auch weitgehend beseitigt werden.

Schließlich kann die durch die glossopharyngeale Atmung erhöhbare Vitalkapazität für ein kontinuierlicheres Sprechen von dem Patienten ausgenutzt

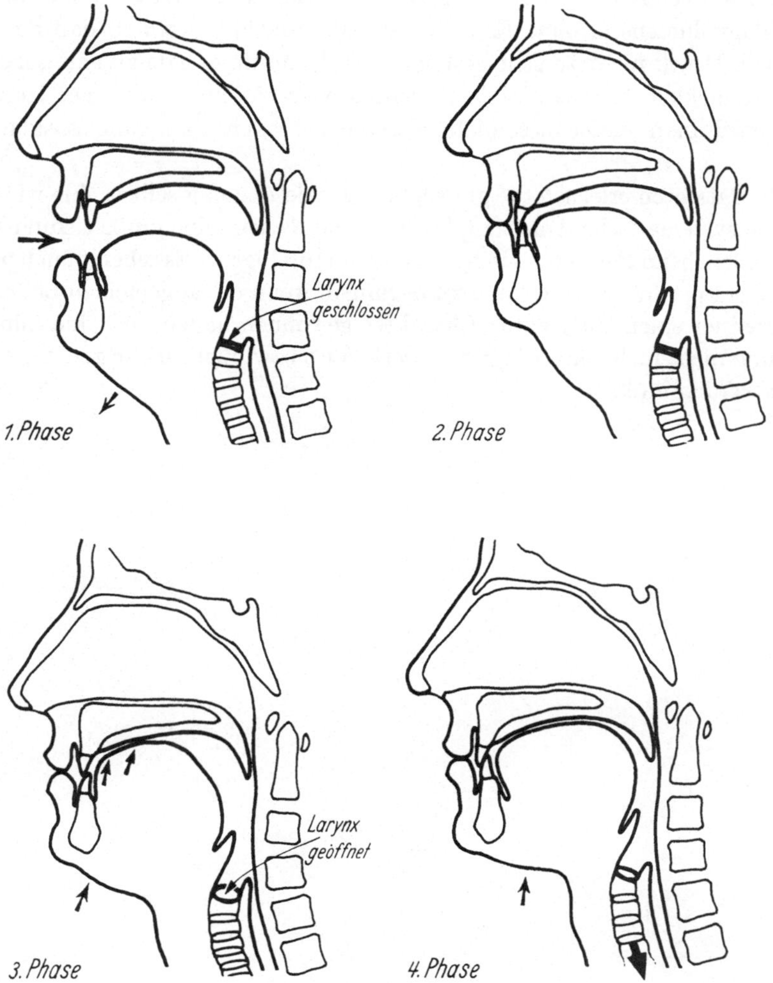

Abb. 1. Atemphasen bei der glossopharyngealen Atmung

werden, wenn die Restkapazität relativ gering ist. Weiterhin kann auch das Trinken durch die Fähigkeit, den Atem länger anzuhalten, besser möglich sein. Andererseits muß davor gewarnt werden, daß während der glossopharyngealen Atmung gegessen wird, da eine akute Gefahr des Sich-Verschluckens besteht.

Ein weiterer Vorteil ergibt sich daraus, daß die geringen Thoraxexkursionen der Atemgelähmten vergrößert werden. Denn es besteht ja immer die Gefahr, daß weite Teile der Lunge nicht genügend belüftet und dadurch schließlich atelektatisch werden. Auch die Wirbel-Rippengelenke und die Sternocostalgelenke neigen bei mangelnder Exkursionstätigkeit zur Versteifung. Auch diese Erscheinungen können teilweise durch die angewandte Glossopharyngealatmung vermieden werden.

Voraussetzung für diese Art der Hilfsatmung ist aber selbstverständlich eine intakte Zunge, Gaumen, Schlund- und Kehlkopfmuskulatur.

An dieser Stelle darf noch darauf hingewiesen werden, daß eine Erhöhung des intrapulmonalen Druckes bei dieser Art der Atmung erfolgt, wodurch eine Verringerung des venösen Zuflusses zum rechten Herzen und sukzessive eine Abnahme des Schlagvolumens erfolgt. Es sollte deshalb beachtet werden, daß der intrapulmonale Druck nicht zu sehr gesteigert wird, um diese hämodynamischen Folgen zu vermeiden. Kreislauflabile Patienten oder Patienten mit einer Herzinsuffizienz wird man daher besonders überwachen oder aber ganz ausklammern müssen.

Viele Patienten erlernen die glossopharyngeale Atmung selber. Wie wir sahen, setzt eine systematische Anleitung bei Arzt und Patient eine große Geduld voraus und vor allem beim Patienten auch eine gewisse Intelligenz. Es scheint auch psychologisch richtig, mit der Anleitung zu beginnen, wenn die allgemeinen Lähmungen des Patienten einen stationären Charakter gewonnen haben und eine künstliche Beatmung nicht mehr unbedingt erforderlich ist bzw. nicht mehr ganztags durchgeführt werden muß.

Experimentelle Grundlagen einer Chemotherapie von Virusinfektionen*

Von

M. STAEHELIN (Basel)

Mit 1 Abbildung

Im Hinblick auf den gewaltigen Aufschwung, den die antibakterielle Chemotherapie in den letzten zwei Jahrzehnten genommen hat, müssen wir uns heute fragen: Warum kennen wir bis heute noch keine Antivirus-Chemotherapie, die sich auch nur im entferntesten mit einer antibakteriellen Chemotherapie vergleichen ließe? Die Frage läßt sich heute etwas besser beantworten, nachdem wir mehr über den Wirkungsmechanismus verschiedener Antibiotica wissen. Bakterien sind Mikroorganismen, die selbständig wachsen können, die ihren eigenen Stoffwechsel besitzen und die sämtliche Enzyme, die sie zu ihrem Wachstum benötigen, in sich tragen. Dieser Stoffwechsel der Bakterien unterscheidet sich nun in vielem wesentlich vom Stoffwechsel des Wirtsorganismus, d. h. des Tieres oder des Menschen. Viele Reaktionen wie z. B. die Glykolyse, die oxydative Phosphorylierung, die Synthese von Aminosäuren usw., verlaufen zwar in sehr ähnlicher Weise, doch besitzen die Bakterien z. B. im Aufbau ihrer Zellwand Strukturen, die im tierischen oder menschlichen Organismus überhaupt nicht vorkommen. Und wir wissen heute, daß viele Antibiotica, wie z. B. das Penicillin und das Cycloserin, gerade hier angreifen, indem sie die Bildung der Zellwand verhindern. Dabei kommt es zu dem, was man in der angelsächsischen Literatur als "unbalanced growth" bezeichnet. Unter diesem unkoordinierten Wachstum versteht man in diesem Fall die Erscheinung, daß das Cytoplasma im Innern des Bacteriums zwar noch weiter wachsen kann, daß aber keine Zellwand mehr gebildet wird. Dadurch kommt es zu einem Bersten des Bacteriums, das nun durch sein eigenes Wachstum zugrunde geht. Auf diese Weise können Antibiotica, die damit ja keine gleichen Reaktionen im tierischen Organismus beeinflussen, in ganz spezifischer Weise wirken, indem sie nur zum Absterben der Bakterien führen, ohne den Wirtsorganismus zu beeinflussen.

Ganz anders verhält es sich bei den Viren, denn die Viren besitzen keinen eigenen Stoffwechsel. Sie werden einzig durch den Stoffwechsel der Wirtszelle hergestellt. Eine Beeinflussung des Viruswachstums ist daher nur dadurch möglich, daß man die Stoffwechselvorgänge der Wirtszelle hemmt. Die Änderungen, die bei der Virusinfektion im Stoffwechsel eintreten und die dazu führen, daß z. B. statt dem Zelleiweiß Viruseiweiß oder statt der Zellnucleinsäure Virusnucleinsäure gebildet wird, sind nun so gering, daß sie sich bisher einfach noch nicht in spezifischer Weise erfassen ließen.

* Aus den Forschungslaboratorien der CIBA Aktiengesellschaft, Basel, Pharmazeutische Abteilung.

Trotzdem kennen wir heute bereits eine große Anzahl von Substanzen, die das Viruswachstum zu hemmen vermögen, einige vermögen sogar Tiere vor einer experimentellen Virusinfektion zu schützen (1). Die wirksamen Verbindungen gehören zu den verschiedensten chemischen Stoffklassen. Es finden sich darunter eine ganze Anzahl von Antibiotica, aber auch synthetische Präparate verschiedenster Natur, wie Thiosemicarbazone, Glyoxalderivate, Strukturanaloge von Purinen und Pyrimidinen usw. Die experimentellen Resultate sind oft sehr beeindruckend, indem die Behandlung in fast allen Fällen zur Heilung führt, währenddem sämtliche unbehandelten Tiere an der Virusinfektion zugrunde gehen. Fast alle wirksamen Substanzen zeigen jedoch zwei gemeinsame, charakteristische Eigenschaften. Die eine ist die, daß sie nur dann wirken, wenn sie sehr frühzeitig nach der Virusinfektion gegeben werden. Ihr Effekt ist also mehr chemoprophylaktisch als chemotherapeutisch. Dies wäre an sich kein allzu schwerwiegender Nachteil, denn auch ein Virusprophylacticum wäre ja klinisch z. B. gerade in Epidemiezeiten von höchstem Nutzen. Ein viel schwererer Nachteil fast aller wirksamer Substanzen ist jedoch der, daß sie meist sehr toxisch sind und vielleicht schon in 3—5mal höherer Konzentration den Tod einer Anzahl Tiere verursachen. Diese chemotherapeutisch wirksamen Substanzen wirken also erst in einer Konzentration, die man bereits als toxisch bezeichnen muß. Aus diesem Grund gehören vielleicht zu den Substanzen mit Antiviruswirkung eine ganze Anzahl einfacher Stoffwechselgifte, z. B. das Dinitrophenol und das Antimycin C, die die oxydative Phosphorylierung entkuppeln, oder das Fluoracetat, das einfach den Citronensäurecyclus vergiftet. Gerade mit dem Fluoracetat war es z. B. möglich, Affen vor einer paralytischen Poliomyelitisinfektion zu schützen, indem die mit Fluoracetat behandelten Affen viel weniger Lähmungen bekamen als die unbehandelten Kontrolltiere. Man gewinnt aus allen diesen Untersuchungen den Eindruck, daß man, um einen günstigen Einfluß auf die Virusinfektion zu erzielen, einfach den Stoffwechsel der Tiere in irgendeiner Weise zu vergiften oder zu lähmen braucht. Dies scheint ja auch verständlich, denn es wurde vorher darauf hingewiesen, daß das Virus durch die Stoffwechselvorgänge der Zelle gebildet wird. Werden diese Stoffwechselvorgänge gehemmt, dann ist es erklärlich, daß dabei weniger Virus gebildet wird. Wenn man nun als einziges Kriterium nach einer gewissen Zeit die Viruskonzentration im Blut oder im Gewebe bestimmt oder die Überlebensrate nach einer gewissen Zeitspanne verwendet, kann man sich leicht vorstellen, daß durch eine Verlangsamung des gesamten Stoffwechsels günstige Resultate erzielt werden.

Allerdings scheint die Situation nicht ganz so einfach und auch nicht so ungünstig zu sein. Denn wenn es sich nur um eine Verlangsamung des Geschehens handeln würde, müßte man ja erwarten, daß mit der Zeit der gleiche Ausgang bei den behandelten Tieren wie bei den Kontrollen auftritt und daß besonders nach dem Absetzen der Behandlung die Infektion in gleicher Weise vor sich geht wie bei den unbehandelten Kontrolltieren. Erstaunlicherweise ist dies jedoch nicht der Fall. Während der Behandlung erholen sich die Tiere und bleiben auch nach dem Absetzen der Behandlung vollständig gesund. Sie haben also die Virusinfektion überwunden. Und damit kommen wir zu einer viel allgemeineren Frage: Wie kann ein tierischer Organismus überhaupt eine Virusinfektion überwinden? Denn der tierische Organismus verhält sich ja nicht wie die Gewebekultur, in der jede

Zelle infiziert wird, Virus bildet und zugrunde geht. Im Organismus wird nur eine relativ geringe Zahl von Zellen infiziert, die Infektion breitet sich etwas aus, diese Ausbreitung kommt aber nach einiger Zeit zum Stillstand, und die Tiere werden wieder gesund. Unter den Vorgängen, die zu dieser Infektabwehr beitragen, stehen die spezifischen Antikörper sicher an erster Stelle. Aber es ist doch erstaunlich, daß die Antikörperbildung erst dann richtig einsetzt, wenn die Infektion bereits im Abklingen begriffen ist. Gerade bei der Poliomyelitis wissen wir auch, daß die intercelluläre Ausbreitung des Virus im Zentralnervensystem durch die Antikörper nicht verhindert werden kann, indem die Antikörper gar nicht in das Zentralnervensystem eindringen. Trotzdem breitet sich ja bei der Poliomyelitis die Infektion nicht durch das ganze Zentralnervensystem aus. Es muß daher noch andere Abwehrmechanismen zusätzlich zu den spezifischen Antikörpern geben, die an der Infektabwehr beteiligt sind. Ein solcher Mechanismus ist vielleicht das kürzlich von ISAACS und LINDENMANN gefundene Interferon (2). Das Interferon ist ein hochpolymerer Eiweißkörper, der anscheinend in allen virusinfizierten Zellen gebildet wird und Viren zu inaktivieren vermag. Gewinnt man beispielsweise das Interferon aus Zellen, die mit einem abgeschwächten oder inaktivierten Virus infiziert wurden, und setzt es einer frischen Zellkultur zu, so vermag es dieselbe vor der Infektion mit einem virulenten Virus zu schützen (3). Diese Ähnlichkeit mit dem Phänomen der Virusinterferenz hat auch zu dem Namen Interferon geführt. Allerdings wissen wir heute noch zu wenig über dieses Interferon, als daß sich seine allgemeine Bedeutung bei der Infektabwehr voll abschätzen ließe.

Zwei weitere Abwehrmechanismen sind kürzlich von LWOFF (4) genauer untersucht worden. Der eine ist das p_H. Gewebekulturzellen, die nach der Infektion mit Poliomyelitisvirus bei p_H 7,3 gehalten werden, bilden große Mengen von Virus und gehen dabei zugrunde. Wird das p_H nach der Infektion aber von 7,3 auf 6,6 gesenkt, dann bilden die Zellen kein Virus und bleiben gesund. Durch eine geringfügige Senkung des p_H hätte der Organismus die Möglichkeit, eine Virusinfektion zum Stillstand zu bringen. Tatsächlich ist bekannt, daß in entzündeten Geweben das p_H absinkt, indem hier eine gesteigerte Glykolyse stattfindet und große Mengen von Milchsäure gebildet werden. Möglicherweise wirkt auch das Interferon über das p_H, indem auch unter der Einwirkung von Interferon die Glykolyse stark stimuliert wird.

Vielleicht noch wichtiger als der Einfluß des p_H ist derjenige der Temperatur. Gewebekulturzellen, die bei 37° C gehalten werden, gehen nach der Infektion mit Poliomyelitisvirus alle zugrunde. Erhöht man nach der Infektion die Temperatur aber auf 41° C, bleiben die Zellen gesund und bilden kein Virus. Auch eine Erhöhung der Temperatur kann daher bei Gewebekulturen eine Virusinfektion zum Stillstand bringen. Der Effekt der Temperatur auf das Viruswachstum konnte übrigens auch an Mäusen gezeigt werden. Nach der Infektion mit Poliomyelitis erkrankten bei Zimmertemperatur sämtliche Mäuse. Wurden die Mäuse aber in Brutkästen gehalten, blieben sie gesund. Die Körpertemperatur scheint also tatsächlich einen Einfluß auf den Verlauf der Virusinfektion zu haben. Ich möchte es hier keineswegs wagen, auf eine Diskussion über die klinische Bedeutung des Fiebers einzugehen, sondern möchte diese experimentellen Versuche der Abhängigkeit des Viruswachstums von p_H und Temperatur nur vom rein experimentellen

Standpunkt aus so verstehen, daß es tatsächlich Mechanismen gibt, die wir noch als fast physiologisch betrachten können, dank denen eine Virusinfektion zum Stillstand kommen kann und bereits infizierte Zellen wieder gesund werden können. Dies ist für die Frage einer möglichen Chemotherapie von äußerster Bedeutung. Vielleicht ist es für eine wirksame Chemotherapie gar nicht notwendig, daß das Viruswachstum vollständig gehemmt wird. Vielleicht bewirkt eine geringe Verlangsamung des Viruswachstums bereits einen ausgesprochenen klinischen Erfolg, wenn während der Zeit der Behandlung die normalen Abwehrvorgänge des Organismus trotzdem in Gang kommen können. Vielleicht ist dies gerade der Mechanismus, durch den alle die vorher erwähnten toxischen Substanzen ihre Wirkung entfalten.

Für die Behandlung beim Menschen kommen allerdings irgendwelche toxischen Substanzen von vornherein nicht in Frage. Was wir hier benötigen, sind möglichst untoxische Verbindungen, die in möglichst spezifischer Weise das Viruswachstum hemmen und den übrigen Zellstoffwechsel unbeeinflußt lassen. Auf der Suche nach solchen Substanzen ist man in den letzten Jahren zwei verschiedene Wege gegangen. Den einen möchte ich als den sog. empirischen Weg bezeichnen. Er besteht darin, daß man alle erdenklichen Substanzen, die einem zur Verfügung stehen, auf ihre Antiviruswirkung untersucht, in der Hoffnung, daß sich einmal eine nicht toxische, wirksame Substanz findet. Meines Wissens hat dieser Weg noch nicht zum Erfolg geführt. Daneben gibt es einen anderen Weg, den man in vielleicht etwas überheblichem Maße als den rationalen Weg bezeichnet. Bei diesem Weg versucht man, sich die biochemischen Grundlagen der Virusinfektion in der Weise zunutze zu machen, daß man in möglichst spezifischer Weise das Viruswachstum zu hemmen versucht. Ich möchte im folgenden versuchen, zwei Beispiele einer solchen möglichen, mehr spezifischen Beeinflussung des Viruswachstums zu geben.

Gierer und Schramm (5) in Tübingen sowie Fraenkel-Conrat (6) in USA haben gefunden, daß beim Tabakmosaikvirus die Ribonucleinsäure den infektiösen Anteil des Virus darstellt. Nun enthalten sämtliche mittleren und kleineren Viren ebenfalls Ribonucleinsäure. Zu diesen gehört die ganze Gruppe der Myxoviren, d. h. Influenza-, Masern-, Mumps- usw. bis hinunter zu den ganz kleinen Poliomyelitis- und Coxsackieviren. Alle diese Viren enthalten Ribonucleinsäure, und bei einer großen Anzahl von ihnen konnte die Ribonucleinsäure ebenfalls als der infektiöse Teil erkannt werden. Eine spezifische Beeinflussung des Viruswachstums ließe sich also möglicherweise durch eine Beeinflussung der Nucleinsäure finden. Um die Virusnucleinsäure von den Nucleinsäuren im allgemeinen noch etwas besser zu trennen, sollte die Beeinflussung speziell nur die Ribonucleinsäure und nicht auch die Desoxyribonucleinsäure treffen, die ja im Stoffwechsel des Zellkerns eine fundamentale Rolle spielt.

Die Ribonucleinsäure unterscheidet sich von der Desoxyribonucleinsäure besonders in drei Punkten: Wie ja schon aus den Namen hervorgeht, enthält die Ribonucleinsäure Ribose, die Desoxyribonucleinsäure Desoxyribose. Beide Nucleinsäuren enthalten Adenin, Guanin und Cytosin. Als vierte Base enthält jedoch die Ribonucleinsäure Uracil und die Desoxyribonucleinsäure Thymin, d. h. das methylierte Uracil. Der dritte Unterschied zwischen beiden Nucleinsäuren besteht darin, daß in der Ribonucleinsäure die Basen, d. h. speziell ihre Aminogruppen, sehr leicht reagieren können, während bei der Desoxyribonucleinsäure diese Basen durch gegenseitige Wasserstoffbrücken aneinandergelagert sind und dadurch ihre Reaktivität verloren haben. Diese drei Unterscheidungsmerkmale lassen sich für eine spezifische Beeinflussung der Ribonucleinsäure verwenden. Diese kann z. B. durch Strukturanaloge des Uracils erfolgen, wobei die Spezifität noch erhöht wird, wenn sie bereits mit Ribose gepaart als Nucleoside vorliegen. Andererseits lassen sich Ribonucleinsäuren auch durch die chemischen Umsetzungen ihrer Basen beeinflussen, wobei nur die Basen der Ribonucleinsäure, nicht aber diejenigen der Desoxyribonucleinsäure re-

aktiv sind. Beide Mechanismen sollen an einem Beispiel illustriert werden.

Beim Tabakmosaikvirus wurde z. B. gefunden, daß Thiouracil und Fluoruracil, zwei Analoge des Uracils, das Viruswachstum stark zu hemmen vermögen und besonders als Nucleoside wirksam sind. Diese Strukturanalogen wirken nun auf zwei verschiedene Weisen. Erstens hemmen sie die Synthese von Ribonucleinsäure, zweitens werden sie aber auch in die Nucleinsäure des Virus eingebaut. Dieser Einbau der strukturanalogen Basen führt nun zu einer eigenartigen Erschei-

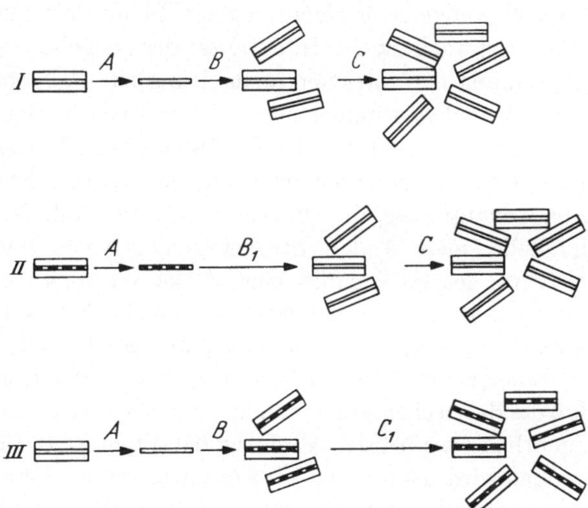

Abb. 1. Effekt von Strukturanalogen auf das Viruswachstum. *A* Freisetzung der Nucleinsäure. *B* Bildung der ersten neuen Virusteilchen. *C* Ausbreitung des Virus in umliegende Zellen und weitere Virusvermehrung. *I* Normale Virusinfektion. *II* Infektion mit strukturanalogem Virus. Schritt *B* verzögert. *III* Infektion in Gegenwart eines Strukturanalogen. Einbau in umgebildete Virusteilchen und Verzögerung von Schritt *C*

nung, denn dieses unnatürliche Virus ist weniger infektiös. Gewinnt man z. B. das Virus, das in Gegenwart einer strukturanalogen Base gewachsen ist, und vergleicht es mit einem normalen Virus, so erkennt man, daß nach der Infektion mit dem unnatürlichen Virus die Latenzzeit verlängert ist. In Abb. 1 sind in schematischer Form die Vorgänge, die bei der Virusinfektion eine Rolle spielen, dargestellt. Wir nehmen heute an, daß zuerst das Virus in die Zelle eindringt und dort aus dem Virus die Ribonucleinsäure freigesetzt wird. Dadurch wird in der Zelle der Stoffwechsel so verändert, daß nun in dieser ersten infizierten Zelle ein paar Virusteilchen neugebildet werden. Diese, vielleicht sind es sogar nur freie Nucleinsäuren, dringen dann in die umliegenden Zellen ein und verursachen dort weitere Infektionen. So kommt eine Ausbreitung der Virusinfektion und die Neubildung von großen Mengen von Virus zustande (I). Falls nun dieses Virus eine strukturanaloge Base enthält, so wird die Latenzzeit verlängert, bis in der ersten infizierten Zelle neues Virus gebildet wird (II). Sobald die ersten neuen Virusteilchen, die nun wieder normal sind und keine strukturanalogen Basen mehr enthalten, gebildet sind, kommt die Virusinfektion in genau gleicher Weise in Gang wie bei der Infektion mit normalem Virus. Als dritte Möglichkeit ist der Fall gezeigt, der nach der Infektion mit normalem Virus eintritt, jedoch in Gegenwart einer strukturanalogen Base, die z. B. als Chemotherapeuticum zugesetzt wurde. Dabei wird ebenfalls zuerst die Nucleinsäure freigesetzt, und diese verursacht die Bildung der ersten neuen Virusteilchen. Diese enthalten nun jedoch bereits die strukturanaloge Base. Dementsprechend zeigt sich bei der weiteren Ausbreitung der Infektion die gleiche Erscheinung, die vorhin beschrieben wurde, d. h. eine Verlängerung der Latenzzeit bei der weiteren Infektion. Die Ausbreitung der Infektion von der ersten infizierten Zelle aus ist also verzögert.

Die strukturanalogen Basen wirken also durch zwei Mechanismen, erstens durch eine allgemeine Hemmung der Ribonucleinsäuresynthese und zweitens durch eine Abschwächung der Infektivität der neugebildeten Virusteilchen, die eine Verlangsamung der Infektionsausbreitung zur Folge hat. Nun sind leider alle diese Strukturanalogen immer noch viel zu toxisch. Gerade die Strukturanalogen des Uracils stören nicht nur den Stoffwechsel der Nucleinsäure auch in der Zelle, sondern sie wirken außerdem noch auf eine andere, sehr wichtige Substanz, die Uridindiphosphatglucose, die eine fundamentale Rolle im gesamten Zuckerstoffwechsel der Zelle spielt. Andere Strukturanalogen von Nucleotiden, z. B. Benzimidazolderivate, zeigen ebenfalls eine starke Wirkung. Auch bei diesen Benzimidazolanalogen konnte gezeigt werden, daß die Ribosederivate, d. h. Nucleoside, viel stärker wirksam und gleichzeitig weniger toxisch sind als die freien Basen (7).

Eine andere Art der Beeinflussung der Ribonucleinsäuren ist dadurch möglich, daß die Basen chemisch verändert werden. Dies ist ein Mechanismus, der im Moment eigentlich eher bei der Abtötung der Viren, z. B. für die Vaccineproduktion, verwendet wird als für eine Viruschemotherapie. Sie wissen, daß eine der am häufigsten verwendeten Substanzen zur Abtötung von Viren für die Produktion von Vaccinen der Formaldehyd ist. Wenn man nun das Molekül des Formaldehyds etwas abwandelt, gelangt man zum Glyoxal. Dieses Glyoxal ist eine sehr instabile Substanz, die man aber etwas stabilisieren kann, indem man Seitenketten anhängt.

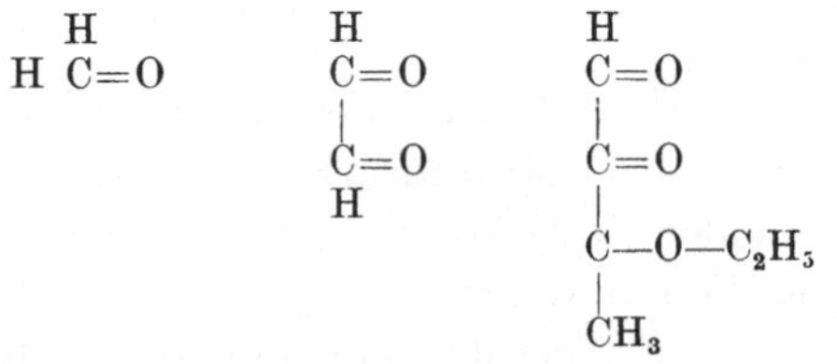

$$
\begin{array}{ccc}
\begin{array}{l} \mathrm{H} \\ \mathrm{H}\ \mathrm{C}{=}\mathrm{O} \end{array}
&
\begin{array}{l} \mathrm{H} \\ \mathrm{C}{=}\mathrm{O} \\ \mid \\ \mathrm{C}{=}\mathrm{O} \\ \mathrm{H} \end{array}
&
\begin{array}{l} \mathrm{H} \\ \mathrm{C}{=}\mathrm{O} \\ \mid \\ \mathrm{C}{=}\mathrm{O} \\ \mid \\ \mathrm{C}{-}\mathrm{O}{-}\mathrm{C_2H_5} \\ \mid \\ \mathrm{CH_3} \end{array}
\\
\text{Formaldehyd} & \text{Glyoxal} & \text{Kethoxal}
\end{array}
$$

Ein solches Derivat des Glyoxals ist z. B. das Kethoxal. Diese beiden Stoffe, die Glyoxalderivate und der Formaldehyd, reagieren nun aber in etwas verschiedener Weise. Der Formaldehyd reagiert sehr unspezifisch mit sämtlichen Aminogruppen, die in der Zelle vorhanden sind, ob es sich nun um die Nucleinsäure, um das Eiweiß oder um irgendwelche Coenzyme oder Vitamine handelt. Bei den Glyoxalderivaten ist der Reaktionsmechanismus etwas anders. Diese Glyoxalderivate reagieren nicht mehr mit sämtlichen Aminogruppen, sondern nur mit denjenigen, in denen eine Iminogruppe benachbart ist, die also eine Art Diaminstruktur haben. Denn mit diesen Diaminstrukturen können diese Glyoxalderivate einen stabilen Ring bilden. Auf diese Weise ist eine viel spezifischere Beeinflussung der Nucleinsäure erreicht, indem nur die Aminogruppen des Guanins mit den Glyoxalderivaten reagieren, während die übrigen Aminogruppen nicht mehr reagieren. Verschiedene Glyoxalderivate, wie z. B. das Kethoxal, haben nun eine ausgesprochene Antiviruswirkung, z. B. in Hühnchenembryonen. Im letzten Jahr sind sogar von CAVALLINI und MASSARANI (8) weitere Glyoxalderivate beschrieben worden, die etwas verschiedene Seitenketten haben, indem z. B. eine Diphenyl-Gruppe angehängt wird. Diese Glyoxalderivate haben nun auch eine Wirkung auf die experimentelle Influenzainfektion der Mäuse, in Dosen, die sogar als relativ untoxisch bezeichnet werden müssen.

Es ist also möglich, durch eine Abwandlung des Moleküls von relativ unspezifischen Substanzen zu spezifischeren Substanzen zu gelangen, die die Ribonucleinsäure beeinflussen und die daher auch eine ausgesprochene Antiviruswirkung zeigen.

Ob wir mit dieser Suche nach Substanzen, die nur die Ribonucleinsäure beeinflussen, oder überhaupt nach Substanzen, die das Viruswachstum hemmen, auf dem richtigen Weg sind, ist allerdings eine weitere Frage. Es sind bereits mehrere Fälle bekannt, in denen Substanzen eine gute klinische Wirkung auf experimentelle Tierinfektionen zeigten, ohne daß dabei das Viruswachstum irgendwie gehemmt wurde. Dies ist z. B. für ein Antibioticum, das Xerosin, beschrieben worden. Es gibt noch andere Substanzen, die das Viruswachstum gar nicht hemmen und trotzdem eine gute Wirkung auf die Überlebensrate experimentell infizierter Tiere haben. Wahrscheinlich wirken sie deshalb, weil sie die Entzündung, die im umliegenden Gewebe auftritt, hemmen. Vielleicht ist das Wesentliche, das die klinischen Erscheinungen bei gewissen Virusinfektionen ausmacht, gar nicht das Auftreten von Virus, sondern die Entzündung, die im umgebenden Gewebe stattfindet. Doch dieses Problem fällt nicht mehr unter die eigentliche Chemotherapie, sondern ist ein allgemeines Problem der Entzündungshemmung.

Ich möchte daher meine Ausführungen in folgender Weise zusammenfassen: Erstens kennen wir Substanzen, die das Viruswachstum zu hemmen vermögen und Tiere vor einer experimentellen Virusinfektion schützen können. Allerdings sind diese sämtlichen Substanzen im Moment noch zu toxisch. Zweitens kennen wir Vorgänge, die das Viruswachstum in infizierten Zellen wieder zum Stillstand bringen, z. B. die Temperatur, das p_H und die Bildung von Interferon. Drittens ist es möglich geworden, durch chemische Abwandlung von relativ toxischen Substanzen zu untoxischen zu gelangen, die in mehr spezifischer Weise die Ribonucleinsäure und dadurch das Viruswachstum zu hemmen vermögen. Ich glaube, alle diese Befunde sind doch wichtig genug, daß sie uns die Hoffnung geben, in weiterem Suchen diese Effekte noch zu verstärken. Vielleicht wird es daher doch früher oder später einmal möglich werden, auf diese Weise zu einer klinisch wirksamen Antiviruschemotherapie zu gelangen.

Literatur

1. Literatur in M. STAEHELIN: Progr. Med. Virology **2**, 1 (1959); F. L. HORSFALL jr., in "The Viruses" (F. M. BURNET and W. M. STANLEY, Ed. Vol. III, p. 195 ff.). Acad. Press N. Y. 1959.
2. ISAACS, A., and J. LINDENMANN: Proc. roy. Soc. (Edinb.) B 147 (1957).
3. — and O. C. BURKE: Brit. med. Bull. **15**, 185 (1959).
4. LWOFF, A.: Bact. Rev. **23**, 109 (1959).
5. GIERER, A., and G. SCHRAMM: Nature (Lond.) **177**, 702 (1956).
6. FRAENKEL-CONRAT, H.: J. Amer. chem. Soc. **78**, 882 (1956).
7. TAMM, I.: J. Bact. **72**, 54, 59 (1956).
8. CAVALLINI, G., and E. MASSARANI: J. Med. Pharm. Chem. **1**, 395, 601 (1959).

Die medikamentöse Behandlung
der Virus-Meningoencephalitiden und der Poliomyelitis*

Von

F. WÖHLER

Mit 4 Abbildungen

Trotz der großen Fortschritte, die in den letzten Jahren bei der Bekämpfung der Poliomyelitis durch die Schutzimpfung nach SALK und die Anwendung der Lebendvaccine nach SABIN sowie KOPROWSKI erreicht werden konnten, besteht noch immer das Problem der medikamentösen Therapie bei der eigentlichen Erkrankung, da bis heute noch kein spezifisch gegen die Polioviren wirkendes Medikament zur Verfügung steht. Die bisherige Behandlung erstreckt sich daher in erster Linie auf eine Ruhigstellung des Erkrankten und eine symptomatische Therapie. Frühzeitig versuchte man durch die Gabe von Medikamenten, die infolge Formalinabspaltung theoretisch viruzid wirken könnten, eine Beeinflussung des Krankheitsgeschehens. So geht die Prophylaxe und Therapie mit Urotropin schon auf MEDIN zurück. Von diesem Medikament wurden bis zu 3 g pro die gegeben. Weiterhin versuchte man Neohexan und Cylotropin. Auch Trypaflavin (2—10 cm³) als 0,5%ige Lösung (HÄSSLER) kam zur Anwendung. Von MORAWITZ wurde außerdem auch Jodnatrium verwandt. E. MÜLLER schlug Calcium wegen seiner gefäßdichtenden und antiödematösen Eigenschaften vor. Eine besondere Bedeutung für die Therapie konnten jedoch die aufgeführten Medikamente nicht gewinnen. Auch Behandlungsversuche mit Strychnin und Präparaten, die strychninartig wirken, brachten kein günstiges Ergebnis, ja nach den Erfahrungen von TIETZE muß sogar vor ihrer Anwendung gewarnt werden, da infolge der Aktivierung der Vorderhornzellen durch Strychnin und der dadurch bedingten Zellstoffwechselsteigerung eine besondere Disposition für das Fortschreiten der Lähmungen geschaffen werden soll. Auf eine Verschlimmerung der Lähmungen durch Strychnin und seine Derivate wiesen aber auch schon HENNOCH und JOPPICH hin.

Von DEURETZBACHER wurde erstmals 1948 über günstige Erfahrungen mit hohen Pyramidongaben (3stündlich 0,75 g oral) berichtet, die jedoch nicht unwidersprochen blieben (ENGEL; TIETZE u. a.). Sicher werden aber durch das Pyramidon die gerade anfangs sehr heftigen Schmerzen der Muskulatur und der Drang nach überflüssiger Kinetik herabgesetzt (TIETZE). Es trägt daher zur Beruhigung der Patienten bei, wie es in der ersten Phase der Erkrankung erwünscht ist. Erste Behandlungsversuche mit der Anwendung einer Fiebertherapie bei der Poliomyelitis führte MUNK durch. Sie wurde von SPILLER, KAUDERS,

* Aus der Beatmungsabteilung (Leiter: Doz. Dr. F. WÖHLER) der Med. Univ.-Klinik, Freiburg i. Br. (Direktor: Prof. Dr. Dr. h. c. L. HEILMEYER).

ADLER sowie TIETZE aufgenommen und die genannten Autoren erachteten sie als durchaus wirksam. Dabei wurde Pyrifer in Stärke I 2mal mit 12 Std Abstand injiziert. Auch durch den Insulinschock suchte man eine Beeinflussung des paralytischen Geschehens zu erreichen. In den Jahren 1948—1951 versuchte WALTER aus unserem Hause mit Thiosemicarbazon (Tb I) den Krankheitsverlauf der Poliomyelitis zu beeinflussen, wobei angenommen wurde, daß dieses Medikament eine günstige Wirkung auf das perifokale Ödem entwickeln könnte. Eine sichere, überzeugende Wirkung war jedoch nicht zu beobachten.

In den letzten Jahren wurden Behandlungsversuche mit ACTH und Cortison bei Meningoencephalitiden verschiedenster Ätiologie und bei der Poliomyelitis durchgeführt (FINDLAY u. HOWARD; COLONELLE; AUBERTIN; CORIELL, SIGEL u. COOR u. a.). Während vor allem bei den postvaccinalen Encephalitiden günstige Resultate erhalten werden konnten, sind die Berichte über eine erfolgreiche Behandlung bei Virus-Encephalitiden noch spärlich.

Die Therapieergebnisse bei der Poliomyelitis mit ACTH erscheinen durchaus negativ, vor allem nach den Erfahrungsn von SABIN. Über die Wirkung des Cortisons bei dieser Erkrankung liegen widersprechende Ergebnisse vor. Während einige Autoren relativ gute Resultate beschreiben, wird von anderen über keine bzw. eine negative Wirkung berichtet (COLONELLE). Nicht zuletzt durch die Veröffentlichung von SCHWARTZMANN u. Mitarb., daß dem Cortison eine infektionsbegünstigende Wirkung für die Poliomyelitis beim Goldhamster zukommt, wurde davon abgeraten. Untersuchungen von PETTE u. Mitarb. zeigten aber, daß Cortison nicht in der Lage war, die Empfänglichkeit von Schimpansen bzw. Vervet-Affen zu erhöhen. Auch die Erkrankungsrate scheint geringer zu sein, und immunologisch war keine Verzögerung der Antikörperbildung nachweisbar.

Systematische Therapieversuche mit Butazolidin bei der Encephalomyelitis und der Poliomyelitis sind uns aus der Literatur nicht bekannt. Ausgehend von der entzündungshemmenden Wirkung des Cortisons und des Butazolidins, die zusammen verabreicht synergistisch bzw. additiv wirken, versuchten wir durch hohe Dosen dieser Medikamente in Verbindung mit dehydrierenden Maßnahmen eine Beeinflussung des Krankheitsablaufes zu erreichen. Während bei den Virus-Meningoencephalitiden unter dieser Behandlung die Erfolge selbst bei schwersten Fällen ausgezeichnet waren, ist das Ergebnis bei der Behandlung der Poliomyelitisfälle sehr wesentlich von dem Stadium abhängig, in dem die Patienten zur Aufnahme gelangen. Es zeigte sich, daß dann die Aussichten am besten waren, je früher die Diagnose gestellt und der Patient zur Behandlung kam. Die Schwierigkeit bei der Beurteilung eines echten Therapieerfolges bei der Poliomyelitis liegt aber darin begründet, daß wir keine absolut sicheren Kriterien hierfür besitzen, im Gegensatz zu den Meningo-Encephalitiden, bei denen das EEG einen objektiven Aufschluß erlaubt.

Wir haben daher seit Beginn des Jahres 1958 bis jetzt alle Virus-Meningoencephalitiden sowie Poliomyelitisfälle nach dem folgenden Schema behandelt und als Kriterium für eine Wirkung das Sistieren bzw. den schnellen Rückgang von Paresen, neurologischer Symptome, Abfall der Temperatur, der Pulsfrequenz, Besserung im EEG sowie Besserung des Allgemeinbefindens usw. verwertet. Diese aufgeführten Kriterien haben, für den einzelnen Fall gesehen, sicher keine absolute Beweiskraft, da, wie wir wissen, die Lähmungen in jedem Stadium stehen bleiben

können und auch sonst dieses Krankheitsbild in der Mannigfaltigkeit seiner
Symptome viele Deutungen offen läßt. Erst die Zahl der behandelten Fälle während $2^1/_2$ Jahren erlaubt jetzt eine vorsichtige Beurteilung.

Selbstverständlich stellt die eingeschlagene Behandlungsweise keine kausale
Therapie dar. Zerstörte oder schwer geschädigte Ganglienzellen können natürlich

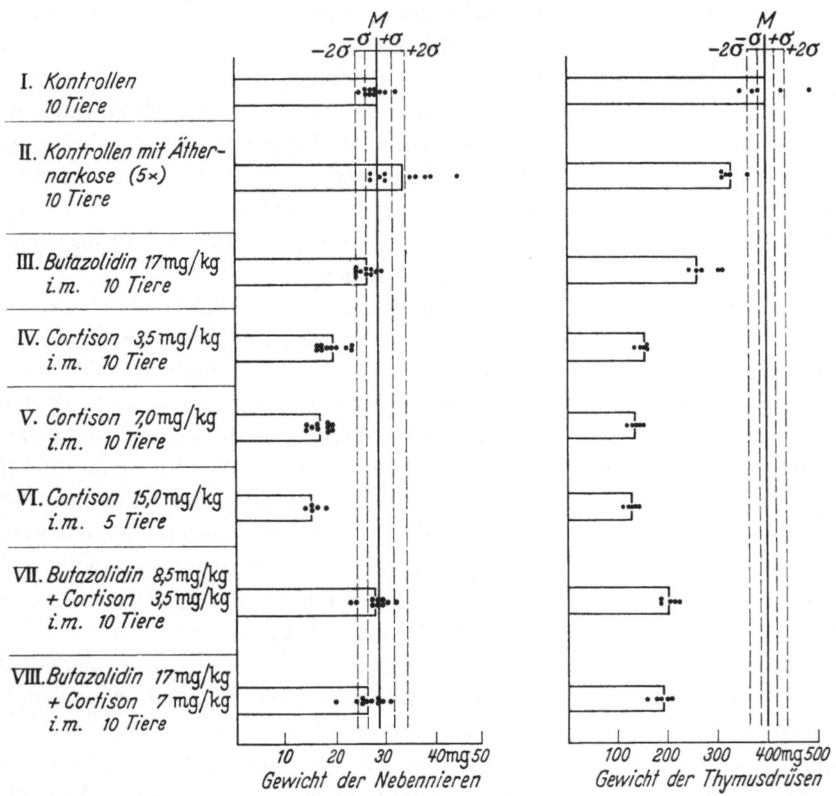

Abb. 1. Verhalten der Nebennieren- und Thymusgewichte der Ratte bei Gabe von Cortison und Butazolidin über
5 Tage

nicht wiederhergestellt werden, doch scheint die Erfahrung zu bestätigen, daß
Cortison und Butazolidin eine so massive Bremsung des akut entzündlichen Geschehens bewirken, daß dadurch der Verlauf der Meningoencephalitis und Poliomyelitis wesentlich gebessert werden kann. Im folgenden wird das Behandlungsschema wiedergegeben.

Butazolidin: (Fa. Geigy, Basel).

Erwachsene: 1. Tag bis zu 1,8 g, mindestens jedoch 2mal 0,6 g innerhalb von
24 Std nur i.m. 2. Tag 1,2 g, gegebenenfalls diese Dosis auch noch am 3., 4. und
5. Tag, um dann über 0,8, 0,6, 0,4 und 0,2 g zu beenden. Die Dosen sind jeweils
auf 24 Std verteilt zu injizieren.

Kinder: Unsere Erfahrungen beginnen bei 13jährigen, doch haben wir da
auch Dosen bis etwa 1 g i.m. gegeben und sind dann auf geringere Gaben übergegangen. Eine Behandlungszeit von 10—14 Tagen wie bei den Erwachsenen
wurde nicht überschritten.

Cortison:

Erwachsene: Parallel zu der Butazolidinmedikation wurde Cortisonacetat (Fa. CIBA, Wehr/Baden) i.m. verabreicht. In allerschwersten Fällen gab man bis zu 1 g am ersten Tag. Im allgemeinen kamen wir aber während der ersten 3—4 Tage mit 2mal 250—300 mg täglich aus, um dann auf 2mal 250, 2mal 200, 2mal 150, 2mal 100 und 2mal 50 mg überzugehen. Eine ähnliche Dosierung haben wir ohne Nachteile bei 13—15jährigen angewandt. Ein Ausschleichen über ACTH erübrigt sich, da durch die Kombination des Cortisons mit dem Butazolidin offenbar die bekannte Bremsung der Hypophyse weitgehend ausbleibt. Hormonelle Ausfallserscheinungen oder z. B. Kreislaufkomplikationen nach abruptem Absetzen der genannten Medikamente waren in keinem Falle zu beobachten.

Daß unter Butazolidin die zu erwartende Bremsung der Hypophyse durch das Cortison ausbleibt, läßt sich in Tierversuchen demonstrieren. Wie Abb. 1 zeigt, bleibt in einem Dauerversuch über 5 Tage die üblicherweise zu erwartende Verkleinerung der Nebennieren der Ratte bei einer kombinierten Behandlung mit Cortison und Butazolidin aus, während vergleichsweise das Gewicht der Thymusdrüse sich verringert, da offenbar der thymoklastische Effekt des Butazolidins erhalten bleibt. (Bei der Bestimmung des Nebennieren- und Thymusgewichtes wurde so vorgegangen, daß einmal das Frischgewicht und zum anderen das Gewicht der Organe nach Dehydrierung mit Alkohol bestimmt wurde, um nicht durch evtl. Ödeme getäuscht zu werden.) Das gleiche Verhalten ließ sich auch bei einer Fortsetzung des Versuches über 9 Tage hinweg beobachten.

Bekanntlich führt das Setzen eines Abscesses zu einer erheblichen Aktivierung der Nebennierenrinde und dementsprechend zu einer Vergrößerung dieses Organes. In Abb. 2 wird dieses Verhalten deutlich. Während aber die Medikation von Cortison in der Lage ist, diese Veränderungen zu unterdrücken, und darüber hinaus eine sichere Verkleinerung der Nebennieren eintritt, ist Butazolidin allein in geringerer Dosierung nicht fähig, die Streß-Reaktion zu bremsen. Erst in einer höheren Dosierung des Butazolidins läßt sich keine signifikante Vergrößerung der Nebennieren mehr nachweisen. Die zusätzliche Applikation von Cortison findet keinen Niederschlag in einer evtl. zu erwarten gewesenen Verkleinerung der Nebennieren. Auch in diesem Falle bleibt offenbar eine sichere Hemmung der Hypophyse aus.

Über den Mechanismus, der bei gleichzeitiger Applikation von Butazolidin und Cortison abläuft, wissen wir noch wenig. In einer großen Zahl von Tierversuchen, die unter den verschiedensten Bedingungen durchgeführt wurden, konnte jedoch immer wieder festgestellt werden, daß eine Bremsung der Hypophyse durch das Cortison dann ausbleibt, wenn gleichzeitig Butazolidin mit verabfolgt wird. Von REISSERT aus unserer Klinik durchgeführte Untersuchungen bei Patienten bestätigen ebenfalls, daß keine erhebliche Bremsung der Hypophyse unter dieser Behandlung eintritt.

Die Dauer und die Höhe der Medikation richtet sich nach dem Ablauf der Krankheit. Man sollte als Regel versuchen, die angeführte Medikation nicht länger auszudehnen, eher die Dosen zu verringern und zeitlich abzukürzen.

Von großer Wichtigkeit ist aber die Überwachung des Patienten hinsichtlich Magenbeschwerden, Blutungen u. ä.; denn obwohl im Tierversuch WILHELMI u. a. eine signifikante Verringerung der Ulcusrate bei gleichzeitiger Verabreichung von

Cortison und Butazolidin sahen, stellen beide Medikamente, die wir grundsätzlich
aus den angeführten Möglichkeiten intramuskulär verabreichen, eine Belastung
des Magen-Darm-Traktes dar. Unter über 200 behandelten Patienten trat zweimal
eine Ulcusblutung auf, doch war in beiden Fällen verschwiegen worden, daß schon

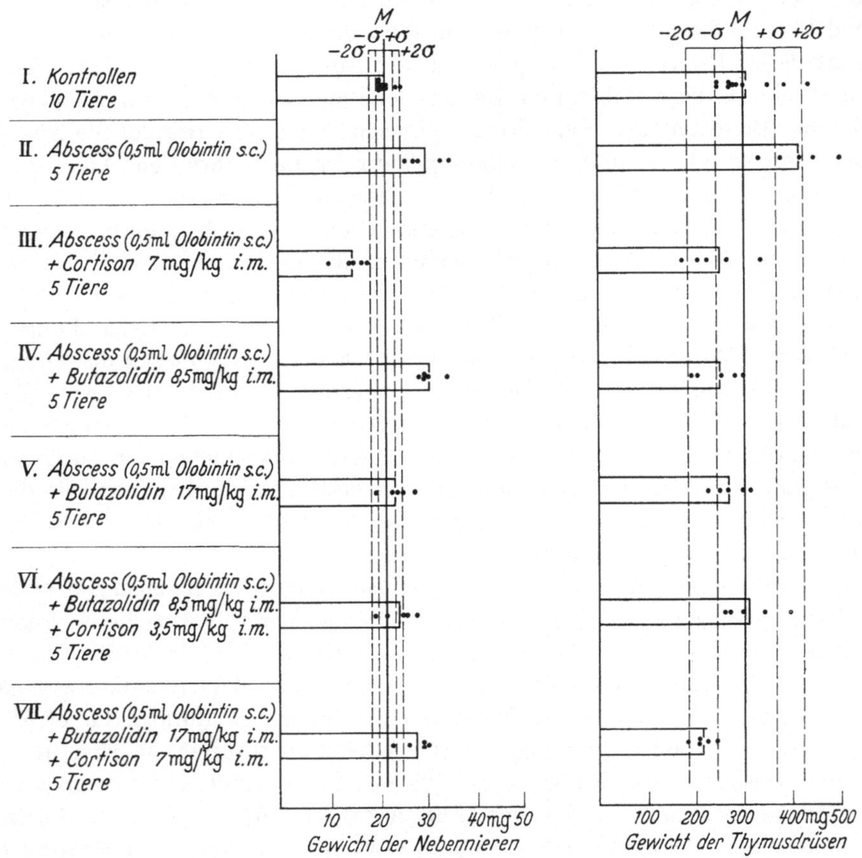

Abb. 2. Nebennieren- und Thymusgewicht der Ratte bei Terpentinabsceß und Gabe von Cortison und Butazolidin
(Versuchsdauer 5 Tage)

seit Jahren eine chronische Gastritis bestand. Es empfiehlt sich daher grundsätzlich, Antacidica (Masigel, Fa. Thomae; Ulcur, Fa. Hipp; Gelusil-Lac, Fa.
Goedecke) oder ähnliche Medikamente gleichzeitig zu geben, um eine Hyper-
acidität und Magenschleimhautschädigungen zu vermeiden. Gleiches gilt für den
Dünndarm, insbesondere das Duodenum, in den das Butazolidin in hoher Konzentration mit der Galle gelangt (HARWERTH u. WÖHLER). Dosierung: Masigel 3mal
2 Tabl. tägl.; Ulcur bis 5mal 1 gehäufter Teelöffel in Milch suspendiert innerhalb
von 24 Std. Gleiches gilt für Gelusil-Lac.

Ergänzend wird eine dehydrierende Behandlung durchgeführt. Für die ersten
5 Tage werden jeweils 300 cm³ salzfreies Macrodex (Fa. Knoll A.G.) 10%ig als
Dauertropf i.v. über etwa 3—4 Std gegeben. Außerdem erfolgt die i.v. Applikation
von Laevosan (Fa. Deutsche Laevosan-Gesellschaft, C. F. Boehringer & Söhne)
60 cm³ 40%ig in den ersten Tagen. Aus den Untersuchungen von HEMMER über

das Verhalten des Liquordruckes bei Gehirnödemen unter Anwendung verschiedener Medikamente geht nämlich eindeutig hervor, daß dem Laevosan eine wesentlich bessere Wirkung als z. B. dem Traubenzucker zukommt. So kann der Liquordruck um etwa 30% schon innerhalb von 11 min nach der Injektion gesenkt werden. Demgegenüber beträgt die Liquordrucksenkung des Traubenzuckers nur etwa 14%. Ihr entspricht die Wirkung von Euphyllin. Das vielfach verwandte Venostasin bewirkt nach den Untersuchungen von HEMMER keine statistisch zu sichernde Liquordrucksenkung.

Weiterhin erhalten die Patienten am 1. Tag eine Tablette Hygroton (Fa. Geigy) bzw. Diamox (Fa. Lederle) und in den folgenden Tagen jeweils 1-$^1/_2$ Tablette. Die genannten Medikamente sollen die Entwässerung fördern. Als Hemmstoff des Fermentes Carboanhydrase führen sie zu einer vermehrten Ausscheidung von Bicarbonat, Natrium und Kalium sowie zu einer geringen Hemmung der CO_2-Ausscheidung in die Alveolarluft und zu einer mäßigen Acidose im Blut und zu einer CO_2-Anreicherung im Gewebe. Es empfiehlt sich

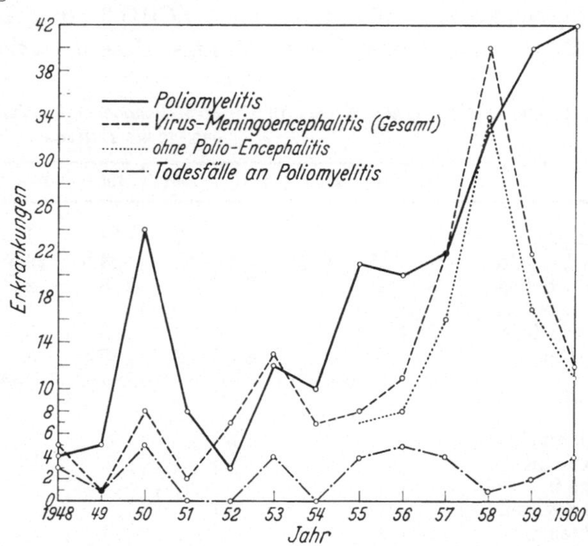

Abb. 3. Erkrankungen an Poliomyelitis und Virus-Meningoencephalitis 1948—1960

daher, diese Medikamente nur in geringer Dosierung zu verwenden und unter strengster Beachtung der Elektrolytverhältnisse. Um einer Kaliumverarmung auch durch die Cortison-Medikation vorzubeugen, wird gleichzeitig pro Tag 0,75 g Kalium in der Form von Kalinor (Fa. Nordmark) verabfolgt.

Eine sehr sorgfältige Überwachung von Herz und Kreislauf mit entsprechender Medikation erscheint selbstverständlich, und es soll hier nicht weiter darauf eingegangen werden. Es darf noch erwähnt werden, daß auch Vitamin C in hohen Dosen sowie Vitamin B-Komplex unterstützend zur Anwendung kommen.

Zur Erläuterung der Therapieergebnisse darf im folgenden (Abb. 3) eine Übersicht über die in den Jahren von 1948—1960 in der Medizinischen Universitätsklinik Freiburg behandelten Fälle an Poliomyelitis und Virus-Meningoencephalitis sowie der Todesfälle an Poliomyelitis gegeben werden. Erfaßt wurden Patienten vom 13. Lebensjahr an aufwärts.

Wie deutlich zu erkennen ist, besteht seit 1955 eine dauernde Zunahme der Erkrankungen an Poliomyelitis, wie sie früher, abgesehen vom Jahre 1950, nicht zu beobachten war. Ebenso lassen die Virus-Meningoencephalitiden eine Zunahme erkennen, wobei eine deutliche Häufung dieser Erkrankung im Jahre 1958 im Raume Freiburg zu beobachten war. In Tab. 1 werden die Erkrankungen an Virus-Meningoencephalitis nach ihrem Alter, dem Erkrankungsgrad, der Ätiologie usw. aufgegliedert. Wir stellen dabei die Fälle von 1948—1957 denjenigen von

1958—1960, welche mit Cortison und Butazolidin behandelt wurden, gegenüber. Dabei fällt auf, daß das Durchschnittsalter relativ gleich bleibt. Die Zahl der schweren Fälle vor allem im Jahre 1958 erscheint vergleichsweise relativ hoch. Betrachtet man nun die Zahlen der Restzustände, so wird deutlich, daß unter der Cortison- und Butazolidinmedikation offenbar, bezogen auf die Gesamtzahl der Erkrankten und die Schwere der Erkrankung, eine signifikante Besserung eingetreten ist. Todesfälle sahen wir in den früheren Jahren bei den Erwachsenen, wie deutlich wird, nur relativ selten, in den 3 letzten Jahren keine mehr. Ätiologisch kamen Polio-, Coxsackie-, ECHO 9-, und Adenoviren in Betracht. Ferner Erkrankungen an Influenza, Mumps, Masern, Varicellen und Q-Fieber.

Tabelle 1. *In der Med.-Univ.-Klinik an Virus-Meningoencephalitis in den Jahren von 1948—1960 (—1. IX.) behandelte Patienten*

		1948	1949	1950	1951	1952	1953	1954	1955	1956	1957	1958	1959	1960
Gesamtzahl		5	1	8	2	7	13	7	8	11	22	40	22	12
Durchschn.-Alter		27	(37)	28,5	(40,5)	25	23,5	22,5	25	23,5	22	24	24,5	24,5
Auf-nahme-zustand	Schwer mittel	3	1	6	2	3	5	2	4	6	10	27	13	7
	leicht	2		2		4	8	5	4	5	12	13	9	5
Restzustände		3 (60%)		5 (62,5%)	2 (100%)	2 (28,6%)	5 (38,4%)	5 (71,4%)	3 (37,5%)	6 (54,5%)	10 (45,5)%	3 (7,5%)	1 (4,5%)	
Todesfälle				1 (12,5%)					1 (12,5%)		1 (4,5%)			
Ätiologie	Poliomyelitis								1	3	6	6	5	1
	Coxsackie									3	2	5	1	
	Echo 9										1	4		
	Adenoviren													2
	Influenza	1	1				1				1	4	2	
	Mumps								1		3		2	1
	Masern							1					1	
	Varicellen						2							
	Q-Fieber			1										
geklärt		1 (20%)	1	1 (16%)			3 (23%)	1 (14%)	2 (24%)	6 (54%)	13 (59%)	19 (46%)	11 (50%)	4 (33%)

Die Krankheitsverläufe konnten schlagartig durch die Medikation von Butazolidin und Cortison gebessert werden. Zur Erläuterung dürfen drei Krankheitsverläufe zitiert und auch auf den Fall Z. in der Veröffentlichung von THIES hingewiesen werden, wo die EEG-Kurven die schnelle Besserung besonders eindringlich objektivieren.

Fall *H.*: Virus-Meningoencephalitis. Erkrankte mit Temperatur um 39°, Schüttelfrost, Erbrechen, Kopfschmerzen, Schwindel. Bei der Aufnahme (9. 5. 58) somnolent, kaum ansprechbar. Kleinfleckiges Exanthem an Rumpf und Extremitäten. Starker Meningismus, Kernig +, im Liquor 372/3 Zellen, Gesamteiweiß 5,0, pathologisch veränderte Salzsäure-Kollargol und Mastixkurven: Meningoencephalitis. Während der nächsten Tage Temperatur um 40°, BSG 6/17, relative Bradycardie. Verschlechterung des Zustandes bis Bewußtlosigkeit. Unter Butazolidin und Cortison schlagartige Besserung des Krankheitsbildes mit kritischer Entfieberung, schnellem Rückgang der neurologischen Symptome und Normalisierung des Liquorbefundes, so daß der Patient 28 Tage nach Klinikaufnahme ohne Beschwerden entlassen werden konnte. Eine sichere Klärung der Ätiologie war nicht möglich.

Fall *E. H.*: Virus-Meningoencephalitis. Erkrankte am 19. 2. 60 mit Temperaturen um 39°, nachdem über 5 Tage kein Abfall der Temperatur eintrat, sondern sie noch eher anstiegen, kam sie am 6. Tage mit 40,6° zur Aufnahme. Starke Kopfschmerzen, starker Meningismus, allgemeine Reflexsteigerung, schnell fortschreitender Bewußtseinsverlust. Liquor 350/3 Zellen,

Gesamteiweiß 5,0, pathologische Salzsäure-Kollargol- und Mastixkurven. Im EEG typischer encephalitischer Befund. Leuco 4300, BSG 63/97. Unter Butazolidin und Cortison in hohen Dosen schneller Rückgang der Liquorzellzahlen, schlagartige Besserung des Allgemeinbefindens. Innerhalb 48 Std kein Meningismus mehr, Somnolenz vollkommen zurückgegangen. Im Kontroll-EEG am Ende der Behandlung am 25. 3. kein pathologischer Befund mehr zu erheben.

Fall *S.*: Virus-Meningoencephalitis. 6 Tage vor Aufnahme starke Kopfschmerzen, unstillbares Erbrechen, Schwindel, Meningismus, zunehmende Somnolenz. Bei der Aufnahme am 10. 2. 60 nicht ansprechbar. Starke motorische Unruhe, Pupillen eng, reagieren nur träge, alle Reflexe seitengleich gesteigert. Temperaturen 39,5°. Liquor: Druck 260 mm H_2O, Pandy stark positiv, 6160/3 Zellen, Gesamteiweiß 5,2, pathologische Salzsäure-Kollargol und Mastix-Kurven. Leukocyten 16000, BSG 9/25. Unter Behandlung mit Butazolidin 1,2 g, Cortison 300 mg, Laevosan und Macrodex sowie als antibiotischen Schutz Paraxin, schlagartige Entfieberung, innerhalb von 16 Std wieder vollkommen ansprechbar und voll orientiert. 2 Tage nach Einsetzen der Therapie kein Meningismus mehr. Das anfänglich stark pathologisch veränderte EEG zeigte nach etwa 3 Wochen einen normalen Befund. (s. Abb. 4).

Die aufgeführten 3 Fälle stellen keine Auswahl dar, sondern sollen lediglich stellvertretend für die große Zahl der behandelten Meningoencephalitiden angeführt werden. In allen Fällen führte die massive Behandlung mit Cortison und Butazolidin sowie dehydrierenden Maßnahmen zu einer eklatanten Besserung, so daß wir heute unter Berücksichtigung der großen Anzahl der schweren Fälle vor allem im Jahre 1958 kaum noch Restzustände sehen. Von Interesse dürfte sein, daß wir unter unseren Fällen auch eine Encephalitis lethargica ausheilen konnten.

Fall *J.*: 8 Tage vor Aufnahme Kopfschmerzen, Erbrechen, lag dann scheinbar schlafend unbeachtet in seinem Zimmer und reagierte nur noch auf langes Anrufen und Schütteln. Bei der Aufnahme am 12. 5. 60 tief somnolenter Bewußtseinszustand, typischer Aufnahmebefund, typisches EEG. Beginn der Behandlung mit Butazolidin und Cortison 1,2 g bzw. 400 mg täglich, sowie dehydrierend Macrodex und Laevosan. 24 Std nach Beginn der Therapie reagierte der Patient auf Anrufen, einen Tag später Rückgang der Benommenheit und Somnolenz. Am 16. 5., also 4 Tage nach Therapiebeginn vollkommene Normalisierung, auch keine pathologischen Reflexe mehr. Am 27. 6. konnte der Patient bei bestem Wohlbefinden entlassen werden.

Ähnliche dramatische Besserungen sahen wir bei ascendierenden Polyneuritiden vom Landry-Typ mit kompletten schlaffen Lähmungen der Arme und Beine, bei fehlenden Eigenreflexen, Dyspnoe mit Zwerchfellähmung und fortschreitender Parese bis C 4. In einem dieser Fälle mußte auch tracheotomiert werden. Innerhalb von 10 Tagen konnten bei diesen Patienten ebenfalls hervorragende Erfolge erzielt werden, und sie sind heute wieder vollkommen hergestellt (Vorstellung der Patienten).

Bei den Meningoencephalitiden dürfte unter Cortison und Butazolidin sowie den dehydrierenden Maßnahmen einmal eine massive Bremsung des entzündlichen Geschehens vor allem auch in der Umgebung des jeweiligen Herdes zu erreichen sein, andererseits kann angenommen werden, daß eine perifokale Ödembildung weitgehend verhindert wird. Ich möchte annehmen, daß damit der schnelle Rückgang der neurologischen Symptome, wie wir ihn gerade in den ersten Tagen der Behandlung sehen, zu erklären ist.

Es war naheliegend, dieses therapeutische Prinzip auch auf die Poliomyelitis anzuwenden. Zweifellos kann sie jedoch nicht schematisch als Therapie der Wahl bei der Poliomyelitis angesehen werden, denn jeder Fall steht einzeln da, und jeder Verlauf kann anders sein. Vor allem, wenn Magenatonien schon im Anfang auftreten, sollte man vorsichtig vorgehen.

Ähnlich wie bei den Meningoencephalitiden haben wir seit 1958 bis jetzt Poliomyelitisfälle mit Cortison und Butazolidin behandelt. Wie ein Überblick der Tab. 2 zeigt, ist die Zahl der Erkrankten größer geworden, das Durchschnittsalter weist jedoch keine wesentlichen Verschiebungen auf und liegt bei etwa 23 Jahren. Die Schwere der Fälle hat deutlich zugenommen, wobei als schwer eine Lähmung mindestens zweier Extremitäten sowie Blasenlähmung und Bauchmuskellähmung bezeichnet wurde. Unter mittelschwer die Lähmung einer Extremität. Als leichte

Tabelle 2. *In der Med.-Univ.-Klinik an Poliomyelitis in den Jahren von 1948—1960 (— 1. IX.) behandelte Patienten*

	1948	1949	1950	1951	1952	1953	1954	1955	1956	1957	1958	1959	1960
Gesamtzahl	4	5	24	8	3	13	9	21	20	22	33	40	42
Durchschn.-Alter	27	20	25	21	26	20	23,5	26	23	23,5	21	22	23
Aufnahmezustand — Schwer	3	2	11			9	5	8	14	10	16	24	30
Aufnahmezustand — Mittel			4	1	3		3	9	4	7	12	11	7
Aufnahmezustand — Leicht	1	3	9	7		4	1	4	2	5	5	5	5
Form — Bulbär-pontin			2			1		3	1				3
Form — Meningitisch bzw. encephalitisch			1	2		1		2		4	6	7	7
Form — Spinal	1	4	16	6	3	7	8	14	13	14	24	30	24
Form — kombiniert bulbär spinal	3	1	5			4	1	2	6	4	3	3	8
Beatmet (†)						3(1)	3(1)	5(4)	9(5)	5(2)		7(2)	7(4)
Restparesen	1	4	11	3		4	8	11	13	9	6	9	8
	(25%)	(80%)	(46%)	(37,5%)		(30,7%)	(89%)	(52,4%)	(65%)	(41%)	(18%)	(22,5%)	(17%)
Todesfälle	3	1	5			4	1	4	5	4	1	2	4
	(75%)	(20%)	(20,8%)			(30,7%)	(11%)	(19%)	(25%)	(18%)	(3%)	(5%)	(9,5%)

Fälle sahen wir mehr abortive Verläufe an. Dann unterscheiden wir noch einmal gesondert in bulbär-pontin, meningoencephal, spinal, sowie kombiniert bulbärspinal. Für die Beurteilung scheint wichtig, daß im Ganzen gesehen sicherlich keine Verschiebung des Genius epidemicus etwa in dem Sinne eingetreten ist, daß wir nun leichtere Fälle vor uns haben und dadurch eine Erfolgsstatistik vorliegt. Es ist vielmehr so, daß, auf die Zahl der Gesamterkrankten bezogen, jeweils etwa dasselbe Verhältnis an schweren Fällen vorliegt, ja im Jahr 1960 diese Fälle über 70% der Gesamtzahl ausmachten. Vergleicht man nun die Zahlen der Restparesen, so wird deutlich, daß sie im Verhältnis zu den früheren Jahren doch wesentlich abgesunken sind. Unbeeinflußt blieben unter dieser Therapie 8 Krankheitsverläufe (3 Todesfälle). Bei weiteren 4 Patienten, die wenige Stunden nach der Einlieferung verstarben, konnte kein Therapieversuch mehr durchgeführt werden. Bei allen anderen Patienten, etwa 93%, kam es innerhalb der ersten 2 Tage zu einem Temperaturabfall von teilweise 39 und 40° bei der Einlieferung auf normale Werte. Ein Sistieren der Lähmungen innerhalb der ersten 24 Std nach Aufnahme konnte in etwa 38% der Fälle beobachtet werden. Bei den übrigen Patienten lag dieser Termin bei 2,2 Tagen. Ein Vergleich der Jahre 1948—1957 ließ erkennen, daß ein Stillstand der Lähmungen sonst üblicherweise erst nach 5 Tagen beobachtet werden konnte. Selbstverständlich war die Überwindung bedrohlicher Zustände in einzelnen Fällen von der Schwere des anfänglich bestehenden Krankheitsbildes abhängig und dauerte gelegentlich länger. In vielen Fällen trat ein überraschend schneller Rückgang von Paresen ein. Die Ursache möchten wir in einer akuten

Entquellung durch die angewandte Therapie sehen, denn wie immer wieder betont, können Ganglienzellschädigungen auch durch das perifokale Ödem um den eigentlichen Entzündungsherd hervorgerufen werden.

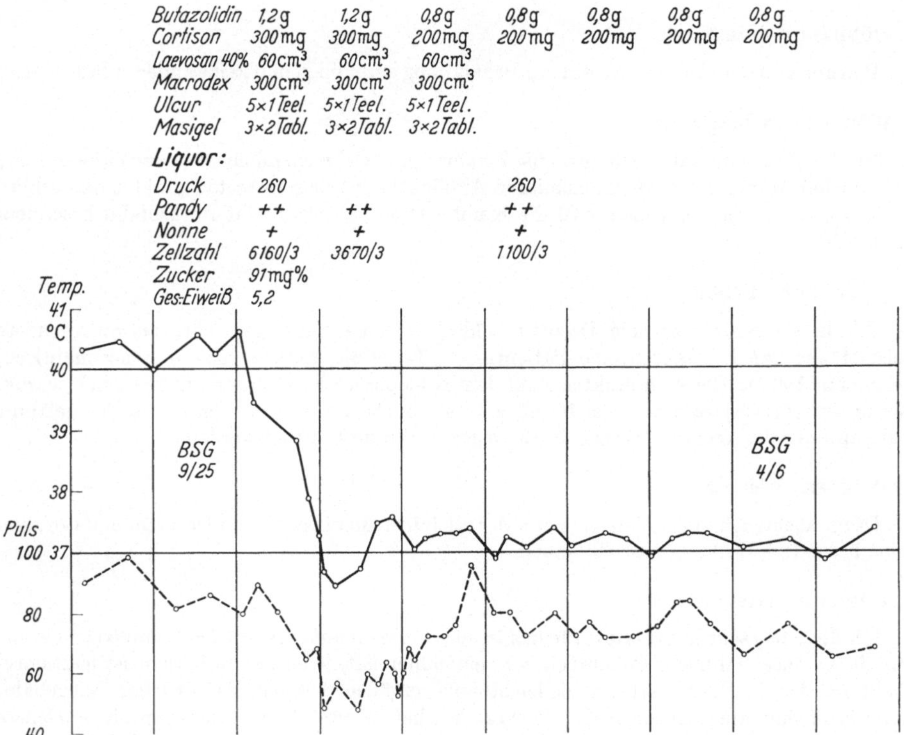

Abb. 4. Typische Verlaufskurve unter Cortison- und Butazolidinmedikation bei Virus-Meningoencephalitis (Fall P. S.)

Zusammenfassend erlauben unsere Behandlungsergebnisse die Aussage, daß durch die hohe Dosierung von Cortisonacetat und Butazolidin sowie eine maximale Dehydrierung bei den Virus-Meningoencephalitiden sehr gute Heilerfolge erzielt werden können, während bei der Poliomyelitis sehr gute Einzelresultate neben unbeeinflußbaren Krankheitsverläufen stehen. Die überwiegende Zahl der Fälle läßt jedoch eine günstige Beeinflussung des entzündlichen Geschehens, kenntlich am Temperaturabfall, Sistieren und Rückgang der Paresen, sowie schnelle Besserung des Allgemeinzustandes erkennen. Es erscheint daher ein Versuch mit dieser Behandlungsart durchaus angezeigt, da eine kausale Therapie z. Z. noch nicht möglich ist.

Literatur auf Anforderung vom Verfasser.

Diskussion

R. Hemmer (Freiburg i. Br.):

Wir haben uns in jahrelangen Untersuchungen mit den Problemen der Entwässerung des ZNS befaßt und konnten feststellen, daß eigentlich nur 3 Mittel wirksam sind. Es erwies sich die Fructose in 50%iger Anwendung dem Traubenzucker sehr stark überlegen. Eine gleiche

Wirkung hat ungefähr das Sorbid in 40%iger Lösung und war damit wesentlich stärker als der 30%ige Harnstoff. Bei den beiden letztgenannten Mitteln Sorbid und Harnstoff ist die Diurese sehr stark und deshalb würden wir eher die Fructose empfehlen, da sie kaum eine Erhöhung der Diurese macht. Das ist deshalb wichtig, weil man sonst unter der Dehydration immer noch Flüssigkeit geben muß, um eine Exsiccose zu vermeiden.

A. DÖNHARDT (Hamburg):

Warum wird das Cortison-Acetat zur Behandlung empfohlen und keine anderen Präparate ?

F. WÖHLER (Freiburg i. Br.):

Mit dem Decortin haben wir zu wenig Erfahrungen, wahrscheinlich ist es auch anwendbar, aber wir haben wegen der intramuskulären Applikation Cortsison-Acetat gewählt und schließen aus unseren Tierversuchen, daß die Kombination Cortisonacetat-Butazolidin besonders günstig ist.

A. DÖNHARDT (Hamburg):

Wir haben selbst mit dem Decortin schlechte Erfahrungen gemacht, das aufregendste Beispiel war vor $1^1/_2$ Jahren eine Patientin, 17 Jahre alt, schwer gelähmt, encephalitisch, welche mit 100 mg Decortin praktisch auf dem Höhepunkt der Erkrankung behandelt wurde. Das encephalitische Bild hellte sich auf, aber sie blieb von diesem Tage an restlos gelähmt und kann nur den rechten Mittelfinger bewegen und muß beatmet werden.

F. WÖHLER (Freiburg i. Br.):

Dazu möchte ich sagen, daß wir unter der alleinigen Medikation von Decortin und Cortison keine besondere Wirkung gesehen haben.

A. DÖNHARDT (Hamburg):

Ich finde das sehr interessant, für uns ist das Problem außerordentlich kompliziert geworden, da die encephalitische Poliomyelitis zugenommen hat, jeder zweite Patient ist jetzt encephalitisch Typ 1. Dann darf ich vielleicht noch ergänzend sagen, daß bei der Encephalo-Myelitis disseminata Cortison großartig wirkt, wir haben zwei Atemlähmungen dieser Genese damit behandelt, welche vollkommen wiederhergestellt wurden. Auf einem Colloquium an einer Süddeutschen Klinik wurde kürzlich geäußert, man solle auch im akuten Stadium der Poliomyelitis mit Gamma-Globulin behandeln und es wurde behauptet, die Lähmungsgrate ginge schneller zurück oder würde gar nicht so stark werden, ist etwas darüber bekannt ?

A. HOTTINGER (Basel):

Es kann keine sichere Wirkung beobachtet werden, weder im Einzelfall, noch en masse.

EEG-Veränderungen bei Virusencephalitiden*

Von

HANNELORE THIES

Mit 5 Abbildungen

Angesichts der Schwierigkeiten, die Diagnose einer akuten, primären Virusencephalitis zu Beginn der Erkrankung zu stellen, hat sich die Registrierung der
Hirnstromkurve als eine wertvolle Methode erwiesen, die es ermöglicht, schon bei
den ersten klinischen Symptomen festzustellen, ob tatsächlich eine Encephalitis
vorliegt. Eine beträchtliche Anzahl von Patienten wird ja unter dem Verdacht
einer Encephalitis eingewiesen, ohne daß später die Diagnose bestätigt werden
kann. So konnten wir nur bei 54% der erwachsenen Patienten, die von April 1959
bis September 1960 unter dem Verdacht einer Virusencephalitis oder postinfektiöser Encephalitis in unsere Klinik eingewiesen wurden, die Diagnose anhand des
EEG-Befundes bestätigen. Unter der vieldeutigen, klinischen Symptomatik verbargen sich Virusinfekte ohne Encephalitis, besonders häufig ein Pfeiffersches
Drüsenfieber, Grippe, Masern und Mumps, Salmonelleninfektionen, nicht-infektiöse Blutkrankheiten, Polyneuritiden, Intoxikationen und in 3 Fällen eine multiple Sklerose.

Die Ätiologie der abakteriellen Meningoencephalitiden und Encephalitiden kann
allerdings mit Hilfe des EEG nicht aufgeklärt werden. Die endgültige Diagnose
bleibt den Virologen vorbehalten. Auch ist zu beachten, daß eine Reihe anderer
cerebraler und interner Krankheiten ähnliche Veränderungen der Hirnstromkurve
hervorrufen können, so daß die Diagnose immer in Zusammenhang mit der Anamnese und dem klinischen Befund gestellt werden muß. Die hauptsächliche *Bedeutung* der EEG-Registrierung liegt in der Aufdeckung klinisch nicht sicher erfaßbarer Encephalitiden und in der Kontrolle des Verlaufs sowie der Beurteilung der
Prognose.

Das Hirnstromkurvenbild der akuten, primären Virusencephalitis ist durch eine
Allgemeinveränderung gekennzeichnet, d. h. der α-Rhythmus ist verlangsamt und
geringer ausgeprägt bzw. ganz aufgehoben und durch Zwischen- und δ-Wellen
ersetzt. Auffallend ist, daß die Veränderungen bei den Entzündungen der grauen
Substanz über allen Hirnregionen gleichförmig sind und daß fokale Veränderungen
und Krampfpotentiale in der Regel fehlen. Diese Beobachtung, auf die RADER
MECKER hingewiesen hat, ist differentialdiagnostisch von Bedeutung, da große,
steile Potentiale und Herdveränderungen bei den Entzündungen, die die graue und

---

* Aus der Medizinischen Universitätsklinik Freiburg i. Br. (Direktor: Prof. Dr. Dr. h. c.
L. HEILMEYER).

Die Untersuchungen wurden mit Unterstützung der Deutschen Forschungsgemeinschaft
durchgeführt.

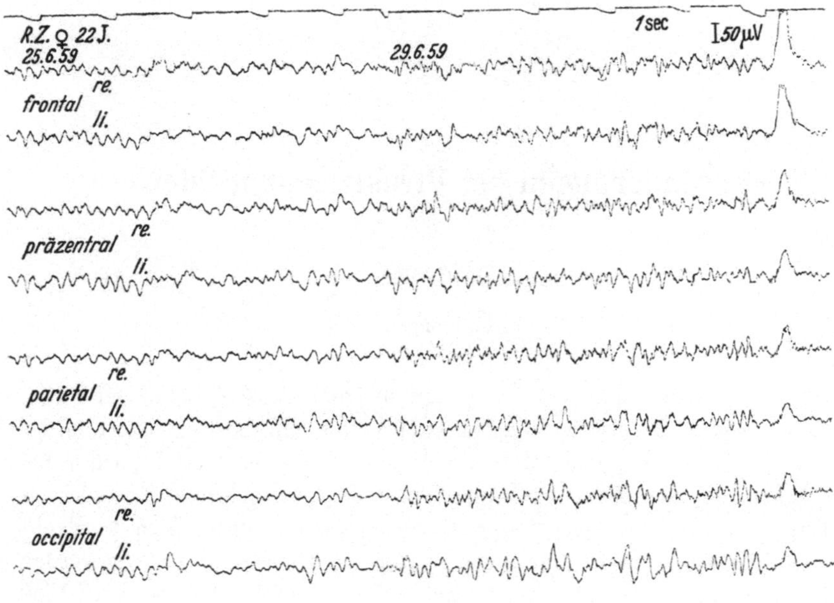

Abb. 1 a

Abb. 1 u. 2. Ausschnitte aus der EEG-Serie einer 19jährigen Patientin mit Virusencephalitis (R. Z.). 24. 6. 59. Abb. 1a u. 2 unipolare Abl. zum gleichseitigen Ohr. Abb. 1b bipolare Abl. Reihe II. Empfindlichkeit 1, Eichung: 50 μVolt = 7 mm, Papiergeschwindigkeit: 3 cm = 1 sec. Abb. 1a und 1b links, 25. 6. 59. Das Kurvenbild wird von unregelmäßigen Zwischenwellen und δ-Wellen beherrscht. Durch Öffnen und Schließen der Augen wird das Kurvenbild nicht verändert. Die δ-Wellen sind temporal, occipital und parietal links langsamer und flacher als rechts (1b). Beurteilung: schwere Allgemeinveränderung. — Abb. 1a und 1b rechts, 29. 6. 59. Am 5. Tag der Behandlung sind wieder kurze Gruppen von α-Wellen zu erkennen. Im Kurvenbereich überwiegen aber noch unregelmäßige Zwischenwellen. Temporal li. finden sich noch eingestreute δ-Wellen (b). Beurteilung: Mäßige Allgemeinveränderung. Herdbefund temporal li. mit δ-Focus

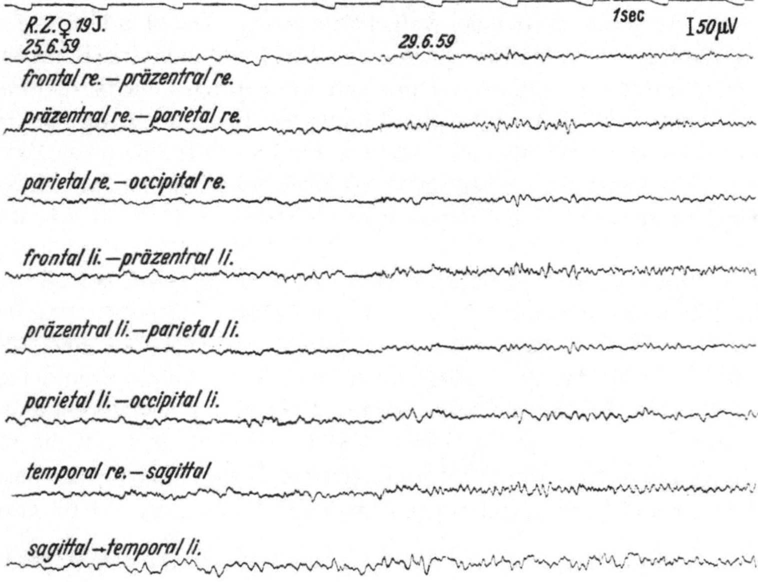

Abb. 1 b

weiße Substanz betreffen, besonders bei der subakuten, sklerosierenden Leukencephalitis gefunden werden. Bei anderen Entzündungen der grauen und weißen Substanz, nämlich der Panencephalitis, der Encephalitis japonica und der russischen Zecken-Encephalitis, wurden ebenfalls Herdbefunde und steile Wellen registriert.

Bei einem normalen Stromverlauf ist eine Encephalitis unwahrscheinlich. Die EEG-Veränderungen sind um so schwerer, je stärker die Encephalitis ausgeprägt ist. In der Regel nimmt die Grundrhythmusverlangsamung in den ersten beiden

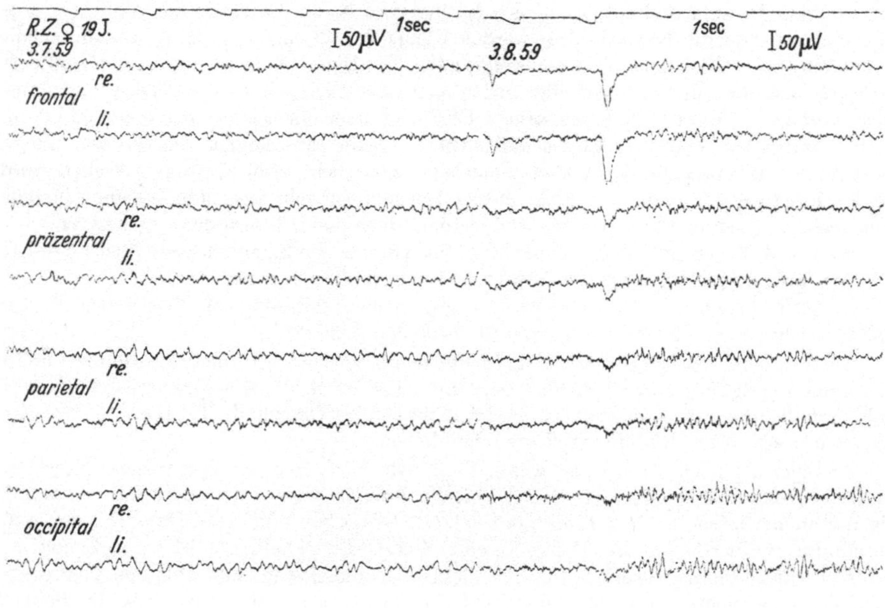

Abb. 2

li. 3. 7. 59. Am 9. Tag der stationären Behandlung findet sich im EEG noch eine leichte Allgemeinveränderung mit Folgen von 6—7 sec-Zwischenwellen. *re.* 3. 8. 59. 6 Wochen nach dem Behandlungsbeginn hat sich das Kurvenbild wieder normalisiert. Der α-Rhythmus ist regelmäßig und gut ausgeprägt. Keine Seitendifferenz

Krankheitstagen auch unter Behandlung noch zu. Die Rückbildung der EEG-Veränderungen verläuft parallel der klinischen Besserung. Bei behandelten Patienten normalisiert sich der Stromverlauf wie auch der neurologische Befund in 5—14 Tagen. Nur in seltenen Fällen werden auch nach einer Krankheitsdauer von 2—4 Wochen noch pathologische EEG-Veränderungen angetroffen. In diesen Fällen ist die Prognose hinsichtlich einer die Encephalitis überdauerden Hirnschädigung als nicht günstig zu stellen (SHINNERS, KRAUSS). Wir haben in 3 von 34 Fällen, die eine besonders schwere Verlaufsform zeigten, eine postencephalitische Hirnschädigung gesehen.

Als erstes zeigen wir Ihnen Ausschnitte aus der EEG-Serie eines 18jährigen Mädchens, das am 22. 6. 59 mit Kopfschmerzen, Übelkeit, Schwindel und Schwäche in Armen und Beinen erkrankte. Die Patientin wurde am 24. 6. unter dem Verdacht einer Poliomyelitis aufgenommen. Neurologisch fand sich eine Nackensteifigkeit, die Eigenreflexe waren nicht auslösbar, die grobe Kraft war in den Beinen mehr als in den Armen herabgesetzt, aber nicht aufgehoben. Hirnnervenausfälle, Sensibilitätsstörungen und Pyramidenzeichen waren nicht nachweisbar. Psychisch wirkte die Patientin verlangsamt. Die klinischen Befunde sprachen für eine Virusencephalitis. Der Liquorbefund war normal.

Die am 24. 6. 59 registrierte Hirnstromkurve zeigt eine schwere Allgemeinveränderung. Die unipolare Ableitung zum gleichseitigen Ohr weist im Kurvenbild Folgen unregelmäßiger Zwischenwellen (4—7 pro Sekunde) und häufige δ-Wellen (1—3 pro Sekunde), die von Zwischenwellen überlagert sind, auf. Der α-Rhythmus fehlt. Durch Öffnen und Schließen der Augen wird der Kurvenverlauf nicht verändert (Abb. 1a li.).

Ein Ausschnitt aus der bipolaren Ableitung zeigt, daß die δ-Wellen über der rechten Hemisphäre und hier besonders temporal, occipital und parietal langsamer und flacher sind als links (Abb. 1b li.).

Am 25. 6. 59 morgens ist die Patientin nicht mehr ansprechbar, es besteht eine komplette, schlaffe Lähmung aller Extremitäten. Unter der jetzt einsetzenden Behandlung mit Cortison, Butazolidin, Paraxin und entwässernden Maßnahmen ist die Patientin am 26. 6. wieder voll ansprechbar, und die Extremitäten werden wieder frei bewegt. Am 27. 6. ist ein Vertikalnystagmus beim Blick nach oben neu aufgetreten. Die Eigenreflexe an den Beinen sind wieder schwach auslösbar, die Nackensteifigkeit hat sich wesentlich gebessert und ist am 29. 6. nicht mehr vorhanden. Das am 29. 6. registrierte EEG zeigt noch eine leichte Allgemeinveränderung. In der unipolaren Ableitung ist der α-Rhythmus wieder zu erkennen, das Kurvenbild wird aber noch von unregelmäßigen Zwischenwellen beherrscht (Abb. 1a re.). δ-Wellen werden nur noch temporal li. registriert (Abb. 1b re.). Solche nicht sehr ausgeprägte Seitendifferenzen sind meist klinisch nicht zu erfassen und werden nur in der Hirnstromkurve deutlich.

Bis zum 3. 7. bessert sich der klinische Befund weiter, die Eigenreflexe sind wieder an allen Extremitäten auslösbar, die grobe Kraft ist aber noch allseits vermindert.

Im EEG findet sich noch eine leichte Allgemeinveränderung mit Folgen von 6—7 pro Sekunde Zwischenwellen und eingestreuten δ-Wellen (Abb. 2 li.).

Am 3. 8., also 6 Wochen nach Krankheitsbeginn, sind der neurologische Befund und das EEG dann endgültig normal. (Abb. 2 re.). Bei einer Kontrolle 6 Wochen später findet sich kein Anhalt für eine postencephalitische Hirnschädigung. Obwohl die KBR gegen Polio Typ I schwach positiv war, muß die Ätiologie offenbleiben.

Häufiger als solche langen, schweren Verlaufsformen haben wir gutartigere Krankheitsbilder beobachtet und zeigen als Beispiel hierfür Ausschnitte aus der EEG-Serie eines 22 jährigen Mädchens, das im Juni 1959 mit Übelkeit, Erbrechen und Kopfschmerzen sowie Mißempfindungen in Händen und Füßen an einer Grippe-Encephalitis (KBR: Typ Sendai 1 : 40 positiv) erkrankte. Sie wurde am 16. 7. 59, dem 4. Krankheitstag, aufgenommen. Neurologisch fand sich eine leichte Nackensteifigkeit und eine leichte spastische Paraparese der Beine mit gesteigerten Eigenreflexen und positivem Babinski links. Am 20. 7. 59 ist im EEG der Grundrhythmus auf 7 pro Sekunde verlangsamt. Die Veränderungen sind über allen Hirnregionen gleichförmig (Abb. 3). Am 3. 8. bei einer EEG-Kontrolle findet sich ein normalisierter Kurvenverlauf (Abb. 4). Therapie wie oben.

Bei der Poliomyelitis finden wir erwartungsgemäß dann pathologische Veränderungen der Hirnstromkurve, wenn wir die Ableitung im meningealen Stadium vornehmen, ferner wenn eine Encephalitis oder eine hypoxische Hirnschädigung eingetreten ist. Im meningealen präparalytischen Stadium der Polio ist das EEG unregelmäßig oder leicht allgemein verändert, beim Erwachsenen werden in der Regel keine δ-Wellen gefunden. Das Bild der Polio-Encephalitis unterscheidet sich nicht von den bisher gezeigten Kurven. Über die Häufigkeit der Encephalitis bei Poliomyelitis können wir, wie auch andere Untersucher, keine exakten Angaben machen, da wir bei den Patienten, die sofort künstlich beatmet werden mußten, keine Registrierungen vornehmen konnten. Erwartungsgemäß ist aber gerade bei den oberen Lähmungstypen der Anteil der Encephalitiden höher als bei den unteren Lähmungstypen. Garsche konnte bei Ableitungen im meningealen und präparalytischen Stadium in fast 50% seiner Fälle — es handelt sich um Kinder — pathologische EEG-Veränderungen nachweisen. Vercelletto berichtet über 18 Patienten, in 13 Fällen fand er ein pathologisches EEG, und zwar auch in 6 Fällen mit isolierter Lähmung der unteren Extremitäten. Die motorische Zentralregion ist sicher

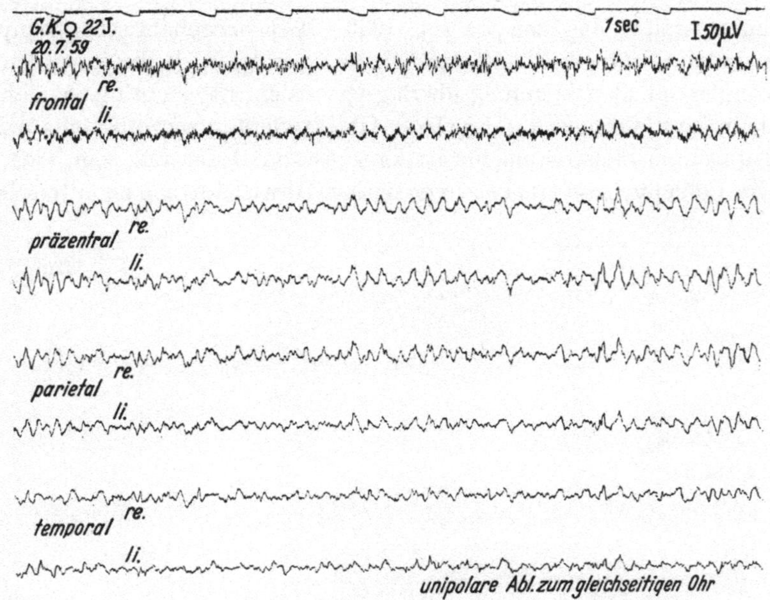

Abb. 3

Abb. 3 und 4. Ausschnitte aus einer EEG-Serie bei Grippeencephalitis. G. K. weibl., 22 Jahre, unipolare Abl. zum gleichseitigen Ohr. Technische Daten wie oben

Abb. 3. 20.7.59. Mäßige Allgemeinveränderung. Kein Herdbefund. Das Kurvenbild setzt sich aus Folgen von 5—7 sec-Zwischenwellen zusammen

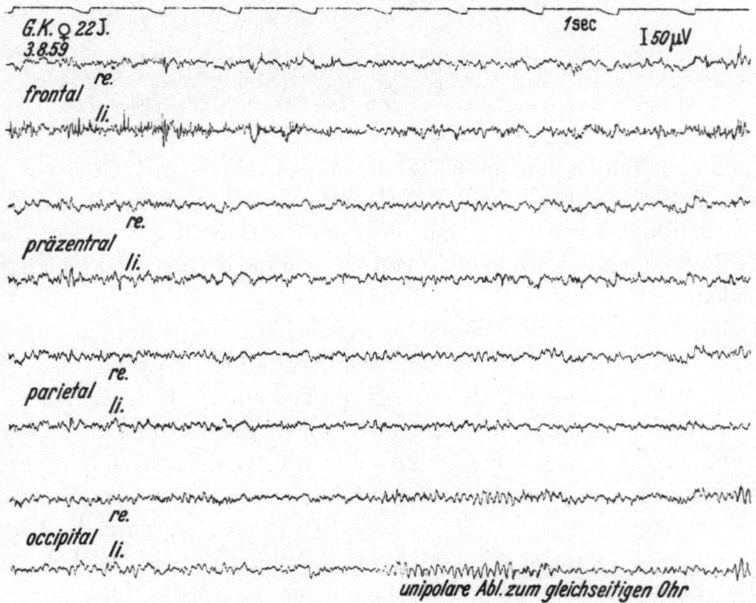

Abb. 4. 3.8.59. Bei Kontrolle am 20. Behandlungstag hat sich das EEG wieder normalisiert. Der α-Rhythmus ist über der hinteren Schädelhälfte gut ausgeprägt. Über den vorderen Hirnregionen finden sich noch häufige kleine Zwischenwellen

häufiger miterkrankt, als gemeinhin angenommen wird. FANCONI fand in 19% von 375 Lähmungsfällen aus den Jahren 1936—1941 encephalitische Symptome. Klinisch sind die Rindenherde oftmals schwer zu erfassen, da die corticalen Symptome von der spinalen Lähmung überlagert werden. Es erscheint uns daher angebracht, in Zweifelsfällen das EEG zur Objektivierung zentraler entzündlicher Veränderungen zu registrieren. Ferner kann es von Bedeutung sein, eine Encephalitis bei Poliomyelitis von einer hypoxischen Hirnschädigung zu unterscheiden.

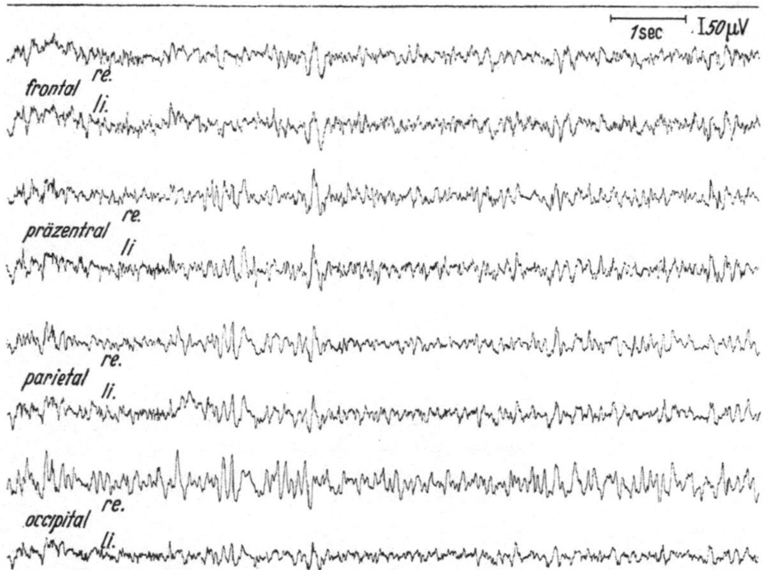

Abb. 5. Hypoxische Hirnschädigung. M. H., 21 Jahre, Technische Daten (1) EEG unipolare Abl. zum gleichseitigen Ohr. Mäßig ausgeprägter unregelmäßiger, vorwiegend langsamer α-Rhythmus. Viele Zwischenwellen über allen Hirnregionen sowie eingestreute Gruppen steiler Wellen. Kein Herdbefund

Bei der letzteren finden wir im EEG eine Dysrhythmie mit Gruppen großer, z. T. steiler Zwischenwellen, der α-Rhythmus ist verlangsamt und unregelmäßig (Abb. 5). Allerdings kann es in manchen Fällen schwierig sein, auch anhand von EEG-Kurven eine Encephalitis von einer hypoxischen Hirnschädigung zu unterscheiden.

Die Diagnose der postinfektiösen Virusencephalitiden bietet im allgemeinen keine Schwierigkeit, da sie durch die Grundkrankheit festgelegt ist. Masern, Windpocken, Mumps, Encephalitis sowie die postvaccinalen Encephalitiden stellen klinisch und auch anatomisch eine ziemlich einheitliche Gruppe dar. Dem klinischen Ablauf: Beginn mit Störung des Bewußtseins, Wesensänderung, gelegentlich Konvulsionen, dem sich je nach Grad der Erkrankung im weiteren Verlauf pyramidale und extrapyramidale Störungen sowie Symptome von seiten des Kleinhirns zugesellen, entspricht ein fast schematischer Ablauf der hirnelektrischen Veränderungen. Im akuten Stadium finden wir einen langsamen δ-Rhythmus, der mit der klinischen Besserung in einen polymorphen δ-Zwischen-Wellen-Rhythmus übergeht. Dann verschwinden die langsamen Frequenzen, und allmählich stellt sich wieder ein normaler α-Rhythmus ein.

Zusammenfassend darf gesagt werden, daß die EEG-Registrierung zur Diagnose, zur Beurteilung des Verlaufs und der Prognose der Virus-Encephalitiden von besonderer Bedeutung ist. Die akute Virus-Encephalitis ist durch eine Allgemeinveränderung gekennzeichnet, die in ihrem Ausprägungsgrad der Schwere der Erkrankung entspricht. Die klinische Besserung geht mit der Rückbildung der EEG-Veränderungen parallel. Werden nach 4 Wochen noch EEG-Veränderungen registriert, so darf die Prognose hinsichtlich einer postencephalitischen Hirnschädigung als nicht günstig bezeichnet werden.

Literatur

1. BODECHTEL, G.: Differentialdiagnose neurologischer Krankheitsbilder. S. 281 ff. Stuttgart: Thieme 1958.
2. FANCONI, G.: Die Poliomyelitis und ihre Grenzgebiete. Zit nach (1).
3. GARSCHE, R.: Über die hirnelektrischen Veränderungen bei der kindlichen Poliomyelitis. Arch. Nervenkr. Psychiat. 178, Nr. 4, 363—380 (1951).
4. GIBBS, F. A., and E. J. GIBBS: The electroencephalogram in encephalitis. Arch. Neurol. Psychiat. (Chicago) 58, Nr. 2, 184—192 (1947).
5. HUBACH, H.: Über elektrencephalographische Befunde bei Encephalitis unter Berücksichtigung klinischer Gesichtspunkte. Dtsch. Z. Nervenheilk. 180, 94—124 (1959).
6. JUNG, R.: In Handbuch der Inneren Medizin, 4. Aufl. Bd. V/1 II.
7. RADERMECKER, J.: Systématique et électroencéphalographie des encéphalites et encéphalopathies. 1. Aufl. Paris- Masson et Cie. 1956.
8. — et J. MACKEN: Aspects électroencéphalographiques et cliniques de la leuco-encéphalite sclérosante subaigue. Rev. neurol. 85, 341—368 (1951).
9. SHINNERS, B. M., R. F. U. KRAUSS and B. ROCHESTER: Encephalitis in children with EEG change. Zit. nach (7).
10. VERCELETTO, P.: Etude EEG de 18 malades atteints de poliomyélite ant. aigue. Rev. neurol. 87, 474—477 (1952).

Diskussion

A. HOTTINGER (Basel):

Diese Untersuchungen bestätigen die alte Auffassung, daß bei vielen Poliomyelitisfällen, die rein peripher scheinen, später Mikrosymptome einer Encephalitis gefunden werden können.

Poliomyelitisähnliche Krankheitsbilder*

Von

H. Schmitt (Freiburg i. Br.)

Die Differentialdiagnose der paralytischen Poliomyelitis kann im Einzelfall große Schwierigkeiten bereiten. Es soll daher im folgenden der Versuch unternommen werden, einige verwandte Krankheitsbilder darzustellen, die zu Verwechslungen Anlaß geben können.

Das Hauptsymptom der Poliomyelitis stellt die Muskellähmung dar, die aber oft von Vorboten begleitet wird. Nach der Inkubationszeit kommt es in 44% der Fälle im Initialstadium zum Auftreten von Fieber, Kopfschmerzen, Müdigkeit und Schwächegefühl. Die Diskussion, ob es sich um eine spezifische Vorkrankheit oder eine unspezifische Vorkrankheit als Wegbereiter handelt, ist noch nicht abgeschlossen. Bei einem großen Teil schwer und rasch verlaufender Poliomyelitisfälle konnten wir jedoch keine typische Initialphase im Sinne einer spezifischen Vorkrankheit feststellen. Hierbei trat vielmehr direkt im Anschluß an starke körperliche Anstrengungen — Autotouren, Radtouren, Sportwettkämpfe — nach kurzer präparalytischer Phase mit meningitischen Symptomen und den Zeichen einer allgemeinen Muskelschwäche das Bild des paralytischen Stadiums ein.

Die Paralysierung dauerte nach Werten unserer Klinik (Wöhler) 5,2 Tage nach der Klinikaufnahme. Bei schweren Verlaufsformen beobachteten wir ein Paralysierungsstadium von 8—10 Tagen. Diese Zeiträume sind wesentlich weiter als die in der Literatur allgemein angegebenen.

Für das Lähmungsbild charakteristisch ist seine Regellosigkeit. Nebeneinander finden sich vollständig schlaffe Lähmungen und leichte partielle Funktionsstörungen einzelner Muskelgruppen. Hiervon werden sowohl die spinal innervierte als auch die bulbär innervierte Muskulatur erfaßt. Begleitet wird das präparalytische und das Paralysierungsstadium von Temperaturen zwischen 38 und 39° C. Im Liquor findet sich eine mäßige bis starke Pleocytose bei anfangs niederen Eiweißwerten.

Von den Paralysen befallen werden bei der Poliomyelitis vorwiegend die proximalen Muskelgruppen der Extremitäten. Es findet sich jedoch häufig eine völlige Regellosigkeit der befallenen Muskelgruppen.

Pathologisch-anatomisch finden sich — soweit es hier interessiert — entzündliche Veränderungen im Bereich der motorischen Vorderhornganglienzellen und Ganglienzellveränderungen im Sinne einer Chromatolyse und Kernverklumpung.

Als Erreger der menschlichen Poliomyelitis konnten 1947 von Morgan, Howe und Bodian die Poliomyelitisviren auf Grund ihrer antigenen Eigenschaften in die Typen I (Brunhilde), II (Lansing) und III (Leon) eingeteilt werden.

---

* Aus der Medizinischen Universitäts-Klink Freiburg i. Br. (Direktor: Prof. Dr. Dr. h. c. L. Heilmeyer).

In der Zwischenzeit konnten jedoch dank weiterer virologischer Untersuchungen von dem Bild der echten Poliomyelitis, die durch die vorgenannten drei Virustypen ausgelöst wird, eine ganze Reihe von Viruserkrankungen abgetrennt werden, die sich in der Symptomatologie nicht von der echten paralytischen Poliomyelitis abtrennen lassen.

Diesen Krankheitsbildern kommt vor allem epidemiologisch eine sicher zunehmende Bedeutung zu. Ja es kann unter Umständen zu einem echten Infektionswandel kommen, wenn die Infektion mit den Polioviren dank zunehmender Durchimpfung seltener wird. Es ist daher von besonderer Wichtigkeit, die Viren zu besprechen, welche in der Lage sind, poliomyelitisähnliche Lähmungserscheinungen hervorzurufen. Eigene Untersuchungen hierüber liegen nicht vor, wir müssen uns daher auf die Befunde aus der Literatur stützen.

Zunächst darf die Gruppe der Enteroviren, zu denen auch die Poliomyelitisviren gehören, angeführt werden.

Rossi berichtet über zwei Fälle von Coxsackie A und einen Fall von Coxsackie B mit schweren bzw. leichten Paresen der Arme und Beine. Auch Dalldorf berichtet, daß Coxsackie A 7 in der Lage ist, tödliche paralytische Prozesse auszulösen.

Von den Echoviren sind die Typen 4, 6 und 9 von Krech für paralytische Krankheitsbilder verantwortlich gemacht worden. Und auch Scheid nennt diese Typen als Erreger poliomyelitisähnlicher Syndrome.

Die große Gefahr bei der Diagnostik aller Enterovirus-Erkrankungen besteht darin, daß sich die Enteroviren oft ohne klinische Zeichen einer Infektion im Darmtrakt finden. So besteht die Möglichkeit, daß das für die Erkrankung verantwortliche Agens nicht gefunden wird und eventuell harmlose Enteroviren für das Krankheitsbild verantwortlich gemacht werden.

Ob auch die Adenoviren echte poliomyelitische Krankheitsbilder verursachen, ist noch sehr umstritten. Rossi berichtet über einen Fall mit flüchtigen Paresen, bei dem ein Adenovirus Typ 7 isoliert wurde und ein Adenovirustiteranstieg zu finden war.

Auch die Viren der Arborgruppe sind in der Lage, Krankheitsbilder mit schlaffen Paresen auszulösen. Hier besitzt im Europäischen Raum die Frühsommerencephalitis die größte Bedeutung. Der bevorzugte Bereich der Paresen ist hierbei der Schultergürtel. Der gesamte Verlauf der Erkrankung besitzt der Poliomyelitis vergleichbare Phasen (Moritsch). Welche Bedeutung der Erkrankung in unserem Bereich (Baden-Württemberg) zukommt, läßt sich noch nicht sagen. Umfassendere Arbeiten hierüber liegen nicht vor.

Schlaffe Paresen können ferner noch bei den folgenden Virusinfekten gefunden werden, die jedoch leichter abzugrenzen sind: Mononucleosis infectiosa (Wolf), Parotitis epidemica (Vivell) und Herpes simplex (Rossi).

Tab. 1 verdeutlicht, welche Virusinfektionen nach unseren bisherigen Kenntnissen poliomyelitisähnliche Lähmungsbilder auslösen können.

Tabelle 1. *Durch bekannte Virusinfektionen ausgelöste poliomyelitis-ähnliche Krankheitsbilder*

1. Enteroviren:	Coxsackie A
	Coxsackie B
	Echo 4, 6, 9
2. Adenoviren:	Typ 7 ?
3. Arboviren:	Frühsommerencephalitis
4. Mumps	
5. Mononucleosis infectiosa	
6. Herpes simplex	

Differentialdiagnostische Erörterungen müssen sich aber auch solchen Krankheitsbildern zuwenden, bei denen sich keine primäre Schädigung des Zentralnervensystems findet, die Schädigung vielmehr peripher oder im Bereich der Wurzeln liegt.

Ich möchte hier eine Erkrankungsgruppe herausstellen, die in den Bereich der Polyneuropathien gehört, bei denen also echte entzündliche Infiltrationen fehlen und sich pathologisch-anatomisch ein Untergang des Parenchyms, der Achscylinder und der Markscheiden findet.

Dies sei anhand von zwei Fällen dargestellt.

Bei dem ersten Patienten handelte es sich um einen 22jährigen Automatendreher. Aus der Anamnese geht hervor, daß der Patient früher nie ernstlich krank gewesen war. Die Krankheit begann mit Gliederschmerzen, Kopfschmerzen und Übelkeit. Vier Tage später stellte sich ein juckendes Exanthem am ganzen Körper ein. Nach weiteren zwei Tagen trat passageres Doppeltsehen auf, dem am 8. Krankheitstag eine Schwäche der Gliedmaßen und am 10. Krankheitstag Paresen beider Beine folgten. Der Patient wurde uns am 10. Krankheitstag unter der Diagnose einer Poliomyelitis stationär eingewiesen.

Bei der Aufnahme fand sich eine komplette Lähmung der Bauch- und Rückenmuskulatur. Ferner bestanden Paresen der proximalen und distalen Muskeln der Beine und Arme. Zwerchfell und Intercostalmuskulatur waren ebenfalls funktionseingeschränkt. Von den Eigenreflexen war nur der Bicepssehnenreflex links noch auslösbar. Sensibilitätsausfälle bestanden keine. Es fand sich ferner eine leichte Nackensteifigkeit. Auf der Haut fand sich immer noch das Exanthem mit mittel-dunkelroten unscharf begrenzten Maculae unregelmäßig in Größe und Verteilung auf Gesicht und Stamm.

Die BSG betrug 13/36 mm n. W., es bestand eine Leukocytose von 10600 Zellen mit leichter Linksverschiebung. Die Temperatur war normal. Im Liquor fanden sich 8/3 Zellen, der Pandy war negativ.

Bis zum 12. Krankheitstag bildete sich eine Paralyse der gesamten peripher innervierten Muskulatur aus. Der Pat. mußte in der Eisernen Lunge künstlich beatmet werden.

Am 16. Krankheitstag stellte sich das Bild einer Bulbärparalyse ein mit Schlucklähmung, so daß der Pat. tracheotomiert werden und eine endotracheale Wechseldruckbeatmung mit dem Lundiagerät durchgeführt werden mußte. Am 30. Krankheitstag erlag der Pat. seinem Leiden infolge Verblutung aus schweren Decubitalgeschwüren im Bereich des gesamten Oesophagus und einer konfluierenden Bronchopneumonie. Eine Rückbildung der Paralysen war nicht erfolgt.

Bei der Sektion (Prof. Dr. Noetzel) fand sich an den peripheren Nerven eine teilweise Verfettung und Markscheidendegeneration. Entzündliche Infiltrationen waren nur ganz vereinzelt zu finden. An den Ganglienzellen der Vorderhörner fanden sich nur sekundäre Ganglienzellschäden.

In dem 2. Fall handelte es sich um eine 48jährige Patientin. Sie war früher nie ernstlich krank gewesen. Sie erkrankte mit 38° C Fieber und Kopfschmerzen. Am folgenden Tag stellte sich Schnupfen ein. Es wurde wegen einer vermuteten Stirn- und Kieferhöhlenaffektion eine Rotlichtbehandlung durchgeführt. Am 4. Krankheitstag traten flüchtige Paraesthesien in den Beinen auf. Am 8. Krankheitstag bemerkte die Patientin eine Schwäche der Beine. Es traten wiederum leicht erhöhte Temperaturen zwischen 37 und 38° C auf. Am 10. Krankheitstag erfolgte die Aufnahme in ein auswärtiges Krankenhaus mit Paresen der Arme und Beine. Die Lähmungen schritten weiter fort, und die Patientin wurde am 13. Krankheitstag bei uns stationär aufgenommen.

Bei der Untersuchung fand sich eine komplette schlaffe Lähmung der Beine, Paresen beider Arme, der Bauch- und Rückenmuskulatur. Es bestand ferner eine partielle Atem- und Schlucklähmung. Von den Eigenreflexen waren nur die Bauchdeckenreflexe schwach auslösbar. Die Sensibilität war nicht gestört. Es bestand kein Meningismus.

Die BSG betrug 17/40 mm n. W., die Temperatur war normal. Im Liquor fanden sich 5/3 Zellen, der Pandy war positiv.

Es mußte eine künstliche Beatmung eingeleitet werden. Am 16. Krankheitstag trat der Tod unter den Zeichen eines zentralen Versagens ein.

Bei der Sektion (Prof. Dr. Noetzel) fanden sich degenerative Verfettungen einzelner Nervenbündel der Wurzelnerven. Ferner fanden sich sehr vereinzelte interstitielle entzündliche Infiltrate. Primäre Vorderhornganglienzellschäden waren nicht nachweisbar.

Beide Krankheitsbilder verliefen klinisch unter dem Bild einer Poliomyelitis. In beiden Fällen waren motorische Ausfälle vorhanden. Flüchtige Paraesthesien wie im 2. Fall können auch bei der Kinderlähmung vorkommen. Auffällig war nur die praktisch normale Liquorzellzahl, wobei im ersten Fall keine, im zweiten jedoch eine leichte Eiweißvermehrung vorhanden war. Diese Befunde passen nicht zu dem klassischen Bild der Poliomyelitis. Es gibt zwar auch bei der Poliomyelitis Fälle, die ohne Zellvermehrung einhergehen; dann finden sich aber nur umschriebene Entzündungsherde, die je nach ihrem Sitz jedoch schwerst bedrohliche Zustandsbilder schaffen können. Bei so ausgedehnten Lähmungen hätte man eine Zellvermehrung erwarten müssen.

In diesem Zusammenhang sei auf die Gefahr der Lumbalpunktion bei Verdacht auf Poliomyelitis hingewiesen. Unsere Erfahrungen haben gezeigt, daß durch die Lumbalpunktion häufig ein bereits zum Stillstand gekommenes Lähmungsgeschehen nach der Punktion erneut fortschreitet. Wir vermeiden daher die Lumbalpunktion bei Poliomyelitisfällen soweit irgend möglich.

Flexner und Amoes fanden bereits 1914, daß die Widerstandsfähigkeit des Zentralnervensystems durch reaktive Hyperämie der Meningen als Folge der Lumbalpunktion herabgesetzt wird. Das könnte unsere Erfahrungen unterstützen.

Eine teilweise Klärung der Krankheitsbilder brachte die Sektion. Bei vorwiegend degenerativen Prozessen, die sich an den Nervenfasern fanden und dem Fehlen von Vorderhornganglienzellausfällen müssen sie in die Gruppe der Polyneuropathien oder Pseudoneuritiden eingereiht werden. Auslösend scheinen infektiös-toxische oder allergisch-toxische Prozesse zu sein. Im ersten Fall bestand anamnestisch der Verdacht auf eine evtl. toxische Schädigung durch die Öle, mit denen der Patient als Automatendreher ständig in Berührung kam. Die Untersuchungen des Öles erbrachten jedoch bisher noch keinen Beweis dafür. Im zweiten Fall scheint eine Beziehung zu dem durchgemachten Infekt zu bestehen.

Ein weiterer Fall, der unter der Diagnose einer akuten Poliomyelitis zur Aufnahme kam, muß hier Erwähnung finden. Die 27jährige Patientin stand wegen einer Hypothyreose in auswärtiger Behandlung. Sonst war in der Anamnese nichts Auffälliges. Sie erkrankte am Tag der Krankenhausaufnahme plötzlich nachts um 0.30 Uhr mit einer Lähmung der Beine und leichten Hyperaesthesien der Beine. Es bildete sich rasch eine Tetraplegie aus. Wegen beginnender Atemlähmung wurde die Patientin uns unter obiger Diagnose eingewiesen. Zu der Zeit, um 13 Uhr, bestand bereits eine komplette Paralyse der Arme und Beine, eine Parese der Bauch- und Rückenmuskulatur, des Zwerchfells sowie der Intercostalmuskulatur. Ferner bestand eine beginnende Schlucklähmung. Die Patientin mußte sofort künstlich beatmet werden. Die Lumbalpunktion ergab eine Liquorzellzahl von 11/3 Zellen, der Pandy war negativ. Die Temperatur war normal. 10 Std. nach der Klinikeinweisung kam es infolge zentraler Regulationsstörung mit akutem Herzversagen zum Eintritt des Todes.

Die Sektion erbrachte in diesem Fall keinerlei Hinweise für eine Encephalitis, Poliomyelitis oder Neuritis. Es wurde daher eine unklare Intoxikation angenommen. Die chemische Gewebsuntersuchung durch Herrn Dr. Hauck vom hiesigen

Gerichtsmedizinischen Institut erbrachte den Nachweis von Phenothiazin im Gewebe, so daß eine Intoxikation hierdurch in den Bereich des Möglichen gerückt ist. Gleiche Intoxikationsbilder bei einer Phenothiazinvergiftung sind uns aus der Literatur nicht bekannt geworden. Hier werden nur schwere hämolytische Innenkörperanämien, Leberschädigungen und Nephrosen beschrieben.

Zur Abtrennung der echten Polyneuritiden bzw. Polyradiculitiden sollen zwei Beispiele aus unserem Krankengut dargestellt werden. Im ersten Fall erkrankte eine 28jährige Frau an Diphtherie. Am 6. Krankheitstag kam es zum Auftreten einer Schlucklähmung. Am 22. Krankheitstag traten Paraesthesien und Hypaesthesien sowie Tonusverminderung in den Armen und Beinen auf. Am 32. Krankheitstag begann sich eine Bulbärparalyse auszubilden. Die Bewegungen wurden ataktisch. Die Patientin wurde uns überwiesen und mußte am 42. Krankheitstag wegen zunehmender Ateminsuffizienz und Schlucklähmung tracheotomiert und künstlich beatmet werden. Ferner bildete sich in den nächsten Wochen eine fast vollständige Lähmung der Arme und Beine aus. Am 104. Krankheitstag war wieder Spontanatmung möglich und auch die peripheren Lähmungen bildeten sich jetzt rasch zurück.

Die Diagnose einer postdiphtherischen Polyneuritis war in diesem Fall sehr einfach zu stellen. Das gleichzeitige Vorhandensein von Sensibilitätsstörungen, Ataxie und schlaffen Paresen bei eindeutig diphtherischem Lokalbefund ließ keine Zweifel aufkommen.

Im 2. Fall handelte es sich um einen 17jährigen Jungen, der 1956 eine Poliomyelitis durchmachte. Jetzt erkrankte er mit 4 Jahren Abstand mit Kopfschmerzen, Fieber bis 40° C und Halsschmerzen. Es wurde eine Angina festgestellt. Am 6. Krankheitstag traten Paraesthesien und Hypaesthesien in den Fingerspitzen und Füßen auf. Am 7. Krankheitstag konnte der Patient nicht mehr aufstehen wegen Lähmung beider Beine. Am 8. Krankheitstag kam er unter der Diagnose einer Poliomyelitis in unsere Behandlung. Hier fand sich eine deutliche Nackensteifigkeit. Sämtliche physiologischen Reflexe waren erloschen. Es bestand eine komplette schlaffe Lähmung der Beine, der Bauch- und Rückenmuskulatur, sowie Paresen beider Arme. Die Sensibilitätsprüfung ergab eine Hypaesthesie beider Füße und Unterschenkel, die nach oben nicht scharf abgegrenzt war. Am 11. Krankheitstag hatte der Meningismus zugenommen, die Sensibilität war über dem ganzen Rumpf gestört. Die Arme waren paralytisch geworden.

Der Liquor war gelblich, die Zellzahl betrug 8/3, der Eiweißgehalt 22 Kafka-Einheiten. Die BSG betrug 26/48 mm n. W. Die Temperatur war normal.

Am 12. Krankheitstag bildete sich eine Bulbärparalyse aus, der Patient mußte künstlich beatmet werden. Am 25. Krankheitstag verstarb der Patient infolge zentraler Dysregulation.

Bei der Sektion fanden sich entzündliche Infiltrationen im Bereich der Spinalganglien und in den peripheren Nerven. Zeichen für eine Myelitis bestanden nicht.

Es handelte sich bei dem Patienten um eine Polyradikulitis mit rasch aufsteigenden symmetrischen Lähmungen und Sensibilitätsstörungen im Sinne einer Landryschen Paralyse. Im Liquor fand sich hierfür typisch bei normaler Zellzahl eine exzessive Eiweißvermehrung. Die Sektion erbrachte sodann die Bestätigung.

Als Ursache muß hier ähnlich wie bei der postdiphtherischen Polyneuritis an ein infektiös-toxisches Geschehen gedacht werden, das durch die durchgemachte

Angina ausgelöst wurde. Ist in dem ersten Fall eine Verwechslung mit der Poliomyelitis kaum möglich, so kann die Polyradikulitis doch einen sehr verwandten Verlauf zeigen.

Zum Schluß sei noch darauf hingewiesen, daß Schonhaltungen bei Gelenkerkrankungen — Polyarthritis, Coxitis, Spondylitis — oder bei Knochenaffektionen — z. B. bei der Osteomyelitis — als beginnende Poliomyelitis angesehen werden können.

So wurde uns ein 15jähriger Patient unter der Diagnose einer Poliomyelitis mit Lähmungen der Beine eingewiesen. Die Untersuchung ergab jedoch sehr rasch, daß es sich um eine Schonhaltung bei akuter Polyarthritis handelte.

In sehr gedrängter Form wurde der Versuch unternommen, einen Überblick über die differentialdiagnostischen Schwierigkeiten bei der Erkennung der Poliomyelitis zu geben. Tab. 2 gibt einen Überblick über Charakteristica, wie sie sich bei unseren Fällen boten.

Tabelle 2

	Verdacht auf Kinderlähmung		
	Poliomyelitis	Polyneuropathien	Polyradikulitis
Ätiologie	virusbedingt	nicht sicher: allergisch-toxisch, infektiös	infektiös — toxisch-allergisch — toxisch
Pathologie	entzündliche Infiltrationen vorwiegend im ZNS	vorwiegend degenerative Veränderungen der Wurzelnerven u. peripheren Nerven	entzündliche Infiltrationen im Bereich der Wurzeln und peripheren Nerven
Vorgeschichte	typische Vorkrankheit ($\sim$ 44%)	Infekt Intoxikation	spezifischer oder unspezifischer Infekt
Temperatur	febril — hochfebril	afebril — subfebril	afebril
Lähmungsbeginn	akut	akut	akut oder schleichend
Lähmungsausbreitung	asymmetrisch, ascendierend u. descendierend	symmetrisch ascendierend	symmetrisch ascendierend
Sensibilität	Hyperaesthesien	leichte Paraesthesien und Hyperästhesien	Paraesthesien, Hyper- und Hypaesthesien sowie Tiefensensibilitätsstörungen
Liquor	mäßige — starke Pleocytose, primär leichte Eiweißvermehrung	normale Zellzahl, keine — geringe Eiweißvermehrung	normale Zellzahl, starke Eiweißvermehrung

Zusammenfassend kann also gesagt werden, daß poliomyelitisähnliche Krankheitsbilder zum einen durch neurotrope Viren ausgelöst werden können, wie sie oben zusammengestellt wurden. Zum anderen können sich dahinter aber auch Polyneuropathien sowie degenerative Veränderungen unklarer Ätiologie verbergen. Schließlich sind die Polyradikulitiden sorgfältig abzugrenzen. Die Abgrenzung

kann hier manchmal sehr schwierig sein, da es auch polyneuritische Erscheinungs-
bilder gibt, bei denen die sensiblen Störungen ganz in den Hintergrund treten oder
völlig fehlen.

Literatur

Dalldorf, G.: 4. Int. Poliomyelitis-Conf. Genf 1957.
Flexner, S., u. A. Moss: Zit. nach P. Morawitz, Handbuch der Inneren Medizin I, 623 (1934).
Krech, U.: Schweiz. med. Wschr. 89, 676 (1959).
Morgan, L., H. Howe and D. Bodian: Amer. J. Hyg. 45, 379 (1947).
Moritsch, H.: Schweiz. med. Wschr. 89, 683 (1959).
Rossi, E., M. Rentsch u. U. Krech: Schweiz. med. Wschr. 89, 688 (1959).
Scheid, W.: Dtsch. med. Wschr. 85, 837 (1960).
Vivell, O.: Schweiz. med. Wschr. 89, 680 (1959).
Wolf, G.: Fortschr. Neurol. Psychiat. 24, 167 (1956).

Diskussion

H. Noetzel (Freiburg i. Br.):

Wir haben mehrere Sektionsfälle von anderen Kliniken, die alle einen ähnlichen Verlauf
hatten und auch morphologisch das Gleiche zeigen. Sie waren teils als Poliomyelitis deklariert,
teilweise als Intoxikation. Man fand bei ihnen morphologisch einen Befund, der der Polyneuritis im klinischen Sinne entsprach. Morphologisch unterscheiden wir bei der Poliomyelitis
drei Arten von Veränderungen, etwa einen Befund, wie man ihn bei der Panarteriitis mit
Gefäßinfiltraten, Gefäßlichtungsstörungen sowie ischämischen Veränderungen am Nerven
beobachten kann. Zweitens das Bild der Polyneuritis mit interstitiellen lymphocytären In-
filtraten und drittens den Befund, wie wir ihn hier haben, eine Parenchymschädigung der
einzelnen Nerven, also der Achsencylinder und Markscheiden, wobei einzelne Fasern körnig
zerfallen, verfetten und eine Kontinuitätsstörung aufweisen. Diese Befunde entsprechen einer
Intoxikation wie sie auch durch einen Infekt ähnlich dem der Diphtherie durch Toxine hervorgerufen werden können. Es kann aber auch ein exogenes Gift vorliegen, was morphologisch
nicht entschieden werden kann.

O. Vivell (Freiburg i. Br.):

Die Frage, ob man bei der Poliomyelitis lumbalpunktieren soll, ist auf einer Tagung in
Zürich diskutiert worden, damals hat Möller aus Paris Krankengeschichten demonstriert,
mit denen er zu beweisen suchte, daß durch eine frühzeitige Lumbalpunktion der Verlauf der
Poliomyelitis verstärkt und verschlechtert wird. Aus unserem eigenen Material haben wir
auch den Eindruck, daß so etwas gelegentlich passieren kann. So erinnere ich mich an ein
Kind aus unserer Klinik, welches 3 mal lumbalpunktiert wurde, da es als Meningitis hereinkam,
und dann eine schwerste Lähmung bekam. Wir haben uns dabei gefragt, ob wir durch die Lum-
balpunktionen diese Lähmung provociert hätten. Wir halten es in der Regel nun so, daß, wenn
ein Kind hochfieberhaft hereinkommt und typische asymmetrische Lähmungen rein motori-
scher Natur hat, wir mit der Lumbalpunktion warten, bis das Fieber heruntergegangen ist,
denn im allgemeinen entwickeln sich nach Entfieberung keine neuen Lähmungen mehr. Dies
ist eine allgemeine Regel, an die man sich wohl halten kann, ohne dabei diagnostisch zu viel
zu verlieren. Schwierig ist es aber bei der aparalytischen Form, da muß man, glaube ich, punk-
tieren, wenn auch nicht 3 mal, denn das halte ich auch für verfehlt, aber eine diagnostische
Punktion wird wohl erforderlich sein, um z. B. keine tuberkulöse Meningitis zu übersehen.

F. Wöhler (Freiburg i. Br.):

In der Medizinischen Klinik helfen wir uns so, daß wir prinzipiell bei jedem Verdachtsfall
ein EEG anfertigen und dann entscheiden, ob eine Meningitis, die zur Lumbalpunktion zwingt,
vorliegt oder nicht.

Serum-Enzymaktivitäten (SGOT, SGPT)
bei der Poliomyelitis*

Von

K. H. Göggel (Freiburg i. Br.)

Mit 4 Abbildungen

In den letzten Jahren wurden die Aktivitäten einiger im Serum vorhandener Enzyme bestimmt und haben auf Grund ihrer diagnostischen Aussagemöglichkeit ein breites Interesse, besonders auf dem Gebiet der inneren Medizin gefunden. Im Rahmen unserer Untersuchungen[1] sahen wir zunächst bei gelegentlichen Enzymaktivitätsbestimmungen bei Poliopatienten die Serum-Glutaminsäure-Oxalessigsäure-Transaminase (SGOT) und Serum-Glutaminsäure-Pyruvat-Transaminase (SGPT) erhöht und untersuchten daher systematisch in den vergangenen beiden Jahren alle uns zugänglichen Fälle, insgesamt 43, bei denen soweit als möglich Verlaufskontrollen durchgeführt wurden. Neben dem Verhalten der Enzyme beachteten wir das Ausmaß der Paresen, die Atmungs- und Kreislaufverhältnisse, das Auftreten eines Exanthems, das Serumbilirubin und die unspezifischen Eiweißlabilitätsproben (Weltmann, Takata, Thymol).

Von 43 Polioerkrankten wiesen im Verlauf der Erkrankung 24 pathologische Enzymwerte (normal: SGOT 5—40 E/ml, SGPT 3—35 E/ml) auf, das entspricht

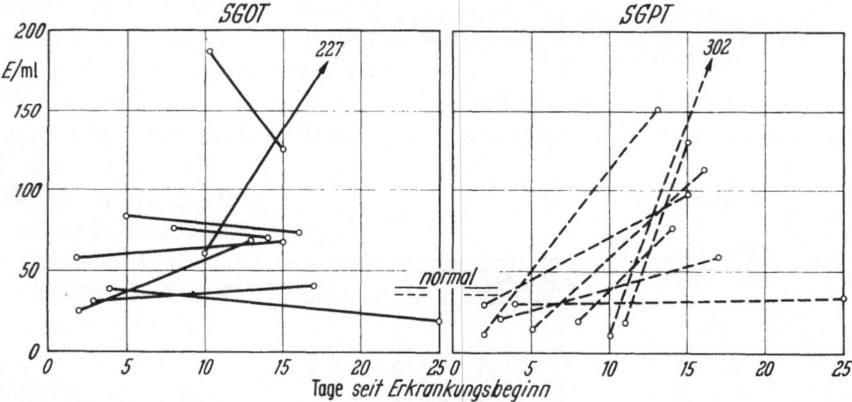

Abb. 1. Verhalten von SGOT und SGPT bei einigen Poliopatienten während der ersten Erkrankungswochen

56%. Zu Beginn der Erkrankung, im Verlauf der nach Auftreten der ersten Symptome folgenden Woche, war vor allem die SGOT erhöht, die SGPT jedoch weitgehend normal. Darauf folgte in der 2. Woche ein stärkeres Ansteigen der SGPT,

---

* Aus der Medizinischen Universitätsklinik Freiburg i. Br. (Direktor: Prof. Dr. Dr. h. c. L. Heilmeyer).

[1] Dissertation von Herrn cand. med. Teichmann.

während die SGOT bereits häufig wieder eine abfallende Tendenz zeigte, wie aus Abb. 1 ersichtlich. In der 3. Woche erreichte die SPGT ihre höchsten Werte, die SGOT lag jetzt fast ausnahmslos unter deren Aktivitäten. In diesen beiden Wochen wurden vereinzelt Erhöhungen der Transaminasen beobachtet, wie sie bei der Hepatitis üblich sind. Ab der 4. Woche nach Beginn der Erkrankung trat eine weitgehende Normalisierung beider Enzyme ein, welche jedoch in einigen Fällen erst nach 8 Wochen erreicht wurde. Über den zeitlichen Ablauf der Enzymveränderungen bei den von uns beobachteten Poliopatienten orientiert Abb. 2.

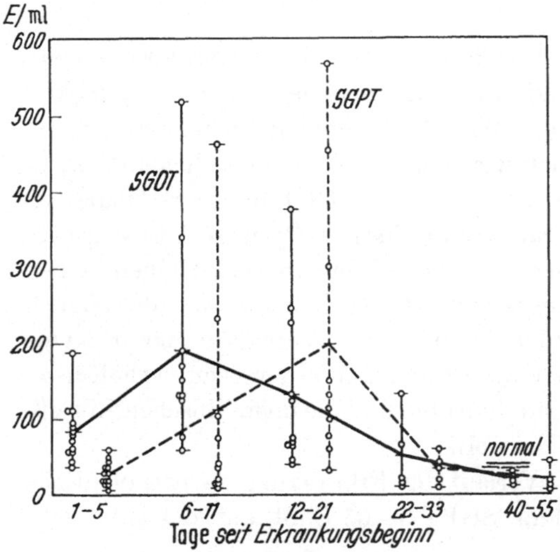

Abb. 2. Zeitliche Abhängigkeit von SGOT und SGPT aller von uns beobachteten Poliofälle, mit Einzelangaben und arithmetischem Mittelwert

Suchen wir eine Beziehung der Enzymabweichungen zu anderen Krankheitssymptomen oder Laborbefunden, so findet sich hierfür keine rechte Handhabe. Verglichen mit den Paresen, steigen die Enzyme häufig erst an, wenn diese bereits voll ausgeprägt oder sogar in Rückbildung begriffen sind (Abb. 3 und 4). Auch im Vergleich mit der Schwere und Ausdehnung der Lähmungen ergibt sich kein korrespondierendes Verhalten. Fälle mit nahezu aparalytischem Verlauf wiesen z. T. höhere Werte der Transaminasen (z. B. Fall Sch. H.: SGOT 170 E/ml, SGPT 106 E/ml) auf als Patienten mit Tetraplegien (Pat. T. A.: SGOT 17 E/ml, SGPT 8 E/ml).

Ziehen wir die Atmungs- und Kreislaufverhältnisse in Betracht, so ergeben sich, soweit wir beobachten konnten, keine Hinweise für die Enzymveränderungen. So hatte beispielsweise ein Junge mit einer foudroyanten Bulbärparalyse, welche innerhalb 4 Tagen infolge Atemlähmung zum Exitus

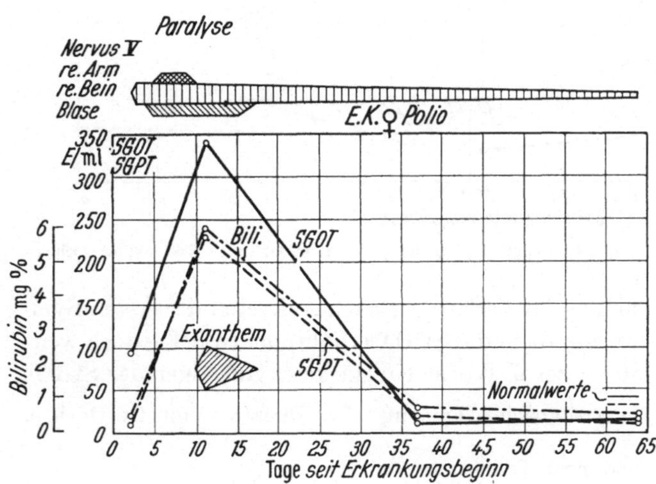

Abb. 3. Gleichsinniges Verhalten von SGOT, SGPT und Gesamtbilirubin bei Pat. E. K. während der Polioerkrankung im Vergleich mit den stilisierten Paresen und dem Auftreten eines Exanthems

führte, noch einen Tag vor dem Tode völlig normale Enzymwerte. Es dürfte jedoch durchaus möglich sein, daß bei Poliopatienten mit einer akuten Rechtsbelastung, als Folge der dabei auftretenden Leberzellnekrosen, die Enzymwerte

u. U. recht erheblich ansteigen, wie wir dies bei anderen Patienten schon des öfteren beobachten konnten. Bei den bisher untersuchten Fällen hatten wir jedoch keine Gelegenheit, zu diesem Zeitpunkt Serum zur Enzymbestimmung zu erhalten.

Bringen wir die Enzymwerte in Beziehung mit den Serumbilirubinwerten, so ergibt sich ein völlig unterschiedliches Verhalten. Im Verlauf der Erkrankung wiesen von den 43 Poliofällen 12 eine Bilirubinerhöhung auf (maximal 6,1 mg-%), demgegenüber stehen 24 Patienten mit pathologischen Enzymwerten. Nur bei 3 Patienten waren sowohl Bilirubin als auch die Enzyme gleichzeitig erhöht (Abb. 3), bei den restlichen 9 Fällen mit Hyperbilirubinämien fanden sich zu diesem Zeitpunkt normale Fermentaktivitäten (Abb. 4). Die meisten Enzymerhöhungen gingen demnach mit normalen Bilirubinspiegeln einher.

Keinerlei Parallelen bestanden zwischen den unspezifischen Eiweißlabilitätsproben (Weltmann, Takata, Thymol) und den Enzymveränderungen.

Bei Durchsicht der Protokolle fiel uns das relativ häufige Auftreten eines mehr oder minder ausgedehnten Exanthems bei 8 Patienten (18%) auf. Überraschenderweise fanden sich zu diesem Zeitpunkt in allen Fällen auch die höchsten Enzymaktivitäten (Abb. 3 und 4). Zeitlich fiel dieses Exanthem regelmäßig in die 2. bis 3. Krankheitswoche. Es ist wenig wahrscheinlich, daß es sich hierbei

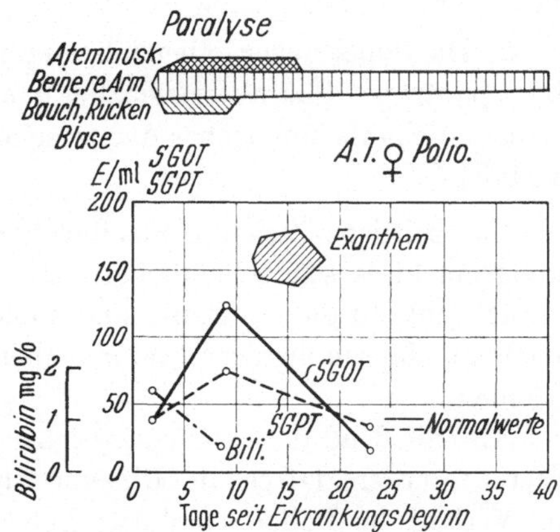

Abb. 4. Gegensinnige Verhaltensweise von SGOT und SGPT gegenüber dem Gesamtbilirubin bei der Pat. A. T., sowie Vergleich mit Paresen und dem Auftreten eines Exanthems

um allergische Arzneimittelexantheme handelt, da diese in gleichem Umfang auch bei Fällen auftraten, welche gleichzeitig mit Cortison behandelt wurden. Im Hinblick auf die Enzymsteigerungen ist bekannt, daß Cortison offenbar in vielen Fällen die Aktivitäten zu senken vermag. Soweit bekannt, wurden bisher bei den verschiedensten Hauteffloresccencen keine Aktivitätserhöhungen der Transaminasen GOT und GPT im Serum beobachtet. Ein ursächlicher Zusammenhang Exanthem-Enzymerhöhung dürfte somit nicht bestehen, worauf auch die größere Anzahl von Poliofällen mit Erhöhung der Enzyme aber ohne Exanthem hinweist.

Welche Hinweise und Folgerungen ergeben sich aus diesen Befunden? Nach unseren bisherigen recht umfangreichen Erfahrungen und auf Grund der Enzymverteilung in den einzelnen Organen müssen die Aktivitätssteigerungen der SGOT, vor allem aber der SGPT, wie sie bei Poliopatienten zu beobachten waren, im Sinne einer Leberparenchymschädigung gedeutet werden, wie von JUNGNER in jüngster Zeit bestätigt wurde. In vielen Fällen, in denen eine Enzymerhöhung festgestellt wurde, ähnelte das quantitative und qualitative Fermentverhalten dem einer Hepatitis mit leichterer Verlaufsform. Auch hierbei kommt es zunächst zu einem Anstieg der SGOT, später der SGPT, die im weiteren Verlauf meist höhere Werte als die SGOT erreicht.

Diese von uns auf Grund der Serumenzymveränderungen angenommenen Leberschädigungen bei der Polio, wurden bereits 1912 von FLEXNER, später 1953 von Kalk erwogen, nachdem letzterer bei einigen Poliokranken Lebervergrößerungen mit und ohne Ikterus beobachtete. Eine weitgehende Bestätigung finden diese Befunde auch durch Marinesco, wonach 70—80% der letal verlaufenden Poliofälle autoptisch die Zeichen einer Hepatitis aufwiesen.

Was die Ursache der Leberschädigung bei der Polio als solche betrifft, können unsere Ansichten hierzu vorerst nur als rein spekulativ aufgefaßt werden. Diskutiert werden muß:

1. Die Schädigung der Leber ist rein sekundär hervorgerufen durch unspezifische Erreger, deren Pathogenität infolge herabgesetzter Resistenz durch die Primärerkrankung gesteigert ist.

2. Die Polioerreger haben keinen rein neurotropen, sondern auch einen viscero- bzw. pantropen Charakter, wie dies u. a. auch Jungeblut annimmt, der die Polioerreger nicht als homogenes Agens, sondern als ein Gemisch von Variantengruppen auffaßt.

Das zeitliche Zusammentreffen von Exanthem und Leberparenchymschädigung macht es wahrscheinlicher, daß die Schädigung auf ein und dasselbe Agens zurückgeht. In diesem Sinne sind auch die Befunde von Behrend zu deuten, wonach bei Mäusen intracerebral inoculierte Polioviren aus der Leber isoliert werden können.

Abschließend darf als wesentliches Merkmal unserer Untersuchungen herausgestellt werden, daß es mit Hilfe von Enzymbestimmungen im Serum möglich war, im Verlauf der Polioerkrankung Leberschädigungen in größerem Umfang wahrscheinlich zu machen, die sich mit den bisherigen blutchemischen Bestimmungsmethoden nicht erfassen ließen. Eine Bestätigung dieser Befunde darf durch weitere histologische und differenziertere enzymatische Untersuchungen erwartet werden.

Literatur

Behrend, R. Ch., u. H. W. Schulz: Klin. Wschr. 28, 672 (1950).
Flexner, S., F. W. Peabody and G. Draper: J. Amer. med. Ass. 58, 109 (1912).
Jungeblut, C. W.: Helv. med. Acta. 17, 167 (1950).
Jungner, G., and I. Jungner: Acta med. scand. 166, 369 (1960).
Kalk, H., u. I. Faust: Dtsch. med. Wschr. 78, 1014 (1953).
Marinesco, G.: Persönl. Mitt. bei Jungner.

Diskussion

H. Noetzel (Freiburg i. Br.):

Bei der Poliomyelitis finden wir an der Leber keine entzündlichen Infiltrate, sondern lediglich einzelne perivasculäre Rundzellenansammlungen, die aber wohl unspezifisch sind. Wir finden ferner an der Leber einzelne zentrale Nekrosen der Leberzellen und zentrale Läppchenschädigungen wie nach Blutungen und diese dürften unspezifischer Natur sein, vielleicht sind sie Ausdruck einer hypoxämischen Stauung. Sichere entzündliche Veränderungen können wir nicht erfassen. Aber wir sehen ja auch bei der Hepatitis einen viel größeren Befall von Leberzellen, ohne daß morphologisch sehr viel zu erheben wäre. Vielleicht sind die Leberzellen durch die Poliomyelitis befallen, ohne daß sie lichtoptisch geschädigt erscheinen. Sie können vielleicht sekundär später zugrunde gehen. Die von Herrn Göggel erhobenen Befunde deuten wahrscheinlich mehr auf einen Muskelzerfall hin, der bei der Poliomyelitis sehr rasch eintritt, so lassen sich schon in den ersten Tagen ausgedehnte Verfettungen infolge von Nekrosen in den Muskeln nachweisen.

L. Heilmeyer (Freiburg i. Br.):

Ich glaube, man kann nicht sagen, daß eine sichere Leberschädigung vorliegt, wenn man mikroskopisch keinen eindeutigen Befund erheben kann. Daher ist der Schluß nicht berechtigt, daß es sich um eine Virusinfektion der Leber als Ausdruck des Pantropismus des Erregers handelt, denn dann sollten doch histologische Veränderungen zu finden sein. Möglich wäre eine akute spezifische Leberschädigung, wie wir sie bei vielen Infekten sehen.

K. H. Göggel (Freiburg i. Br.):

Zum Auftreten des Exanthems möchte ich noch sagen, daß es allergisch bedingt sein kann. Es tritt bei Patienten, die mit Cortison behandelt wurden, genauso häufig auf wie bei Patienten, die ohne Cortison therapiert wurden. Zu dem Ausfall der Fermentuntersuchungen und dem Muskeluntergang möchte ich auf die zeitlichen Zusammenhänge hinweisen. Es wäre durchaus möglich, daß sehr viele Muskelzellen untergehen und daß dadurch Enzyme freigesetzt werden können, aber dann müßte zumindest die GPT auch leicht erhöht sein, in der Relation von der stationären Konzentration GOT zu GPT, die wir in der Muskulatur haben, und sie sollte nicht erst 14 Tage später erhöht erscheinen, wenn bereits die Lähmungen in Rückbildung begriffen sind, also das akute Stadium des Zellzerfalls beendet ist.

L. Heilmeyer (Freiburg i. Br.):

Dazu möchte ich sagen, daß natürlich die Lähmungen der Resorption von Zellmaterial nicht parallel gehen. Lähmungen und Funktionsausfälle können schon sofort vorhanden sein, aber die Resorption von zerfallenem Zellmaterial geht immer noch weiter, ja sie hinkt sehr nach. Man kann das daher meiner Meinung nach nicht in Parallele setzen.

Orthopädische Behandlung der Poliomyelitisfolgen*

Von

K. Bätzner (Freiburg i. Br.)

Mit 7 Abbildungen

Vor allem aus therapeutischen Gründen unterscheiden wir im Verlauf der spinalen Kinderlähmung 3 Hauptstadien.

1. Das Stadium der akuten Lähmung.
2. Das Stadium der muskulären Regeneration.
3. Das Stadium der bleibenden Lähmungen.

Die orthopädische Behandlung sollte schon im ersten Stadium beginnen, um der Entstehung von Kontrakturen besonders von Fuß, Knie, Hüfte und Schulter durch die richtige Lagerung vorzubeugen und eine Überdehnung der gelähmten Muskulatur zu verhindern; denn Überdehnung wirkt sich außerordentlich ungünstig auf die muskuläre Regeneration aus. Zur Überdehnung kommt es besonders leicht an den Fußhebern, allein durch das Eigengewicht des Fußes und dadurch zur Spitzfußkontraktur und am Glutäus maximus durch halbsitzende Lagerung im weichen Bett. Der selten paralytisch betroffene Muskel Tensor fasciae latae oder Iliopsoas bewirken dann die so gefürchtete und später schwer zu behebende Hüftbeugekontraktur. Häufige Kontrakturen sind noch die Kniebeugekontraktur bei Quadrizepslähmung und die Adduktionskontraktur im Schultergelenk bei Lähmung des Deltamuskels. Die Lagerung der Polio-Patienten zeigt Abb. 1.

Die sachgemäße Lagerung erfolgt am besten in einer Gipsschiene oder bei ausgedehnten Lähmungen im Gipsbett.

Im Regenerationsstadium muß die entsprechende Lagerung fortgesetzt werden. Die wichtigste Therapie ist aber jetzt die aktive Übungsbehandlung zur Kräftigung der wiedergekommenen Muskelgruppen in Verbindung mit Massage und Wärmebehandlung zur Förderung der Durchblutung, passive Übungsbehandlung zur Vermeidung von kapsulären Gelenksteifen und Elektrotherapie, damit die gelähmten Muskeln nicht so schnell atrophieren. Auf Einzelheiten brauche ich nicht einzugehen, weil darüber in den nachfolgenden Vorträgen berichtet wird.

Die Kranken sollen aber im Regenerationsstadium möglichst bald auf die Beine und zum Gehen gebracht werden, weil durch den Automatismus des Gehaktes Muskeln zur Funktion kommen, die vorher bei den Übungen noch nicht mitarbeiteten. Bei noch geringen Muskelkräften und dadurch bedingter schlechter Gelenkführung besteht aber die Gefahr der Überdehnung der Gelenkbänder und Kapseln, was zur Entstehung von Schlottergelenken, besonders am Kniegelenk,

---

* Aus der Orthopäd. Abteilung (Leiter: Prof. Dr. Bätzner) der Chirurg. Univ.-Klinik Freiburg i. Br. (Direktor: Prof. Dr. H. Krauss).

führt, weshalb die Gelenke einer äußeren Stütze bedürfen. Aus psychischen Gründen geben wir aber im Reparationsstadium noch keinen richtigen orthopädischen

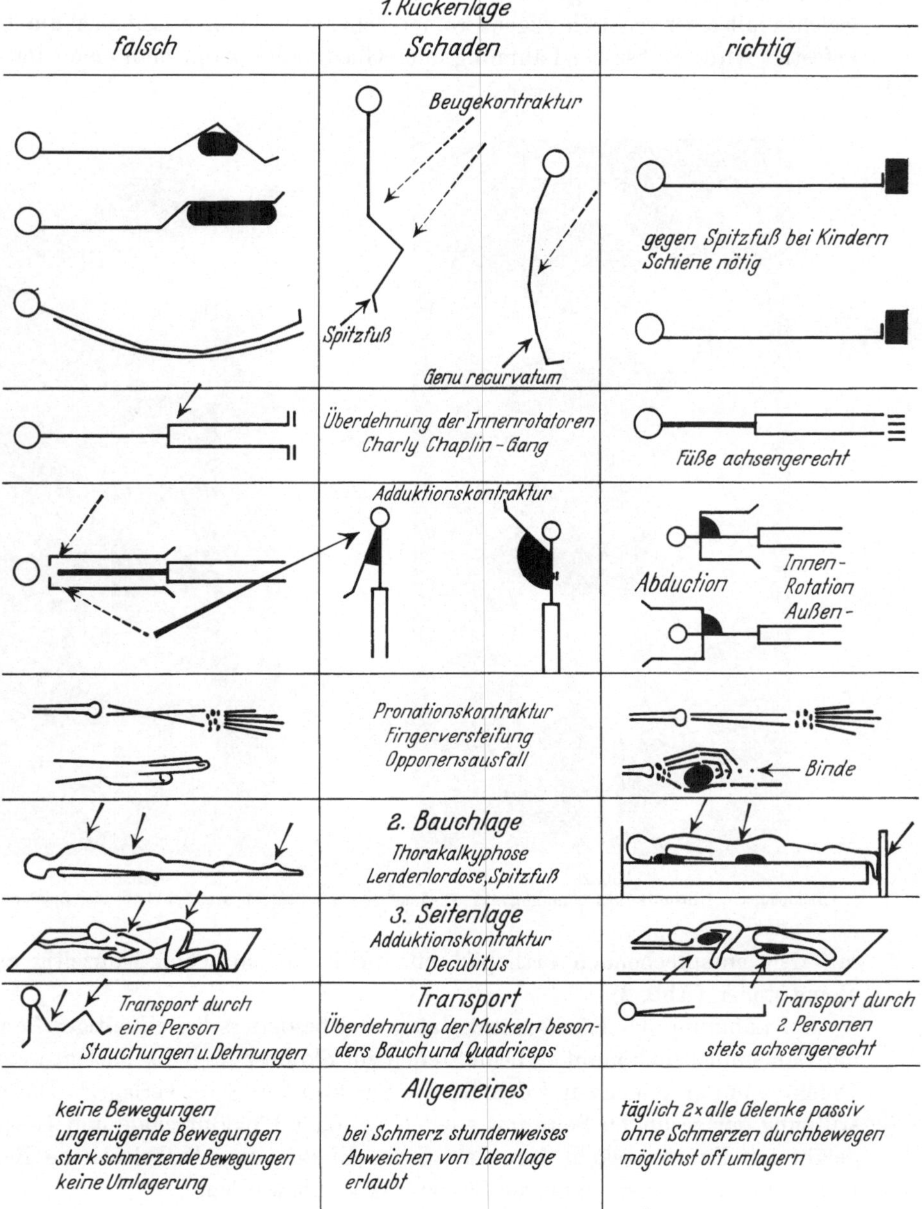

Abb. 1. Die Lagerung der Poliopatienten

Stützapparat, sondern begnügen uns mit Behelfen in Form von leichten Gipshülsen, welche mit elastischen Binden angewickelt werden. Zur Verhinderung der Überdehnung der Fußheber wird ein starkes Gummiband von der Schuhspitze zur Gipshülse geführt.

Auch bei Lähmungen der oberen Gliedmaßen, besonders des Deltamuskels, muß beim Aufstehen zur Verhütung der Überdehnung der Muskulatur eine Abduktionsschiene gegeben werden. Am besten bewährt hat sich uns dabei ein von der hiesigen Kinderklinik angegebenes palettenförmiges Brett aus dünnem Sperrholz, welches mit einer rechtwinkligen Cramer-Schiene und einem Leibchen am Thorax befestigt wird. Selbst bei Lähmung aller Gliedmaßen kann man einen Patienten

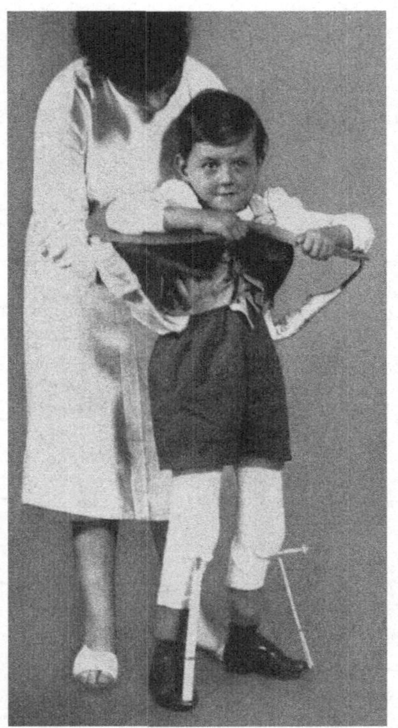
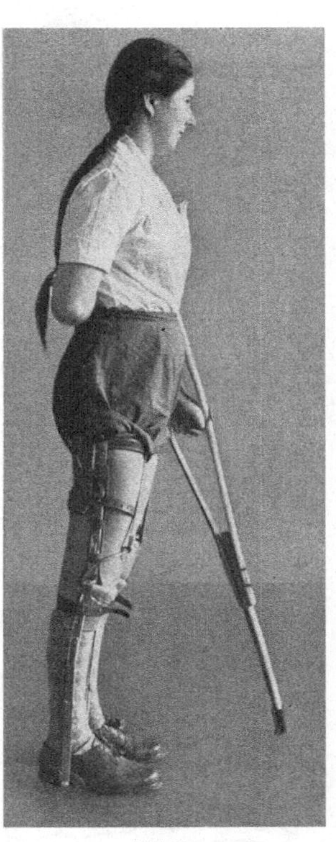

Abb. 2.
Orthopädische Hilfsmittel bei Lähmung aller Gliedmaßen
Abb. 3.
Stützapparat bei bleibender Beinlähmung

mit den entsprechenden orthopädischen Hilfsmitteln schon frühzeitig auf die Beine stellen (Abb. 2).

Bei Lähmung der Rückenmuskulatur und besonders bei einseitiger Lähmung der Bauchmuskeln kommt es beim Stehen zur Skoliose, weil der Patient wegen des Defektes in der Bauchwand den Rumpf zur kranken Seite verlagert. Durch Abstützung der gesunden Seite mit einer Gips- oder Plexidurschale und Ersatz der gelähmten Bauchmuskeln durch elastische Binden bzw. halbelastische Bandage in Form eines Mieders kann die Skoliose beseitigt werden.

Im Stadium der bleibenden Lähmungen, welches nach $1^{1}/_{2}$ bis 2 Jahren erreicht ist, müssen zunächst evtl. vorhandene Kontrakturen durch passives Redressement, Extensions- und Quengelverbände oder durch operative Sehnenverlängerung in schweren Fällen, besonders an der Hüfte, evtl. sogar durch Osteotomien beseitigt werden. Erfreulicherweise sind heute solche Kontrakturen sehr selten, da diese schon in den internen und pädiatrischen Kliniken durch die richtig durchgeführte Prophylaxe und die konsiliarische Zusammenarbeit mit dem Orthopäden vermieden werden. Nach Beseitigung der Kontrakturen erfolgt die endgültige Versorgung mit orthopädischen Hilfsmitteln. Bei leichten Schäden an Fuß und Unterschenkel genügt oft der orthopädische Schuh oder die Schieneneinlage, bei Lähmungen des ganzen Beines ist ein orthopädischer Schienenhülsenapparat mit sog. Schweizer Sperre, die beim Gehen in Streckstellung fixiert ist, aber beim Hinsetzen durch eine Knopfauslösung die Kniebeugung frei gibt, notwendig (Abb. 3). Die orthopädischen Apparate können heute durch Verwendung von Leichtmetall oder Kunststoffen und direkte Fixierung am Schuh statt der Schieneneinlage wesentlich leichter als früher gestaltet werden. Bei gleichzeitiger Lähmung der Hüft-, Rücken- und Bauchmuskulatur ist eine Verbindung des Apparates mit Beckengürtel und Leibbinde notwendig. So kann man selbst Schwerstgelähmte wieder zum Gehen bringen, vorausgesetzt, daß die Arme in guter Funktion sind.

Wir sind aber heute bestrebt, die Patienten möglichst vom Apparat zu befreien bzw. die orthopädischen Hilfsmittel so klein wie möglich zu halten. Dazu stehen uns die verschiedenen operativen Maßnahmen, wie Sehnenverpflanzung, Arthrodese, d. h. Gelenkversteifung, und Arthrorise, d. h. Gelenksperre, und evtl. Epiphysiodese zur Wuchslenkung zur Verfügung.

Operative Maßnahmen werden frühestens 2 Jahre nach Beginn der Erkrankung durchgeführt. Sehnenverpflanzungen machen wir frühestens nach Vollendung des 6. Lebensjahres, weil die kleinen Patienten fähig sein müssen, anschließend an die Operation bei der aktiven Übungsbehandlung mitzumachen. Eingriffe an den kleineren Gelenken machen wir nicht vor

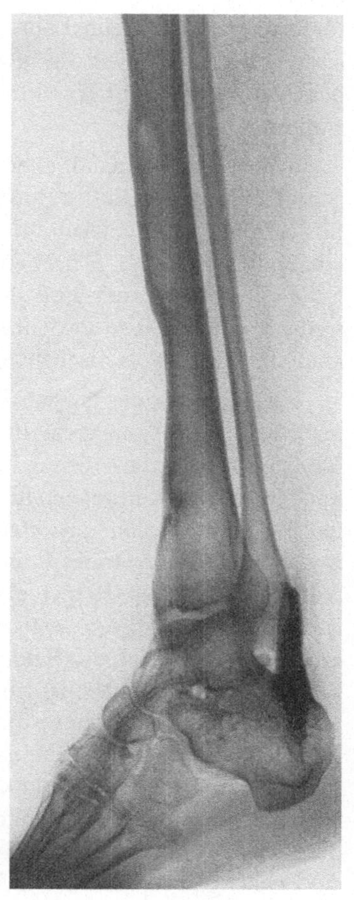

Abb. 4. Subtalare Arthrodese und hintere Arthrorise bei völliger Fußlähmung

dem 12.—14. Lebensjahr, Eingriffe an den großen Gelenken, wie z. B. die Arthrodese des Kniegelenkes, führen wir aber wegen der Gefahr von Wachstumsstörungen erst nach Abschluß des Wachstums durch.

Die Sehnenverpflanzung hat natürlich nur dann einen Sinn, wenn funktionstüchtige Muskeln zum Ersatz vorhanden sind. Gute Erfahrungen haben wir an der oberen Extremität mit dem Ersatz der gelähmten Hand- und Fingerstrecker durch die Handbeuger und an der unteren Extremität mit dem Ersatz der gelähmten Kniestrecker durch Verlagerung des M. Bizeps femoris vom Wadenbeinköpfchen auf die Kniescheibe gemacht.

Im Bereich des Fußes werden Sehnenverpflanzungen besonders in Verbindung mit Arthrodesen durchgeführt. Eine Standard-Operation bei dem so häufigen

Lähmungsklumpfuß ist die subtalare Arthrodese in Verbindung mit der Verpflanzung der Sehne des M. tibialis anterior auf den äußeren Fußrand. Durch die Arthrodese im unteren Sprunggelenk wird der Fuß seitlich stabilisiert, und durch die Verpflanzung der Tibialis ant.-Sehne auf die Außenseite wird die Spitzfuß- und Supinationsstellung des Fußes beseitigt. Die Belastung erfolgt jetzt wieder normal mit der ganzen Sohlenfläche, und das Fußheben und Fußsenken erfolgt uneingeschränkt. Beim Lähmungs-Knickfuß führen wir auch wieder zur Stabilisierung des Rückfußes die subtalare Arthrodese durch und verpflanzen die Sehne des beim Lähmungs-Knickfuß funktionstüchtigen M. peronäus brevis auf die Fußinnenseite.

Beim völligen Ausfall aller den Fuß bewegenden Muskeln gelingt die operative Stabilisierung des Fußes durch die subtalare Arthrodese in Verbindung mit der hinteren Arthrorise (Abb. 4). Dabei wird ein Knochenspan in das Fersenbein eingepflanzt. Dieser Knochenspan wirkt als hintere Anschlagsperre gegen das Schienbein, sodaß der Fuß beim Gehen nicht herunterhängt. Der Span wird entweder von demselben Patienten aus dem Schienbein entnommen, wir können aber auch einen homoplastischen Span aus der Knochenbank verwenden.

Bei Lähmung des ganzen Beines muß, um Apparatefreiheit zu erreichen, auch noch das Kniegelenk versteift werden. Diese Operation wird aber wegen der Gefahr der Wachstumsstörung erst nach Abschluß des Wachstums, d. h. nach Verknöcherung der kniegelenksnahen Epiphysenfugen, durchgeführt. Außerdem sollte die Berufswahl schon getroffen sein, da man sich entscheiden muß, ob für den jeweiligen Beruf ein steifes Bein ohne Apparat oder ein bewegliches Kniegelenk mit Apparat besser ist. Rein technisch wurde die Kniearthrodese durch die Einführung der Druckarthrodese sehr vereinfacht und zu einem absolut sicheren Verfahren. Nach Resektion der Knorpelfläche werden durch Femurcondylen und Schienbeinkopf 2 Drähte gebohrt und mit Hilfe von Kirschnerbügel gespannt und dann mit 2 Schraubenstangen fest gegeneinander gedreht. Durch den Druck werden die Knochenflächen fest gegeneinander gepreßt, wodurch die Knochenneubildung beschleunigt wird. Zur absoluten Fixierung genügt eine kleine Gipshülse, so daß man die benachbarten Gelenke frühzeitig bewegen kann. Bei den früheren Arthrodese-Methoden, z. B. durch Fixierung mit 2 gekreuzten Nägeln, war auf jeden Fall ein Beckengipsverband für 12 Wochen notwendig. Mit der Druckarthrodese jedoch ist die Arthrodesestelle in 8 Wochen schon so weit knöchern durchgebaut, daß die Patienten schon belasten und aufstehen können (Abb. 5).

Es kommt relativ häufig vor, daß die Oberarmmuskeln, vor allem der Deltamuskel, gelähmt bleiben, Hand und Unterarm aber funktionstüchtig geblieben sind. Hier kann man durch die Arthrodese des Schultergelenkes in der günstigsten Gebrauchsstellung von 60 Grad Abduktion und 30 Grad Vorhebung eine gute Funktion der oberen Gliedmaßen erreichen. Voraussetzung für die Arthrodese im Schultergelenk bei Deltalähmung ist aber die Funktionstüchtigkeit der das Schulterblatt bewegenden Muskulatur, zum mindesten muß der Seratus anterior erhalten sein, denn der Oberarm wird ja nach Versteifung des Schultergelenkes mit dem Schulterblatt bewegt.

Bewährt haben sich noch bei Ausfall der Handstrecker und Handbeuger, jedoch bei funktionstüchtigen Fingermuskeln, die Arthrodese im Handgelenk

(Abb. 6) in Form der Verriegelungsarthrodese mit einem Knochenspan und die Bolzungsarthrodese des Daumensattelgelenkes in Oppositionsstellung des Daumens

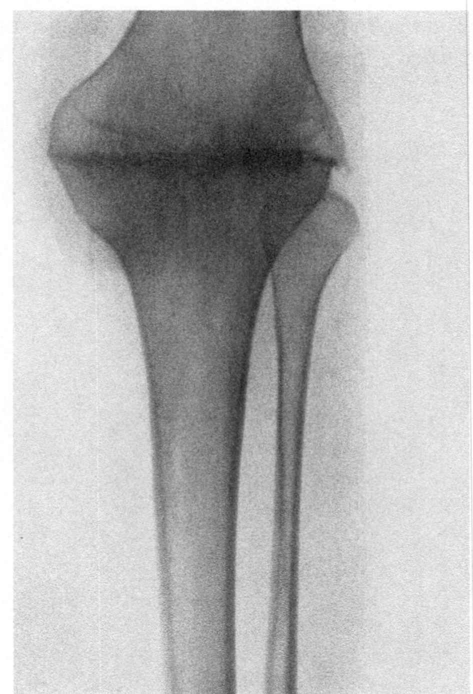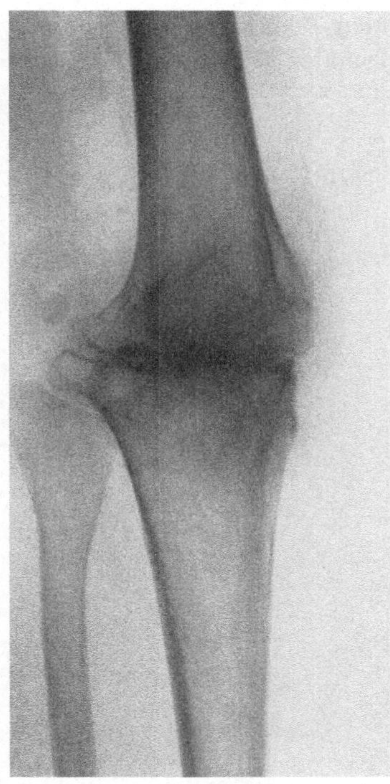

Abb. 5. Druckarthrodese des Kniegelenkes 8 Wochen nach der Operation

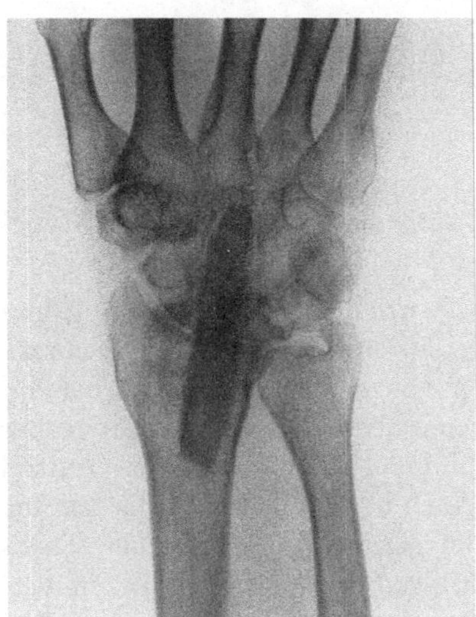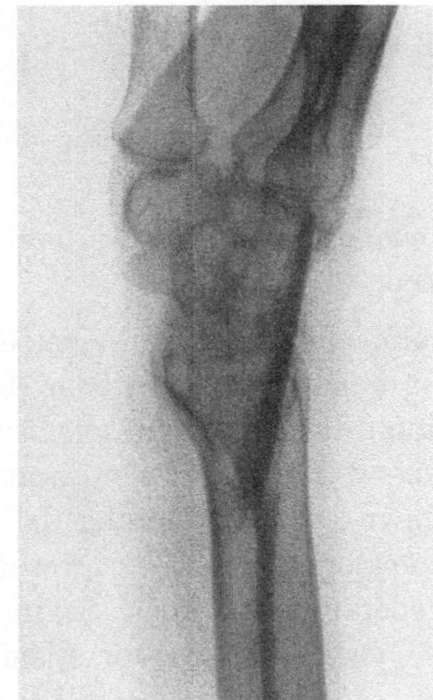

Abb. 6. Verriegelungsarthrodese des Handgelenkes

bei der so häufigen Opponenslähmung. Der Daumen kann dann wieder als Gegenhalt gegenüber den 4 langen Fingern dienen.

14*

Bei einseitiger Beinlähmung im Kleinkindesalter bleibt das Bein durch das Fehlen des funktionellen Wachstumsreizes im Längenwachstum zurück. In diesen Fällen kann man während der Wachstumsperiode durch eine Epiphysenarretierung mit Metallklammern, die Epiphysiodese, an den Femur- oder Tibiaepiphysen des gesunden Beines einen Längenausgleich erreichen, weil dadurch das Wachstum des gesunden Beines ebenfalls gebremst wird (Abb. 7). Auf diese Weise können

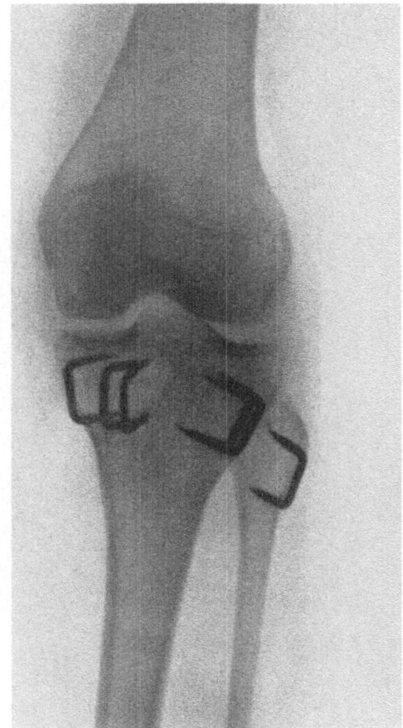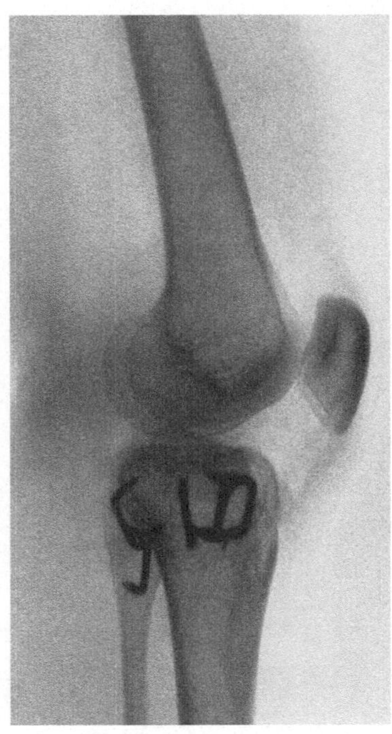

Abb. 7. Epiphysenarretierung mit Metallklammern

auch O- und X-Beine durch laterale bzw. mediale Epiphysenblockierung allmählich korrigiert werden.

Zusammenfassend ist zu sagen, daß die orthopädische Behandlung der spinalen Kinderlähmung schon sofort beim Auftreten der Lähmungen beginnen und bis zum Endstadium der Regenerationsphase des neuro-muskulären Systems konsequent fortgesetzt werden soll. Es müssen von vornherein durch sorgfältige Lagerungsmaßnahmen die Überdehnung der gelähmten Muskeln und das Auftreten von Gelenkkontrakturen verhütet werden. Nach 6—8 Wochen, also schon im Anfang des Regenerationsstadiums, beginnt die eigentliche funktionelle Therapie mit passiver Gymnastik und vor allem aktiven Bewegungsübungen, in Verbindung mit kreislauffördernden Bädern und Massagen und Elektrogymnastik. Wichtig ist die frühzeitige Gehschule, dabei müssen aber zur Verhütung von Überdehnung der Muskeln und Bänder und von Gelenkschäden, vor allem Schlottergelenken, passive Stützen in Form von Schienen und abnehmbaren Gipshülsen gegeben werden.

Zur Behandlung der nach dem Stadium der Regenerationsphase zurückbleibenden definitiven Schäden des Haltungs- und Bewegungsapparates bedient sich die Orthopädie verschiedener konservativer oder chirurgischer Maßnahmen. Die wichtigsten konservativen Hilfsmittel sind der Stützapparat und die Bandage, damit wird die Stabilität gelähmter Körperabschnitte durch mechanische Abstützung wieder hergestellt. Es ist aber unser Ziel, die Patienten möglichst vom Apparat zu befreien. Dies ermöglichen oft operative Maßnahmen. Die wichtigsten sind: die Sehnenverpflanzung, die Arthrodese und die Arthrorise, wobei meist mehrere Methoden kombiniert angewendet werden. Auch bei den operativen Maßnahmen ist eine funktionelle Nachbehandlung wichtig, was eine enge Zusammenarbeit zwischen Orthopäden und krankengymnastischen Helfern erfordert.

Balneologisch-physikalische Möglichkeiten
der Poliomyelitisnachbehandlung

Von

P. Christoffel (Wildbad/Schwarzwald)

Mit 8 Abbildungen

Die Poliomyelitis gehört nicht nur deshalb zu den schwersten Erkrankungen, die wir kennen, weil sie mit einer akuten Lebensgefahr verbunden ist, sondern auch, weil nach dem Überleben die zurückbleibenden Lähmungen den Patienten über Jahre in seiner Bewegungsmöglichkeit und beruflichen Tätigkeit beeinflussen. Für den Poliokranken ist es deshalb von außerordentlicher Bedeutung, eine möglichst weitgehende Wiederherstellung der normalen Funktionen zu erreichen. Die bisher wohl erfolgreichste Methode der Nachbehandlung ist die mit balneologisch-physikalischen Maßnahmen.

Bevor wir uns aber mit den therapeutischen Möglichkeiten beschäftigen, müssen wir uns darüber im klaren sein, daß der Patient, den wir zur Behandlung übernehmen, in vieler Hinsicht vorgeschädigt ist. Wenn auch die Vielfalt der auftreten-

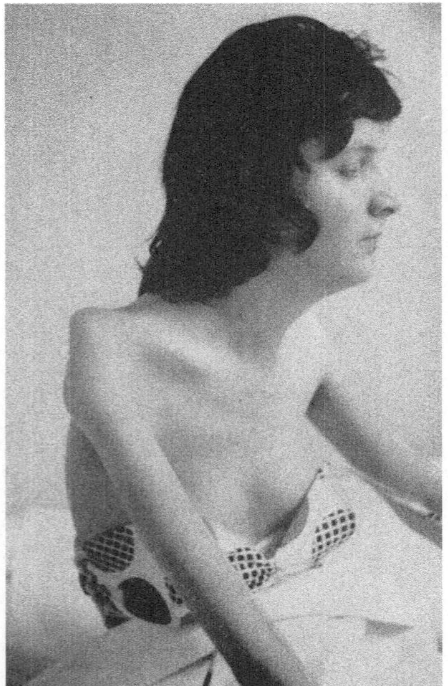

Abb. 1. Typische Lähmung des Delta-, Supra- und Infraspinatus

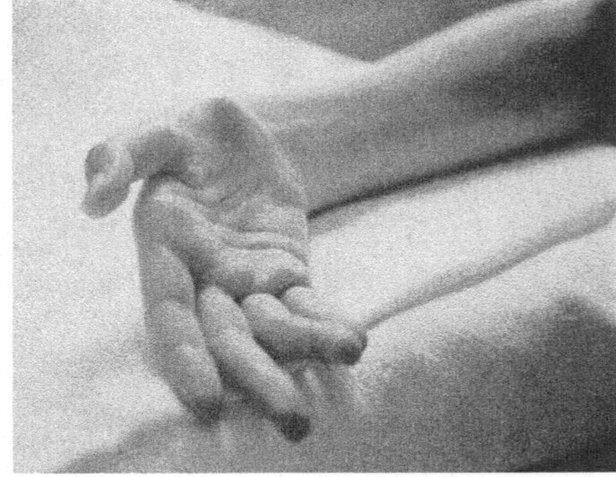

Abb. 2. Typische Lähmung des Opponens

den Lähmungserscheinungen an ein wahlloses Befallensein denken läßt, so finden wir doch bei der Poliomyelitis ganz bestimmte, immer wieder bevorzugte Stellen, an denen die Lähmung besonders stark in Erscheinung tritt. So wird auffallend häufig im Bereich der oberen Extremitäten der Musculus deltoideus befallen, es

ist häufig der Opponens pollicis, der Supra- und Infraspinatus und der Triceps
beteiligt (Abb. 1 und 2). An den unteren Extremitäten finden sich häufig Lähmungen der Glutaeen- und der Adduktorenmuskulatur. Als Folge hochgradiger
Paresen besteht fast bei jedem älteren Fall eine weitgehende Durchblutungsstörung, eine Beeinträchtigung der Vitalkapazität, eine gesteigerte Infektanfälligkeit
sowie eine ausgesprochene Neigung zu Konkrementbildungen in den Nieren. In
welcher Form sich die Veränderungen ausprägen, hängt zum Teil davon ab, in
welchem Lebensalter der Patient von der Poliomyelitis befallen wurde. Tritt

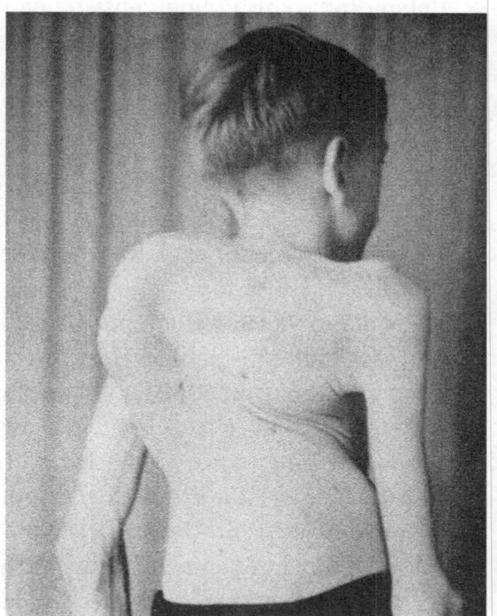
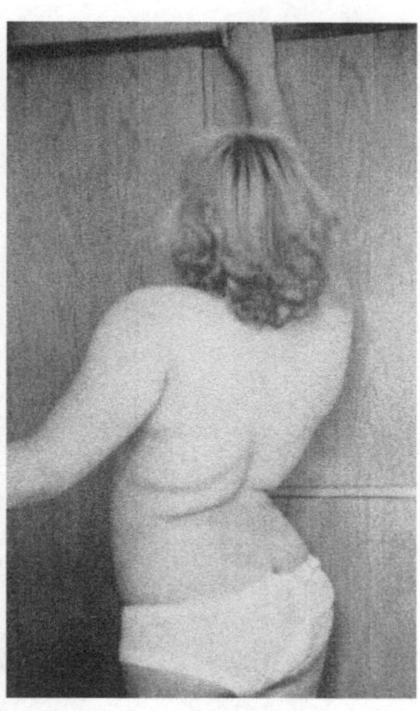

Abb. 3. BWS-Skoliose bei Lähmung im Kindesalter   Abb. 4. LWS-Skoliose bei Lähmung im späteren Alter

sie frühzeitig, d. h. also in der frühen Jugend und in der Kindheit auf, so kommt
es meistens zu hochgradigen Verbiegungen im Bereich der Brustwirbelsäule
(Abb. 3), die ihrerseits natürlich eine erhebliche Beeinträchtigung der Kreislauf-
funktion und der Atmung darstellen. Kommt es erst im späteren Lebensalter zum
Auftreten einer Poliomyelitis, ist häufig die Lendenwirbelsäule (Abb. 4) stärker
betroffen als die Brustwirbelsäule. Aber selbst bei Poliofällen, deren akute Erkrankung nur wenige Monate zurückliegt, kommt es an den Unterschenkeln, die
am häufigsten betroffen sind, zu einer verminderten Durchblutung, einer erhöhten
Kälteanfälligkeit und einer lividen Verfärbung. Zieht man das Röntgenbild einer
derartigen Erkrankung zu Rate (Abb. 5), dann finden sich entsprechende Erscheinungen mit einer hochgradigen Entkalkung des gesamten Knochens, die lebhaft
an das Bild eines Sudeck-Syndroms erinnern. Beschränkt sich die Lähmung auf die
unteren Extremitäten, so entsteht als kompensatorische Folge meist eine entsprechend stärkere Ausbildung der Muskulatur der oberen Extremitäten, die ihrerseits
natürlich wieder, infolge des größeren Oberkörpergewichtes, eine zusätzliche Belastung der Beine darstellt.

Leider sind aber oft nicht alle die Veränderungen, die wir besprochen haben,
echte Folgen der spinalen Kinderlähmung. Neben den tatsächlichen Paresen

finden wir nämlich in vielen Fällen durch falsche Lagerung und ungenügende Pflege verursachte Kontrakturen und Fehlhaltungen. Es erscheint besonders wichtig, sich bei der Behandlung einer Poliomyelitis, die sich über mehrere Monate hinzieht, an die elementarsten Grundsätze der Krankenpflege zu erinnern, da die daraus sich ergebenden Konsequenzen nur sehr schwer einer Behandlung zugänglich sind.

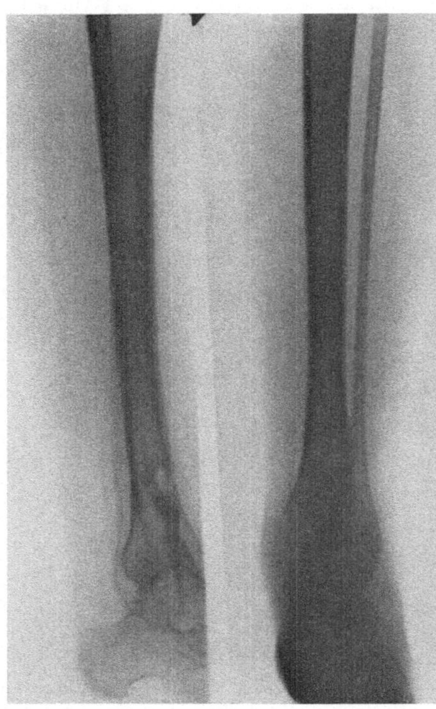

Abb. 5. Röntgenbild bei Durchblutungsstörung nach Poliomyelitis

Die bisherigen Ausführungen haben den Zweck, klarzumachen, vor welchen Schwierigkeiten wir stehen, wenn wir mit einer balneologisch-physikalischen Behandlung von Poliomyelitisfällen beginnen wollen. Leider hat die Durchführung der Nachbehandlung poliomyelitischer Lähmungen in Deutschland nicht das Interesse der Ärzte gefunden, das sie an sich beanspruchen dürfte. Zum Teil mag das daran liegen, daß die notwendigen technischen Voraussetzungen für die Durchführung einer solchen Therapie in vielen Fällen nicht gegeben sind. Es gibt nur wenige Kliniken, die in der Lage sind, eine solche Behandlung systematisch durchzuführen. Dagegen haben wir eine ganze Reihe Institutionen, die Kinderlähmungsfälle behandeln und weder unter ärztlicher Leitung stehen noch in irgendeiner Form ärztlich beaufsichtigt sind. Die in solchen Einrichtungen erreichten Erfolge sind weitgehend zweifelhaft, da meist anstelle der Funktionsübung der geschwächten Muskulatur ein allgemeines Muskeltraining durchgeführt wird, das zum Überwiegen der sowieso normalen Muskulatur führt, d. h. also, daß ein Erfolg erreicht wird, der gar nicht wünschenswert ist. Infolge der wenigen Behandlungsstätten in Deutschland wird der Patient in seiner desolaten Lage versuchen, sich auch derartige Institutionen zunutze zu machen. Unverständlich erscheint allerdings, daß auch behördliche Stellen und Versicherungsträger derartige „Kuren" beschicken.

Die Durchführung der balneologisch-physikalischen Nachbehandlung der Poliomyelitis ist von einer ganzen Reihe Faktoren abhängig, deren Berücksichtigung für den Erfolg wesentlich erscheint.

1. spielt das Alter der Lähmung eine Rolle;

2. muß die Art und die Ausdehnung der Lähmung berücksichtigt werden;

3. ist der Allgemeinzustand und die Belastungsfähigkeit des Patienten von Bedeutung und

4. erfordert die Durchführung solcher Maßnahmen eine spezielle technische Ausrüstung der Klinik.

Die Aussicht auf Wiederherstellung der Funktionstüchtigkeit der Muskulatur ist natürlich dann am größten, wenn der Zeitraum zwischen der akuten Erkrankung und dem Einsetzen der physikalisch-balneologischen Behandlung möglichst kurz ist. Ein Großteil der Poliomyelitisfälle wird viel zu spät einer solchen Behandlung zugeführt. Auf der anderen Seite muß mit der Vorstellung aufgeräumt werden, daß eine Poliomyelitis nach 2 Jahren bezüglich ihrer Lähmungen nicht mehr rückbildungsfähig und als Pflegefall anzusehen ist. Selbstverständlich ist es streng anatomisch gesehen richtig, daß eine Lähmung etwa nach 2 Jahren nicht mehr rückbildungsfähig ist; wir finden aber häufig bei der Poliomyelitis, neben echten Lähmungen, Inaktivitätsatrophien an sich gesunder Muskeln, die durch die Lähmung der Nachbarpartien hervorgerufen worden sind. Wir müssen also verlangen, daß ein Urteil über die Wiederherstellungsfähigkeit eines Muskels oder einer Muskelpartie erst dann abgegeben wird, wenn eine eingehende elektrische Untersuchung vorangegangen ist.

Die Durchführung der balneologisch-physikalischen Nachbehandlung stößt auch insofern auf Schwierigkeiten, als sie einen relativ langen Zeitraum erfordert, einen großen Personalaufwand benötigt und dadurch teuer wird. Sie ist ferner von einer zweckmäßigen Ausstattung der behandelnden Klinik abhängig, d. h. also: die Nachbehandlung der Poliomyelitis verlangt neben den Normaleinrichtungen der internen Klinik zumindest entsprechende Räume für die Durchführung gymnastischer Behandlungen, Schwimmbecken mit einer indifferenten Wassertemperatur, die komplette physikalisch-elektrische Ausstattung, das Stangerbad, die Überwärmungswanne und die Möglichkeit zur Unterwassermassage.

Die Therapie wird auf dem *balneologischen Sektor* so durchgeführt, daß wir in unserem Hause, was keineswegs Anspruch auf Allgemeingültigkeit erheben soll, mit relativ indifferenten Mitteln beginnen. In Wildbald also beispielsweise mit dem regelmäßigen und zeitlich gesteigerten Thermalbad. Sinn und Zweck dieser Maßnahme ist es, eine Gefäßerweiterung, eine Schmerzstillung und eine Spasmolyse zu erreichen. Wir müssen uns dabei über die pathophysiologischen Gegebenheiten des warmen Bades überhaupt klar sein. Die mechanischen und hydrostatischen Faktoren eines Bades bewirken eine Vermehrung des Rückstromes des Blutes und der Lymphe und eine Steigerung der Durchblutung, die erhebliche Ausmaße erreichen kann. Je nach der Höhe des Wasserspiegels können wir diese Faktoren hinsichtlich ihres hydrostatischen Druckes beeinflussen. Wir können auch hier vorsichtig bereits die ersten Bewegungsversuche des Patienten einleiten. Gewisse neuro-vegetative Allgemeinwirkungen und die euphorisierende Rückwirkung des Thermalbades auf die Psyche sind nicht zu unterschätzen (OTT). Insgesamt erwarten wir also von der Durchführung des warmen Bades die Schaffung besserer Voraussetzungen für die geplante Arbeitsleistung des Muskels und für die Dehnung der Kontrakturen. Wenn wir uns bei der Betrachtung dieser Faktoren noch auf dem Gebiet der allgemeinen Balneologie bewegen, so kommt in den Heilbädern dazu die Berücksichtigung der speziellen chemischen oder chemisch-physikalischen Eigenschaften der Heilquellen, die eine erhebliche Rolle spielen können. Am besten geeignet erscheint uns, nach unseren bisherigen Erfahrungen, für die Poliomyelitisnachbehandlung die Verwendung der Akratothermen.

Bei frischen Poliofällen, d. h. also bei Fällen, die nicht länger als 2 Jahre zurückliegen, wird man in jedem Fall versuchen, *Überwärmungsbäder* einzuschalten.

Dabei müssen wir berücksichtigen, daß ein grundlegender Unterschied zwischen der Erzeugung höherer Temperaturen durch Überwärmung und dem Fieber besteht. Der Temperaturanstieg beim Fieber ist eine Erhöhung der Wärmeproduktion des Körpers, während die Überwärmung eine vermehrte, regulierte Wärmezufuhr bei gleichzeitig verringerter Wärmeabgabe des Körpers ist. Ihr Effekt beruht auf einer Beschleunigung des Gesamtstoffwechsels, die man natürlich auch durch andere Maßnahmen erreichen kann. Beispielsweise ist eine Überwärmung mit Heißluftbädern, Sauna, Moorbädern und Kurzwellen möglich. Wir bevorzugen aber bei der Poliomyelitis als bestverträgliche Maßnahme das Überwärmungsbad. Das Überwärmungsbad ist schon eine sehr differente balneologische Maßnahme, da Körpertemperaturen von 39,5° C und mehr erreicht werden und dementsprechend eine ständige Kontrolle des Patienten gewährleistet sein muß, um einem Kreislaufkollaps vorbeugen zu können. Insbesondere LAMPERT hat diese Behandlungsweise der Poliomyelitis immer wieder stark herausgestellt und glaubt, damit eine vermehrte Durchblutung der grauen Substanz der Vorderhörner zu erreichen.

Eine weitere balneologische Maßnahme, die aber schon zur Elektrobehandlung überleitet, ist das sog. *Stangerbad*. Es ermöglicht uns durch seine Graphit-Elektroden und eine entsprechende Schaltung, galvanische Ströme quer und längs durch den Körper strömen zu lassen. Da nur ein Bruchteil der am Amperemeter gezeigten Stromstärke wirklich durch den Körper fließt, lassen sich hier relativ hohe Stromstärken, etwa 300—1200 mA Gleichstrom, bei einer Stromspannung von 10—40 V anwenden. Die Behandlung muß sich über 15—20 min erstrecken und ruft eine reaktive Hyperämie hervor, die sich auch in tieferen Körperbezirken nachweisen läßt. Sie ermöglicht ferner, durch die Anwendung der sog. aufsteigenden Ströme die Erregbarkeit und die Erregungsleitfähigkeit zu steigern. Da jede galvanische Behandlung mit einer Ionenwanderung einhergeht, wird man bei der Anwendung des Stangerbades etwa in der Hälfte der Behandlungszeit die Pole auswechseln. Diese Wirkung des Stangerbades kann man intensivieren, wenn man neben den fiktiven Wasserelektroden Plattenelektroden in großflächiger Form so anordnet, daß die besonders betroffenen Gliedmaßen eine stärkere Durchströmung erfahren. Uns hat sich in den letzten Jahren besonders die Kombination des Stangerbades mit dem Überwärmungsbad bewährt, wobei sich anscheinend eine potenzierte Wirkung beider Verfahren ergibt.

Aber nicht nur das Stangerbad, sondern die gesamte *Elektrotherapie* gehört zum Rüstzeug der Nachbehandlung poliomyelitischer Lähmungen. Die Fortschritte, die gerade auf diesem Gebiet gemacht worden sind, sowohl hinsichtlich der Indikation wie auch auf apparativem Gebiet, sind nur ungenügend bekannt geworden und noch weniger angewandt. Im Gegensatz zu der Meinung der Amerikaner, die eine Elektrotherapie bei der Poliomyelitis nur in geringem Umfange durchführen, sind wir der Überzeugung, daß eine subtile Anwendung elektrotherapeutischer Maßnahmen erhebliche Erfolge zeitigen kann. Freilich müssen wir uns dabei von der früheren Anschauung trennen, daß wir in der Medizin lediglich einen galvanischen oder Gleichstrom und einen faradischen oder Wechselstrom unterscheiden. Diese Einteilung entspricht nicht mehr den modernen physiologischen Auffassungen und den erhöhten Anforderungen in diagnostischer und therapeutischer Hinsicht schon gar nicht. Man kann mit Hilfe elektronisch arbeitender Geräte fast beliebige Stromformen erzeugen, die in ihrer Vielgestaltigkeit zu den verschiedensten Bezeichnungen geführt haben und mit den Worten „galvanisieren" oder „faradisieren" nicht mehr umschrieben werden können (Abb. 6). Dazu kommt, daß zwischen einem faradischen und einem entsprechend zerhackten Gleichstrom weder diagnostisch noch therapeutisch prinzipielle Unterschiede bestehen. Wenn ich hier über die Elektrotherapie spreche, so ist damit zunächst die Niederfrequenztherapie gemeint, die wir also mit galvanischen Strömen bzw. mit der Anwendung von Reizstrom betreiben. Die Reizströme selbst unterscheiden sich nach Impulsdauer, Pausendauer, Anstiegssteilheit der Impulse und nach ihrer Intensität.

Über den Wert der Elektrotherapie bestehen verschiedene Ansichten. Die Wirksamkeit ist aber heute nicht mehr zu bestreiten, und die Fragestellung lautet heute eigentlich nur, welche Stromart die therapeutisch günstigste ist. Wie wenig sich die Medizin mit derartigen Dingen beschäftigt hat, geht aus der Einführung REINs zu seinem Lehrbuch „Physiologie des Menschen" hervor, der dort verlangt, daß die Erkenntnisse der Physiologie auf dem Gebiet der Elektrotherapie auch auf die klinische Medizin übernommen werden.

Schon eine der einfachsten elektrischen Maßnahmen, die *Galvanisation*, bringt im Körper bestimmte charakteristische Reaktionen mit sich, die wir therapeutisch nutzbringend verwenden können. Für den elektrischen Strom ist der Körper ein Halbleiter, und der Transport des durch ihn geleiteten Stroms wird von Ionen übernommen. Im Gegensatz hierzu ist bei der Durchströmung von Metallen nur eine Elektronenverschiebung vorhanden, während es also im menschlichen Organismus zu einer Veränderung der chemischen Zusammensetzung des durchflossenen Körpers kommt. Neben der Wanderung

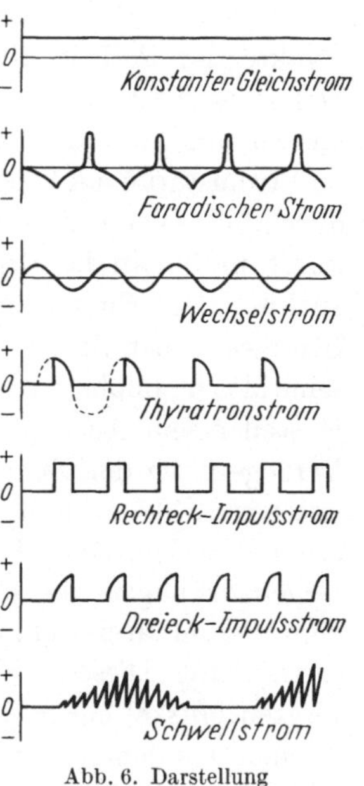

Abb. 6. Darstellung verschiedener Stromtypen

der dissoziierten Wasser- und Salzmoleküle kommt es zu einer Bewegung von Flüssigkeitsteilchen selbst, und deren Wanderung erfolgt in Richtung von der Anode zur Kathode, also in der sog. Stromrichtung. Diesen Vorgang macht man sich therapeutisch als Kataphorese, Elektrophorese und Jontophorese zunutze. Man kann auf diese Art und Weise Medikamente durch die intakte Haut in den Organismus bringen. Die Änderung der chemischen Konzentration sowohl in der Gewebsflüssigkeit wie auch in der Zellsubstanz führt zu vasomotorischen und trophischen Wirkungen des galvanischen Stromes, die sich äußerlich nachweisen lassen, vor allen Dingen im Bereich der Elektroden, durch eine Erwärmung und Rötung der Haut. Mit thermoelektrischen Messungen hat KOWARSCHIK nachgewiesen, daß sich die Hauttemperatur mit Hilfe der Galvanisation um mehr als 2—3° C erhöhen läßt. Die dabei entstehende Mehrdurchblutung ist stärker als bei der Massage, ja noch stärker als bei der Behandlung mit Ultrakurzwellen. Insbesondere hält die Erwärmung und die erhöhte Neigung zur Gefäßdilatation tagelang an. Diese Mehrdurchblutung wirkt in vielfacher Weise vorteilhaft auf jedes Krankheitsgeschehen, nicht zuletzt aber auf die Besserung der Trophik der Gewebe, die infolge von Lähmungen, eben der Poliomyelitis, immer mehr oder minder stark in Mitleidenschaft gezogen sind. Die Tatsache, daß der galvanische Strom keine Muskelkontrakturen hervorruft, hat seine Verwendung bei Lähmungen lange Zeit in Frage gestellt, aber die Wirkung des galvanischen Stromes erschöpft sich ja nicht nur in der Mehrdurchblutung, sondern es kommt zu einer deutlichen Herabsetzung der Reizschwelle, die ihren Ausdruck findet in einer leichten Erregbarkeit des entsprechenden Muskelnervsystems, also eine Herabsetzung der sog. Chronaxie. Diese Herabsetzung läßt sich schon grob äußerlich durch die Prüfung der Sehnenreflexe nachweisen. Sie ist also eine ausgezeichnete vorbereitende Maßnahme für die Durchführung der Elektrogymnastik.

Diese mit *Reizströmen durchgeführte Behandlung* ist einer der wesentlichsten Punkte der Polionachbehandlung. Zur Reizung des Nerven oder des Muskels bedarf es in jedem Fall einer Mindeststromstärke, des sog. Schwellenwertes. Für das Zustandekommen einer Muskelkontraktion ist aber nicht nur ein Mindestmaß an Stromstärke notwendig, sondern ebenso eine bestimmte Mindestzeit an Stromdurchfluß. Wenn man also die Stromflußdauer eines elektrischen Impulses verkürzt, muß man die Stromstärke entsprechend erhöhen, um jeweils eine Minimalzuckung zu erhalten. Weiter hängt die kontraktionserregende Wirkung eines Stromes, neben Stärke und Zeitdauer, davon ab, mit welcher Geschwindigkeit er seine Maximalhöhe erreicht. Der Strom ist beim gesunden Muskel um so wirksamer, je steiler sein Anstieg, beispielsweise in der Form des Dreieckstromes, erfolgt. Verzögern wir den Stromanstieg, es handelt sich dabei um das sog. Einschleichen mit einem Strom, muß zugleich die notwendige Spitzenstromstärke beträchtlich erhöht werden. Diese Erscheinung erklärt sich durch die im Körper auftretenden Gegenwirkungen, die sofort nach Einsetzen eines elektrischen Reizstromes sich dem Strom anpassen. Man spricht deshalb auch von einer Akkomodationserscheinung. Diese ist aber in hohem Grade nur dem intakten cerebrospinal versorgten Muskel eigen. Der denervierte Muskel hat sie weitgehend verloren. Wir können uns demgemäß bei einem denervierten Muskel mit dem Strom nicht einschleichen, wie das beim gesunden Nervenmuskelsystem möglich ist, und das bedeutet, daß man einen gelähmten Muskel, auch bei entsprechend langsamem Stromanstieg, noch zur Kontraktion zu verbringen vermag, ohne daß der in der Nachbarschaft befindliche gesunde Muskel gereizt wird, da dieser auf Grund seiner Akkomodationsfähigkeit nicht in Funktion tritt. In diesem unterschiedlichen Reaktionsvermögen liegt die große Möglichkeit der selektiven Behandlung gelähmter Muskulatur. Darüber hinaus führt aber die Elektrogymnastik nach BENNINGHOFF zu einer anatomisch meßbaren Zunahme der Vorderhornzellen.

Die bisherigen Ausführungen sind selbstverständlich nur Grundbegriffe dieser Behandlung. Aber ich glaube, daß aus ihnen bereits hervorgeht, welche Bedeutung wir der Behandlung mit Reizströmen beimessen.

Die sonst gern verwandte *Ultrakurzwellentherapie* hat nach unseren Erfahrungen bei der Durchführung der Behandlung poliomyelitischer Lähmungen keine wesentliche Bedeutung. Auch die Ultraschalltherapie kommt nur gelegentlich als unterstützende Maßnahme bei Gelenkveränderungen in Frage.

Bedeutungsvoller ist dagegen die *Unterwassermassage* als vorbereitende Maßnahme zur Durchführung der Unterwassergymnastik. Es braucht nicht betont zu werden, daß selbstverständlich die Muskelmassage und die Bindegewebsmassage ihre Bedeutung haben. Uns hat sich aber insbesondere bei der Poliomyelitis die Unterwassermassage mit der Rotationsdüse bewährt, weil sie neben der eigentlichen Massagewirkung noch eine gewisse Saugwirkung aufweist.

Einen großen Zeitraum in der Behandlung unserer Poliofälle nimmt die *Krankengymnastik* in Anspruch, die man aber in diesem Zusammenhang meines Erachtens lieber als funktionsübende Behandlung bezeichnen sollte, denn nicht so sehr die eigentlichen heilgymnastischen Übungen stehen im Vordergrund, sondern das Wiedererlernen der Bewegung als aktive Leistung des Patienten. Wir können dabei vereinfachend von der Vorstellung ausgehen, daß das Bewegungsgedächtnis des Patienten für die Bewegungen gestört ist, die er infolge der Destruktion der Vorderhornsubstanz nicht mehr ausführen kann. Prinzipiell kommt es also dabei zunächst darauf an, zu erreichen, daß die ausgefallenen Funktionen so lange geübt werden und der Muskel erhalten wird, bis eine spinale Versorgung wieder möglich ist. Ich will hier nicht auf technische Einzelheiten eingehen, da Frau von Dorrer über krankengymnastische Behandlungen gesondert sprechen wird. Ich möchte aber einige grundsätzliche Überlegungen anstellen, da ich glaube, daß die Bedeutung der Krankengymnastik oder Funktionsübung als Bewegungstherapie bei Poliofällen weitgehend überschätzt wird. Die Durchführung der sog. Bewegungstherapie erscheint im ersten Augenblick sehr einfach. Allein schon der richtige Zeitpunkt zum Beginn der Therapie ist aber außerordentlich schwierig zu bestimmen, denn so sehr auch die frühzeitige Aufnahme von Bewegungsübungen reizen mag, so müssen wir uns doch den patho-physiologischen Zustand der Muskeln vor Augen halten und dementsprechend kritisch vorgehen. Das setzt also voraus, daß neben der klinischen Prüfung des Muskels sein Verhalten bei der Anwendung der Reizstromdiagnostik und eventuell der Elektromyographie als Kriterium einbezogen wird, um klären zu können, ob der Muskel überhaupt schon belastungsfähig ist. Dazu kommt, daß die Muskulatur ja aus verschiedenen motorischen Einheiten besteht, d. h. also aus verschiedenen Bündeln von Muskelfasern, die funktionell jeweils an eine verschiedene Vorderhornzelle angeschlossen sind. Der Erholungszustand dieser einzelnen Vorderhornzellen ist aber verschieden, so daß wir neben den noch weitgehend geschädigten Funktionselementen bereits wiederhergestellte motorische Einheiten vorfinden. Sie sehen daraus, daß es in einer Diagnostik der Muskelleistungsmöglichkeit große Unsicherheitsmomente gibt. In diesem Zustand, in dem noch eine weitgehende Schädigung vorliegt, kann lediglich die Galvanisation oder die Massage zur Verbesserung der Durchblutung die einzusetzende Maßnahme sein. Es ist danach Aufgabe der Bewegungsbehandlung, durch Training der intakten Muskelfasern eine Atrophie dieser Muskulatur zu verhindern und die Funktion des Muskels so lange zu erhalten, bis unter Umständen eine ausgefallene motorische Einheit wieder einsatzfähig ist. Aus diesen Überlegungen geht hervor, daß zweckmäßigerweise eine solche Bewegungstherapie zunächst unter Aufhebung des Schwergewichtes im Wasser begonnen wird. Dabei erfolgt sie zweckmäßig in einem Bewegungsbecken, das, wie die Skizze zeigt (Abb. 7), verschiedene Wassertiefen aufweist und den Größenverhältnissen des Patienten angepaßt ist. Das Maß der zumutbaren Belastung zu bestimmen, ist bei einem derartigen Vorgehen außerordentlich schwierig, denn selbstverständlich bedeutet jedes Übertraining für die geschädigte Muskulatur einen Schaden. Man muß sich dabei vor Augen halten, daß wir heute nicht endgültig sagen können, wie lange die Reparationszeit einer Kinderlähmung dauert. Wenn wir aber wissen, daß mit einer weiteren Wiederherstellung nicht mehr zu rechnen ist, so tritt hier die orthopädische Versorgung in ihr Recht.

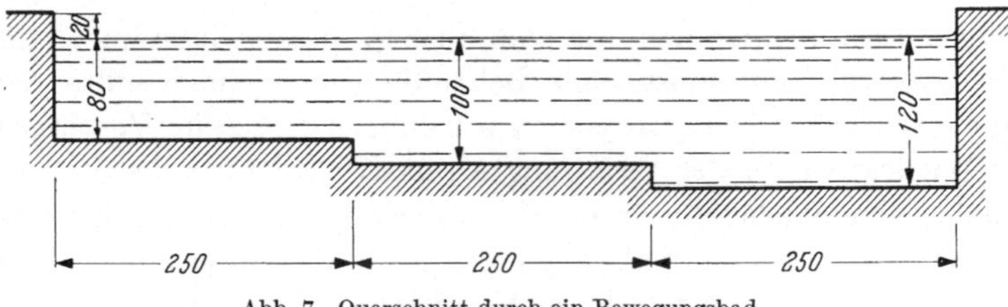

Abb. 7. Querschnitt durch ein Bewegungsbad

Zusammenfassend können wir also feststellen, daß die balneologisch-physikalische Nachbehandlung der Kinderlähmungsfolgen auf drei verschiedenen Methoden beruht, nämlich

1. der balneologischen Behandlung,
2. der Elektrobehandlung,
3. der funktionsübenden Behandlung.

In welcher Reihenfolge und in welchem Ausmaß derartige Methoden eingesetzt werden, ist weitgehend Erfahrungssache. Um Ihnen einen Überblick zu geben, habe ich Ihnen ein Prinzip dieser Behandlung (Abb. 8) graphisch darzustellen versucht. Selbstverständlich können diese Maßnahmen der Therapie poliomyelitischer Lähmungen nur einen allgemeinen Überblick geben, und sie werden auch zeitlich nicht immer in der gleichen Reihenfolge durchgeführt werden müssen,

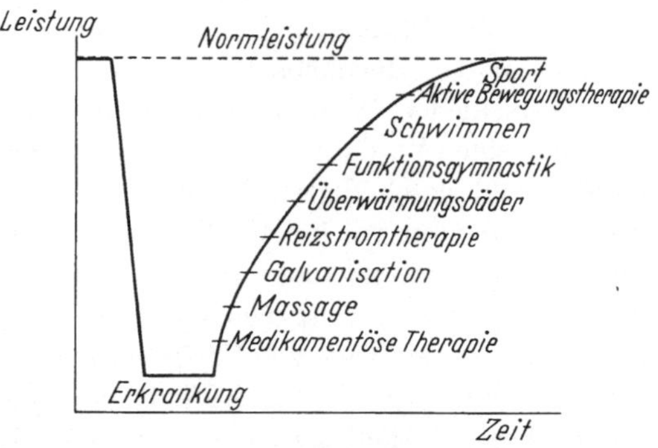

Abb. 8. Graphische Darstellung der Polio-Nachbehandlung

wie sie hier angegeben sind. Manche Maßnahme wird sich mit der anderen überschneiden. Die gedrängte Zeit erlaubt es auch nicht, auf theoretisch interessante Erwägungen und wissenschaftliche Fragestellungen im einzelnen einzugehen, so daß in mancher Hinsicht eine Vereinfachung nicht vermieden werden konnte. Das Facit der Erfahrungen mit balneologisch-physikalischen Methoden bei der Behandlung von Kinderlähmungsschäden ist aber die Tatsache, daß, ähnlich der Rheumabehandlung, eine gezielte Polypragmasie, d. h. eine Anwendung aller uns zur Verfügung stehenden Möglichkeiten, zu einem besseren Erfolg führt als die einseitige Benutzung einzelner Verfahren.

Rehabilitation bei poliogeschädigten Kindern und Jugendlichen

Von

U. Grüninger (Bad Oeynhausen)

Mit 4 Abbildungen

Nach der Definition von Howard A. Rusk ist die Rehabilitation „ein dymamisches Aktionsprogramm, bei dem die Fähigkeiten des Rehabilitations-Teams, bestehend aus Ärzten, physikalischen Therapeutinnen und Therapeuten, Beschäftigungstherapeutinnen und -therapeuten, Schwestern, Sozialarbeitern (Socialworkers), Beratern (Councellors) und anderen geschulten Personen (Psychologen!), so zu einer einzigen Kraft zusammengefaßt sind, daß dem Patienten geholfen wird, ein Maximum an physischen, seelischen, sozialen und beruflichen Fähigkeiten wiederzuerlangen". Ich möchte mit besonderem Nachdruck auf die Zielsetzung in dieser Definition hinweisen; handelt es sich doch bei der Rehabilitation der von uns betreuten Polio-Opfer sehr oft um schwergeschädigte Menschen, bei denen die Aussichten der physischen Rehabilitation geringe sind und um so mehr das Ziel, dem Geschädigten zu einer menschenwürdigen Existenz zu verhelfen, im Auge behalten werden muß. Wie ich an anderer Stelle ausführen konnte, ist die Rehabilitationsmedizin in den USA zum Unterschied von unserem Land inzwischen ein anerkannter Zweig der Medizin geworden.

Wir finden dort an allen Krankenhäusern und Kliniken Rehabilitationsabteilungen und insbesondere für die Opfer der Polio eigene Rehabilitationszentren, zum Teil verbunden mit Respirationszentren. Es gibt drüben eigene Fachärzte für Rehabilitationsmedizin, die gleichzeitig Fachärzte für die physikalische Medizin sind. Es ist drüben längst durch gründliche Nachuntersuchungen die wirtschaftliche Rentabilität der Rehabilitation, auch schwer Behinderter, bewiesen worden.

Inzwischen wurden auch in Westdeutschland an einzelnen Orten besondere Abteilungen zur Rehabilitation der Polio-Opfer eingerichtet.

Es ist heute meine Aufgabe, Ihnen über unsere eigene Rehabilitationsklinik für Kinder und Jugendliche in Bad Oeynhausen, ihre Entstehung, ihre Einrichtungen und ihre Organisation zu berichten. Sie sollen dann selbst mit mir kritisch beurteilen, wie weit diese Klinik die ihr gestellten Aufgaben erfüllt und welche Reformen noch notwendig erscheinen.

Westdeutschland und besonders Nordrhein-Westfalen wurden 1948 und 1952 von größeren Polio-Epidemien heimgesucht. 1948 wurden in Westdeutschland 5404 Erkrankungsfälle, darunter 581 Todesfälle, 1952 9517 Erkrankungsfälle, darunter 761 Todesfälle gemeldet. (Ich erwähne, daß im Vergleich zu diesen Zahlen vom 3. Januar 1960 bis zum 15. 10. 1960 in der Bundesrepublik Deutschland und Westberlin 2764 Erkrankungen gemeldet wurden, von denen 168 starben.)

Die Krankenhäuser waren damals rasch mit frischen Poliofällen überfüllt. Bald zeigte sich die Notwendigkeit, für die Durchführung der Nachbehandlung der Polio-Opfer nach Ablauf des akuten und des infektiösen Stadiums besondere Abteilungen einzurichten. In der damaligen Notlage beschloß der Landtag von Nordrhein-Westfalen, eine mit allen modernen technischen Einrichtungen und mit dem notwendigen Personal ausgestattete Spezialklinik für diese Aufgabe zu schaffen. Durch das Verständnis und das Entgegenkommen des Vorstandes eines damals gerade vom Engländer geräumten Kinderheimes, konnte dieses zu einer Spezialklinik ausgebaut werden. Dabei plante man von vorneherein im besonderen Maße die Heilquellen Bad Oeynhausens, die sich bereits weit über 100 Jahre in der Nachbehandlung der Nervenleiden und des Rheumatismus bewährt hatten, zur Behandlung der Gelähmten heranzuziehen. Insbesondere wurden die Möglichkeiten der Unterwasserbehandlung nach dem Beispiel der USA in einem eigenen Bewegungs-Gehbad und -Schwimmbad geschaffen.

Nachdem diese Klinik inzwischen bald 5 Jahre der genannten Aufgabe gedient hat und sich zu einer Nachbehandlungsstätte für alle Arten von Lähmungsschäden und für den Rheumatismus im Kindes- und Jugendalter entwickelt hat, soll heute ein Bericht über die von uns angewandten Methoden und über unsere Ergebnisse gegeben werden, und es soll kritisch zu den von uns noch nicht gelösten Problemen, die uns als Rehabilitationsklinik begegnen, Stellung genommen werden.

Bei der physischen Rehabilitation der Polio-Geschädigten wurde schon bei der Gründung unserer Klinik dem Fach-Orthopäden eine führende Stellung gesichert, ist doch die Orthopädie nach einem Ausspruch von KREUZ auf der letzten Therapie-Woche die Mutter der Rehabilitation. Unsere Fach-Orthopädin, Frau Dr. TROOST-KIRBERG, hat schon einmal über ihre Aufgaben berichtet. Sie stellt in gemeinsamer Beratung mit dem Pädiater und Neurologen, mit der Krankengymnastin und der Beschäftigungstherapeutin, mit der Schwester und der Kindergärtnerin, den Rehabilitationsplan für den einzelnen Patienten auf. Ihr obliegt die Anleitung zur richtigen Lagerung der Gelähmten, die Kontrakturenbekämpfung, die Anweisung zur Herstellung der ersten provisorischen Hilfsmittel. Sie veranlaßt die Änderungen an den mitgebrachten Apparaten und Schuhen, und in manchen Fällen verordnet sie neue orthopädische Schuhe, Schienen und Apparate.

An dieser Stelle sei an die Schwierigkeit bei der Versorgung der Delta-Lähmungen und an die wichtige und schwierige Verhütung drohender und an die in Behandlung stehender Skoliosen erinnert.

Von statischen und funktionellen Überlegungen ausgehend wird mit der Krankengymnastin ein genauer Übungsplan festgelegt und seine Zweckmäßigkeit bei den regelmäßigen Visiten überprüft. Der Beschäftigungstherapeutin wird angegeben, welche Muskelgruppen durch sinnvolle Tätigkeit und Arbeit trainiert werden können. Und schließlich wird die Kindergärtnerin darauf hingewiesen, wie sie durch Spiele und Bastelarbeiten das Gleichmaß der Übungsbehandlung auflockern und trotzdem im Sinne der Wiederherstellungstherapie mithelfen kann. Die Schwestern helfen neben ihrer pflegerischen Tätigkeit und der richtigen Lagerung den Patienten, mit den Schwierigkeiten des täglichen Lebens fertig zu werden, müssen doch viele der Poliogeschädigten erst wieder lernen, ohne fremde Hilfe zu essen, sich an- und auszuziehen und auch auf der Toilette alleine fertig zu werden.

Systematisch muß auch geübt werden, vom Bett auf den Fahrstuhl und zurück zu kommen, hinzufallen und wieder aufzustehen. Dabei kann man schon bei kleinen Kindern beobachten, wie groß ihre angeborene Hilfsbereitschaft ist, die bewußt erzieherisch gepflegt wird.

Zur Durchführung der aufgezeigten Aufgaben gehört ein großer Mitarbeiterstab. Er beträgt zur Zeit 91 auf 160 Patienten. Die Zahl der Krankengymnastinnen konnte inzwischen bis auf zehn vermehrt werden. Das ist eine für deutsche Verhältnisse hohe Zahl. Sie liegt aber noch weit unter dem, was in anderen Ländern, z. B. in den USA, als optimal verlangt wird. Dort rechnet man auf eine Krankengymnastin maximal 7 Patienten. Die Zahl der Schwestern beträgt zur Zeit 22, die der Kindergärtnerinnen unter einer Jugendleiterin acht. Dazu kommen Praktikantinnen von verschiedenen Fürsorge- und Haushaltungsschulen.

Die Klinik hat zur Zeit 2 männliche Pfleger. Die Beschäftigungstherapie wird zur Zeit von einer Fachkraft versorgt, der eine Praktikantin zur Seite steht.

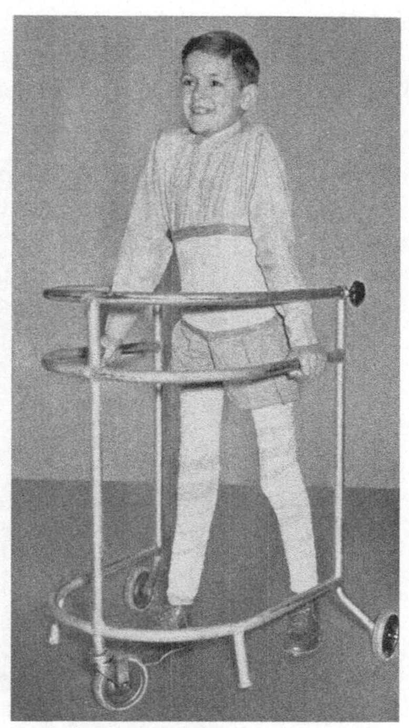

Abb. 1. Gehschule im Laufwagen

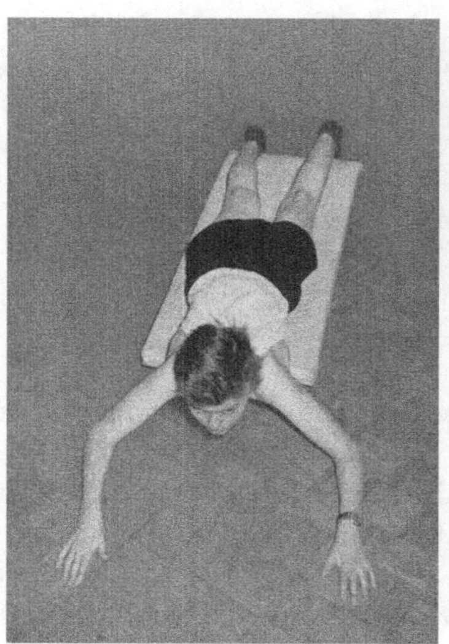

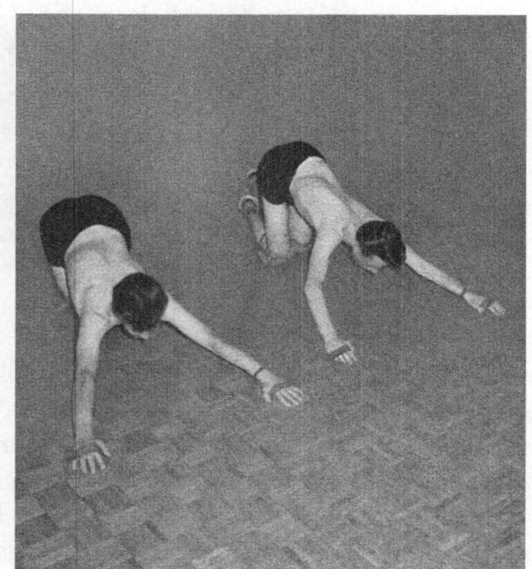

Abb. 2   Abb. 3

Abb. 2 u. 3. Orthopädische Bodenübungen

Das Ärzte-Team ist, verglichen mit den Verhältnissen in den USA, sehr klein. Selbst die vorgesehenen 4 Planstellen können oft nicht besetzt werden.

Ein großer Gymnastiksaal, eingerichtet mit allen notwendigen Geräten, ein großer und kleinere Massageräume sowie ein großer Turnsaal dienen der Einzel- und Gruppenbehandlung der Patienten auf dem „Trockenen" (siehe Abb. 1, 2, 3 und 4).

Die Krankengymnastik wird ergänzt durch die Anwendung aller Formen der Massage einschließlich der Bindegewebsmassage. In der Nachbehandlung von

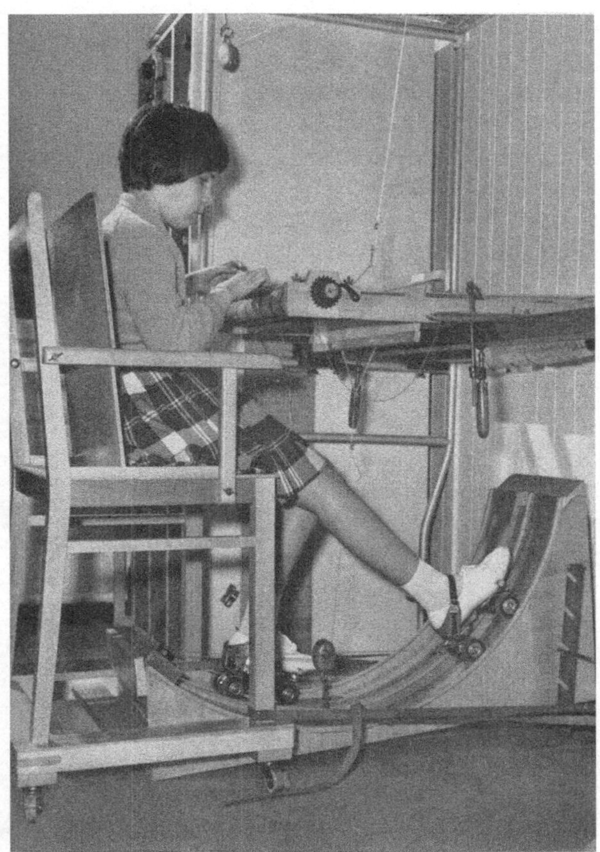

Abb. 4. Bewegungstherapie am Webstuhl

Patienten mit Atemlähmungen und bei Skoliosen spielt die Atemgymnastik eine entscheidende Rolle.

Es sei erwähnt, daß wir im letzten Jahre die in den USA entwickelten sog. Cabat-Übungen oder proprioceptiven Erleichterungsmethoden (proprioceptive neuromuscular Facilitation), die ich selbst bei Miss Knott in Vallejo studieren konnte, an unserer Klinik eingeführt haben. Sie wird durch mehrere in dieser Methodik ausgebildete Gymnastinnen mit Erfolg ausgeführt.

Den Behandlungstagen auf dem „Trockenen" folgt je ein Tag, bei dem die Unterwasserbehandlung in der Sole-Therme (34° C und 1,8%ige Sole) im Vordergrund steht. Hierzu steht ein Gehbad für die kleinen Patienten, ein Übungsbecken und ein Schwimmbad mit vier verschiedenen Tiefen zur Verfügung.

Bei der Unterwasserbehandlung kann auf den Einsatz der Krankengymnastin in der Sole-Therme selbst nicht verzichtet werden. Zum Teil erfolgt diese Behandlung vom Rande aus.

Ferner haben sich bei der Unterwasserbehandlung uns die von Frl. KRAFFT-BELLINGEN entwickelten und uns freundlicherweise gegebenen Auftriebskörper bewährt. Zur Unterwasserbehandlung gehört auch die Unterwassermassage mit den Unterwassermassage-Geräten. Ferner werden alle anderen Methoden der Hydrotherapie, warme Packungen, Güsse, Wechselbäder, Gehübungen im Kiesbad und Kneippanwendungen in unserem eigenen Kneippbad angewandt.

Die Wärmetherapie erfolgt außer durch die genannten Maßnahmen durch Kurzwellen und Wärmelampen. Auch das Überwärmungsbad nach LAMPERT wird in beschränktem Umfange angewandt.

Die Elektrotherapie wird mit modernen Geräten in ihren verschiedenen Formen, besonders auch mit dem Exponentialstrom sowie im Stangerbad angewendet. Bei der Bekämpfung der bei den Poliogeschädigten so häufigen Durchblutungsstörungen wenden wir neben den genannten Wärmemaßnahmen und Wechselgüssen auch die Dauertropfinfusionen mit gefäßerweiternden Mitteln wie Hormonsalbe-Einreibungen, z. B. die Tissula-Salbe nach CARDARO, an.

Da bei dem Rehabilitationsversuch schwerer Polio-Lähmungen mit Lähmung der Atemmuskulatur jede Belastung und jeder Infekt eine Lebensgefahr bedeutet, kann bei ihnen die Behandlung nur vorsichtig und sehr schonend durchgeführt werden. Die Klinik muß über die notwendigen Beatmungsgeräte verfügen, also über die Eiserne Lunge, den Küraß sowie das Schaukelbett, außerdem über die notwendigen Dräger Sauerstoff- und Absauggeräte und Inhalationsgeräte. Die Besonderheiten der Stoffwechsellage dieser schwersten Formen der Polio mit Atemlähmungen, mit ihrer Neigung der Steinbildung in den Harnwegen, bedürfen sorgfältiger Betreuung und ärztlicher Überwachung.

Die so häufigen Osteoporosen der Polio-Patienten mit der Gefahr der Fraktur verlangen besonderen Schutz vor Unfällen und die Zufuhr von Vitaminen (evtl. D) und Kalkpräparaten. Die fettsüchtigen Poliopatienten müssen ebenfalls diätetisch betreut werden und gegebenenfalls zusätzlich Medikamente erhalten. Bei ihnen ist die Bäder- und Unterwasserbehandlung zur erstrebten Gewichtsabnahme besonders wichtig.

Der *seelischen* Rehabilitation der Kinder und Jugendlichen dient die Betreuung durch unsere Kindergärtnerinnen unter Leitung einer künstlerisch begabten Jugendleiterin, die neben der Spieltherapie die Kinder musisch fördert und ihnen die Feste des Jahres gestaltet.

Für die schulpflichtigen Kinder konnte vor etwa 2 Jahren eine eigene Schule mit 2 Lehrkräften gegründet werden. In dem dazu errichteten Gartenhaus wurde gleichzeitig die Beschäftigungstherapie in gegen früher erweiterte Räume untergebracht. In der Beschäftigungstherapie, die sich bei den größeren Kindern und den Jugendlichen großer Beliebtheit erfreut, wird die geschädigte Muskulatur in besonderer Weise funktionell beübt. Gleichzeitig haben die Patienten Gelegenheit, schöpferisch auf allen möglichen Gebieten, sei es Weben, Korbflechten, Metall- oder Holzarbeiten, Malen usw. tätig zu sein.

Die von ihnen geschaffenen kleinen Kunstwerke nehmen sie gegen Bezahlung der Materialkosten am Ende der Behandlungszeit mit nach Hause.

Die *soziale* Rehabilitation der poliogelähmten Kinder und Jugendlichen wird schon während des Aufenthaltes in der Klinik durch die enge Zusammenarbeit mit den Fürsorgerinnen der verschiedenen Entsendestellen und den Landesärzten für Körperbehinderte eingeleitet. In der regelmäßigen Aussprache mit den Eltern bei ihren Besuchen und bei der Entlassung, bei der ihnen auch die zumindest notwendigen täglichen Übungen und die Art der Lagerung gezeigt werden, suchen wir die soziale Betreuung der Gelähmten zu Hause vorzubereiten. Wir bemühen uns, auf diese durch die Kontaktpflege mit den Eltern weiter Einfluß zu behalten und die Jugendlichen in der Frage der Berufswahl und Berufsförderung zu unterstützen.

Eine Fragebogen-Erhebung über das Schicksal der bei uns in den Jahren 1956/1957 behandelten Patienten hat uns gezeigt, daß noch längst nicht in allen Fällen die von uns vorgeschlagenen Maßnahmen ausgeführt werden. Es ist unser Bemühen, für unsere Klinik eine eigene Krankenhausfürsorgerin zu bekommen, die gleichzeitig die Aufgabe der Berufsberatung (Councellor) übernehmen soll und die oben aufgezeigten Aufgaben der sozialen und beruflichen Rehabilitation intensiver und erfolgreicher durchführen kann, als es bisher in vielen Fällen möglich ist.

Die Aufnahme der Polio-Patienten kann in unserer Klinik nach Ablauf des infektiösen Stadiums erfolgen. Aus Sicherheitsgründen nehmen wir die Patienten frühestens 8 Wochen nach Beginn der Erkrankung auf und bitten vorher um eine Kontrolle der Virusausscheidung im Stuhl.

Die Behandlungsdauer beträgt durchschnittlich ein Vierteljahr, in schweren Fällen ein halbes Jahr. Nach dieser Zeit beobachtet man bei vielen Patienten eine gewisse Erschöpfung und erhöhte Ermüdbarkeit, manchmal auch eine Bäderunverträglichkeit. Es ist deshalb besser, bei den frischen Poliofällen dann eine Pause der klinischen Behandlung von einem halben Jahr einzulegen. In dieser Zeit muß draußen nach einer kurzen Pause eine krankengymnastische Behandlung im Wechsel mit Elektrotherapie weitergeführt werden und die ärztliche und orthopädische Betreuung weiter erfolgen. Auch an dieser Stelle sei betont, daß in unserem Krankengut sich viele Patienten mit einem Polio-Alter von über 4 Jahren befinden. Auch wir sehen, im Gegensatz zur Meinung vor allem der früheren Autoren, daß auch bei diesen Patienten trotz des Lähmungsalters durch Bekämpfung der Kontrakturen, durch das Training der ihm gebliebenen Muskulatur und durch Änderung ihrer orthopädischen Versorgung, noch Gutes geleistet werden kann.

Die Ergebnisse unserer Polio-Behandlungen sind in folgender Zusammenstellung gezeigt:

Tabelle 1

Jahr	Zahl der Pat. (Polio)	Ergebnisse in % ausgedrückt:		
		sehr gut/gut	ausreichend	mäßig
1957	600	26,2	61,6	12,2
1958	553	26,9	65,5	7,6
1959	617	18,3	75,1	6,6

Auf das übrige Krankengut unserer Klinik, unter dem sich spastisch gelähmte Kinder und Jugendliche, Rheumatiker, Muskeldystrophien und -Atrophien, Unfallfolgen und noch verschiedene andere Krankheitsbilder mit Lähmungs- und Bewegungsschäden befinden (insgesamt 34% des Krankengutes von 934 Patienten in einem Jahr) soll an dieser Stelle nicht weiter eingegangen werden.

Zum Abschluß soll noch einmal kritisch zur besonderen Lage unserer Klinik als einer Rehabilitationsklinik für Lähmungs- und Bewegungsschäden — vordringlich für die Opfer der Polio — Stellung genommen werden.

Es konnte gezeigt werden, daß sich die Einschaltung einer solchen Spezialklinik mit den Möglichkeiten der physikalischen Therapie, einer sehr intensiven Krankengymnastik auf dem Trocknen und einer Unterwasserbehandlung in einer Sole-Therme nützlich erwiesen hat. Das zeigen die Ergebnisse, nicht nur bei den frischen Poliofällen, sondern auch bei viele Jahre alten sehr schweren Polio-Gelähmten. Nach unserer Erfahrung sollte gerade für die letzte Gruppe eine regelmäßige intensive Trainingsbehandlung in einer solchen Spezialklinik in gewissen Zeitabständen, wenn möglich alle 1—2 Jahre, ausgeführt werden. Das wird sich um so eher ermöglichen lassen, wenn, wie wir hoffen, durch die aktive Polio-Schutzimpfung die Zahl der Polioerkrankungen mit bleibenden Folgen zurückgehen wird.

Eine Rehabilitationsklinik für Poliogeschädigte benötigt eine fachärztlich geleitete orthopädische Abteilung mit eigener, nach modernen Grundsätzen ausgerüsteten Werkstatt und eigenen orthopädischen Technikern. Der Ausbau der eigenen orthopädischen Werkstatt und die Einstellung eines eigenen Orthopädiemechanikers ist eines der nahen Ziele, die wir anstreben.

Die Personalzahl einer solchen Spezialklinik muß groß genug sein; wir sind für deutsche Verhältnisse günstig daran, müssen aber eine weitere Personalvermehrung, vor allem in der Zahl der Krankengymnastinnen und der Beschäftigungstherapeutinnen erreichen. Eine eigene Krankenhausfürsorgerin, die gleichzeitig Berufsberaterin ist, ist für eine derartige Klinik unbedingt notwendig.

An mehreren Stellen der Bundesrepublik hat man die Mütter von poliogeschädigten Kindern in kleinen Gruppen zusammengefaßt und, während ihre Kinder zur Behandlung in der Klinik waren, sie in ihrer eigenen Erholungszeit in der Pflege der Poliogelähmten unterrichtet und sie selbst in der handwerklichen Geschicklichkeit und im Basteln ausgebildet, damit sie nachher diese Kenntnisse ihren Kindern vermitteln können.

Man hat auch z. B. von Berlin aus in der Rhön ein spezielles Erholungsheim für Poliogelähmte gegründet, in dem die spezielle Behandlung der Lähmung gegenüber einer Allgemeinbehandlung und einer Klimakur zurücktritt. Ähnliches hat das Land Westfalen im Schwarzwald geplant, und ich kann nur hoffen und wünschen, daß auch dort ein solches Erholungsheim, vor allem für poliogeschädigte Kinder und Jugendliche mit Restzuständen nach Atemlähmung, geschaffen wird.

Das Körperbehindertengesetz gibt zweifelsohne auch für den poliogeschädigten Patienten neue und bessere Möglichkeiten, seine Nachbehandlung und seine Rehabilitation physisch, seelisch, sozial und beruflich zu verbessern, wie es RUSK in der im Eingang meines Vortrags zitierten Definition des Begriffes „Rehabilitation" fordert.

Literatur

GRÜNINGER, U.: Kampf den Lähmungs- und Bewegungsschäden. Gesundheitsfürsorge 8, 107 (1958).

KIRBERG-TROOST: Über die orthopädische Nachbehandlung bei Poliomyelitisschäden. Jahresbericht des Bielefelder Vereins zur Erforschung und Bekämpfung der spinalen Kinderlähmung e. V. 1959.

Krankengymnastische Behandlung bei der Poliomyelitis*

Von

Susanne v. Dorrer

Welche wichtige, ja wohl eine der wichtigsten Aufgaben der Krankengymnastik bei der Nachbehandlung von Polioerkrankten zufällt, wurde in diesen Tagen schon erwähnt. Ich möchte hier vor allem über meine Erfahrungen bei der Arbeit mit *Frischgelähmten auf der Infektionsstation der Medizinischen Klinik* berichten und das große Gebiet der Nachbehandlungen im späteren Stadium, das ja Aufgabe der Orthopädischen Klinik und der Rehabilitationszentren ist, nur kurz streifen.

Ziel der krankengymnastischen Behandlung muß sein:

Muskelkontrakturen zu verhüten und für volles Bewegungsausmaß der Gelenke zu sorgen,

die gelähmten Muskeln wieder zur Mitarbeit anzuregen,

die noch vorhandene Muskulatur, die durch das lange Liegen atonisch und atrophisch geworden ist, wieder zu kräftigen,

und die bestmögliche Leistungsfähigkeit des Bewegungsapparates wiederherzustellen.

Welche wichtige Rolle zur Verhütung der Frühkontrakturen die sachgemäße Lagerung spielt, wurde bereits schon ausführlich besprochen. Auch die häufig am Tage vorzunehmende Umlagerung wurde schon erwähnt, die auch deshalb notwendig ist, da die meisten Muskeln ja eine vielfältige Funktion auf die Gelenke haben.

Die genannten Lagerungen und Umlagerungen sind jedoch für die Erhaltung der freien Beweglichkeit der Gelenke nicht ausreichend — durch die Maßnahmen allein können drohende Kontrakturen nicht verhütet werden und so beginnen wir, sobald das akute Stadium vorüber ist, mit dem passiven Durchbewegen aller Gelenke bis in die mögliche Endstellung, und zwar nach Möglichkeit 2mal täglich. Diese Aufgabe ist oft kaum zu erfüllen und erfordert großes Fingerspitzengefühl seitens der Krankengymnastin, da im Frühstadium der Erkrankung, bei der so gut wie immer vorhandenen meningealen Reizung, die großen Gelenkbewegungen äußerst schmerzhaft sind. Zur Anregung der Hautdurchblutung kann man mit Bürstungen und *sehr* leichter Massage beginnen.

Hinzu kommen *sehr* vorsichtig dosierte Innervationsübungen, Schulung und Kräftigung der noch vorhandenen oder nur teilweise gelähmten Muskulatur durch aktive und Widerstandsübungen. Dabei muß sehr gezielt geübt und auf Ausweichbewegungen geachtet werden. Dann folgt eine mit der Zeit immer intensiver

---

* Aus der Medizinischen Universitäts-Klinik Freiburg i. Br. (Direktor: Prof. Dr. Dr. h. c. L. Heilmeyer).

einsetzende Bewegungstherapie, wobei die Behandlung im Wasser für den Patienten durch die größere Bewegungsmöglichkeit auch psychisch eine nicht zu unterschätzende Rolle spielt.

Vieles Liegen in Bauchlage ist sehr wichtig zur Belüftung der hinteren Lungenabschnitte, Verhütung von Skoliosen und zur Übung der Rückenmuskulatur. Außerdem legen wir großen Wert auf frühzeitiges Aufsitzen und Stehen des Patienten, zur Belüftung der dorsalen Lungenpartien und zur Vorbeugung von Nierenschädigungen.

Allmählich wird das Übungsprogramm immer vielseitiger gestaltet. Als weiteren Anreiz für eigene Übungen geben wir den Patienten Knetgummi, kleine Bälle, Steckspiele u. dgl. und üben mit ihnen Bewegungen des täglichen Gebrauchs. Einzelne gelähmte Muskeln werden dadurch wieder in einen komplexen Bewegungsablauf einbezogen.

Sobald man den Patienten aus dem Bett herausnehmen kann, sollte die Behandlung im Gymnastikraum mit den dort vorhandenen Hilfsgeräten — Schlingentisch, Sprossenwand, Laufkatze, Laufbarren usw. — fortgeführt werden.

In meinen weiteren Ausführungen möchte ich nun einige *Probleme* zur Sprache bringen, vor die sich eine Krankengymnastin auf einer Infektionsstation gestellt sieht.

Bei den Schwerstkranken, bei denen die Erhaltung des Lebens und damit das rein klinische Geschehen im Vordergrund steht und in erster Linie auf den schwer geschädigten Kreislauf, Herztätigkeit, Temperatur usw. Rücksicht genommen werden muß, verbietet sich leider eine frühzeitige *intensive* krankengymnastische Behandlung und bekanntlich kommt es durch die gestörte Trophik besonders schnell zu Kontrakturen. Dazu kann die anfangs geforderte einwandfreie Lagerung in der „Eisernen Lunge", da sie so schmal gebaut ist, nicht durchgeführt werden. Durch die extreme Adduktionsstellung der Arme, die Unmöglichkeit, den Schultergürtel durchzubewegen, den Patienten in Seit- oder Bauchlage zu legen, geschweige denn in dieser Lage durchzubewegen, bei der Umlagerung die Beine anzustellen, da die „Lunge" dann nicht schließt, kommt es zu schweren Schultergelenkskontrakturen, Hüft- und Knieversteifungen, die zu beseitigen es oft wochen- ja monatelanger und für den Patienten mit viel Schmerzen verbundener Behandlungen bedarf.

Bei der Behandlung der Tracheotomierten entfallen einige dieser Nachteile und der Patient ist einer Frühmobilisierung trotz bestehender Atemlähmung viel besser zugänglich. Allerdings lassen sich auch hier Kontrakturen, vor allem an dem dem Respirator zugewandten Schultergelenk nicht ganz vermeiden und das Durchbewegen in Seit- und Bauchlage ist wegen der Kanüle, wenn man nicht über ein entsprechendes Lagerungsbett verfügt, mit erheblichen Schwierigkeiten verbunden.

Leider können trotz sorgsamster Pflege bei dem langen Liegen Decubiti oft nicht vermieden werden. Durch deren große Schmerzhaftigkeit wird dann ein sachgemäßes Durchbewegen verhindert.

Ebenso treten durch Fieberschübe auch oftmals Pausen in der Behandlung ein. Und jeder Tag, an dem nicht behandelt werden kann, bringt uns im Kampf gegen die Versteifung wieder einen Schritt zurück.

Neben der bisher besprochenen *physischen* Seite der Behandlung spielt bei den Polioerkrankten die *psychische* Beeinflussung eine mindestens ebenso große Rolle.

Ich kann nur über meine Erfahrungen mit Jugendlichen und Erwachsenen sprechen, da wir hier an der Medizinischen Klinik keine Kinder behandeln.

Versetzen wir uns doch einmal in die Lage des Patienten:

Die Erkrankung, allein schon das Bewußtsein, von der „Kinderlähmung" befallen zu sein, oft jede aktive Bewegungsmöglichkeit verloren zu haben und dazu noch so plötzlich von heute auf morgen zum scheinbar völligen Krüppel verdammt zu sein, lösen bei vielen Patienten einen schweren psychischen Schock aus. Die Kranken befinden sich in einem völlig passiven Zustand, sind ganz und gar abhängig von fremder Hilfe, ja, sie können diese Hilfe nicht einmal herbeirufen, da sie nicht in der Lage sind, auf die Klingel zu drücken. Selbst das Elementarste, die Atmung, leisten sie nicht selbst, sondern sie wird von einem Apparat übernommen. Bei diesen Patienten stößt man bei Behandlungsbeginn häufig auf Ablehnung. Sie sagen einem immer wieder „wären wir lieber gestorben, es hat doch alles keinen Sinn, die Arme und Beine bleiben ja doch gelähmt" und ähnliches. Diese verständliche Resignation *muß* überwunden werden, damit die Behandlung therapeutisch wirksam wird. Es *muß* gelingen, bei dem Patienten den Lebensmut, das Selbstvertrauen und die Bereitschaft zur aktiven Mitarbeit zu wecken. So kann es einen Patienten stark erschüttern und entmutigen, wenn er etwa bei der Prüfung des Muskelstatus hört, *wie viele* Muskeln ausfallen! Dies möglichst zu vermeiden, ist besonders zu Beginn der Behandlung von Wichtigkeit, wo der Patient das Ziel der *Gesundung* vor Augen haben muß, um die nötige Aktivität aufzubringen, während es ihm später besser gelingt, sich damit abzufinden, daß er nicht mehr völlig gesund wird.

Bei der Behandlung, die über eine lange Zeit fleißiges Training erfordert und bei der die Erfolge oft nur winzig klein sind, z. B. daß der Patient endlich mal *einen* Finger biegen kann, bedarf es ununterbrochen der geschickten und phantasiereichen Führung, um ein Erlahmen des Patienten zu verhindern. Bei den Innervationsübungen spielt z. B. die visuelle Hilfe eine große Rolle. Die geforderte Innervation fällt den meisten Patienten ungleich leichter, wenn sie die von der Behandlerin passiv geführte Bewegung sehen können. In der „Eisernen Lunge" fällt diese Hilfe leider auch weg, was die Innervationsschulung nicht unerheblich erschwert.

(Beispiel Patient P., der seitdem er seine Hände sehen kann, viel besser einen Muskelimpuls zu geben vermag.)

Im Gegensatz zu den schwerstgelähmten Patienten ist es bei den leichter Gelähmten sehr viel einfacher, da sie es häufig kaum erwarten können, bis sie zur gymnastischen Behandlung kommen.

Ein weiteres Problem möchte ich noch erwähnen, das allerdings erst in einem späteren Zeitraum eine Rolle spielt. Da der Mensch sich bekanntlich an alles gewöhnt, gewöhnen sich manche nicht mehr so schwer erkrankte Patienten ans Bettliegen und ans Nichtstun. Diesen „gefällt" gewissermaßen das Umhegtwerden und daß sie ohne eigenes Zutun im Mittelpunkt stehen. Merkwürdigerweise sind das häufig 16—20jährige, von denen man eigentlich gerade einen größeren Lebensmut und Aktivität erwarten würde, die aber nicht die Aufgaben und Ziele vor sich sehen, wie etwa eine Mutter oder ein bereits im Berufsleben stehender Patient. Gerade diese jungen Menschen erwarten vorwiegend die Hilfe von *außen*. Ihnen muß man immer wieder klarmachen, daß man sie nur anleiten kann, ohne Üben ihrerseits aber kein Fortschritt zu erzielen ist und sie nur durch eigene Arbeit und eigenes Wollen vorankommen. Eine gewisse Strenge ist manchmal nicht zu vermeiden, doch dürfen die Patienten nie das Vertrauen zum Arzt und der Krankengymnastin verlieren.

Bei den künstlich beatmeten Patienten ist ein anderes, nicht zu übersehendes Problem die psychische Fixierung des Patienten an den Atmungsapparat, ohne den er ersticken zu müssen glaubt. Die Krankengymnastin muß helfen, diese Angst zu überwinden. Daher ist es günstig, wenn man möglichst früh nach Beginn der künstlichen Atmung, sobald es vom ärztlichen Standpunkt aus vertretbar ist, den Patienten wenigstens Sekunden bis Minuten vom Apparat abhängt, um selbständig zu atmen, wobei man ihm durch manuelles Nachdrücken der auf die Flanken gelegten Hände nachhelfen kann. Der Patient ist dann so stolz auf diese erste selbständige Leistung, daß er selber den Wunsch hat, diese zu steigern und darüber auch die Angst verliert. Um den Patienten anzuspornen, hängen wir ihm seine Uhr an die „Eiserne Lunge", so daß er die Zeit selber ablesen kann.

Auf welche Weise man unter Umständen einem Patienten in seinen Atemleistungen einen Ansporn geben kann, möge folgendes kleine Beispiel zeigen.

Bei uns liegen 2 Jungen im Alter von etwa 17 Jahren, nennen wir sie hier mal Max und Moritz.

Max erkrankte vor etwa $1^1/_4$ Jahr mit schweren Atemlähmungen, lag über 4 Monate im Rheinland in der „Eisernen Lunge" und wurde am 4. 12. 59 in unsere Klinik eingeliefert Am 4. 5. 60 hat er erstmals wieder 5 min aus eigener Kraft geatmet, innerhalb von 6 Wochen konnte diese Zeit auf 80 min gesteigert werden. Doch bei diesen 80 min blieb er stehen. Darauf legte man ihn nach 3 Wochen mit Moritz zusammen. Dieser war am 22. 4. 60 erkrankt und am 23. 4. mit einer Vit.Kap. von 400 cm³ in die „Eiserne Lunge" gekommen. Am 1. 6. — also bereits nach 5 Wochen — hat er 5 min spontan geatmet und am 25. 6., als man die beiden zusammenlegte, 3 × 15 min, zusammen also 45 min. Innerhalb von 14 Tagen konnte er bereits 2 Std. hintereinander spontan atmen, nach weiteren 8 Wochen 7 Std.

Max, der bei 80 min stehen geblieben war, steigert, angespornt durch Moritz innerhalb von 3 Wochen seine Atemleistung auf 3 Std. und nach weiteren 6 Wochen auf 6 Std. Damit war aber die momentane Grenze seiner Atemleistung erreicht und er fing an, seinen „Schrittmacher" zu hemmen. Er fand es unfair, daß der andere ohne ihn weiterzuziehen versuchte. Da wurde es Zeit, die beiden auseinanderzulegen, da sonst bei dem einen eine Überbeanspruchung und bei dem anderen eine Hemmung eingetreten wäre. Max vermag heute 10 Std. hintereinander ohne künstliche Beatmung auszukommen, während Moritz bereits nach 14 Tagen kein Gerät mehr benötigte.

Die Atemübung wird mit zunehmender Zwerchfellkraft gesteigert, man übt sprechen, summen, blasen, pfeifen, husten zur Schulung der Ausatmung (gute Hilfe sind die Pustebällchen), läßt schnüffeln und riechen zur Anregung der Einatmung. Allmählich wird so die Atmung wieder zu einem unbewußten Reflexvorgang und der Patient kann mit der Zeit wieder ohne Atemgerät auskommen.

Um bei den Tracheal-Beatmeten eine zweckvolle Atemgymnastik durchführen zu können, müssen die Atemwege frei von Sekret sein. Daher muß die Krankengymnastin unbedingt das Absaugen beherrschen. Durch Vibrationen, Klopfungen und Erschütterungen muß man oft zunächst erst den Schleim zu lösen versuchen, damit er abgesaugt werden kann. Die Erlernung des Abhustens steht bei diesen Patienten im Vordergrund, denn erst wenn sie das beherrschen, können sie unabhängig vom Apparat werden.

Die Atembehandlungen müssen nach dem jeweiligen Zustand des Patienten, seiner psychisch-physischen und der Herz-Kreislauf-Verfassung sehr sorgfältig dosiert werden, da ein Übertraining für den Allgemeinzustand sehr schädlich ist. Die Erholungspausen sind — ebenso wie bei der Innervationsschule — von größter Wichtigkeit.

Nach Entwöhnung der Patienten von den Apparaten sollten auch diese Patienten möglichst bald in die Orthopädie verlegt werden, da eine Infektionsstation über keinerlei orthopädische Hilfsmittel verfügt, die für eine weitere fachgerechte krankengymnastische Behandlung erforderlich sind.

Da eine Anzahl von Patienten leider auf Monate, ja Jahre hinaus, wenn auch nicht ganztägig, aber mindestens nachts noch künstlich beatmet werden müssen, wäre es dringend erwünscht, wenn auch der Poliostation einer Medizinischen Klinik ein kleines Bewegungsbad angeschlossen würde, in dem diese Patienten so bald wie nur möglich durchbewegt werden können.

Um die krankengymnastische Behandlung auf einer Poliostation fachgerecht durchführen zu können, sollten 2 Krankengymnastinnen miteinander arbeiten, um sich gegenseitig Hilfsstellung zu geben, sei es beim Arbeiten an der Lunge, bei den notwendigen Umlagerungen, beim Sitzen und Aufstellen des Patienten usw., damit man das Pflegepersonal, das meist selber außerordentlich belastet ist, nicht für diese notwendigen Hilfen heranziehen muß.

Um beim Patienten einen wirklichen Fortschritt erzielen zu können, sollten nicht mehr als 7 Poliopatienten, wie auch der Zentralverband Krankengymnastik E.V. in seinen Richtlinien vorschreibt, von einer Krankengymnastin am Tag behandelt werden, was natürlich in Epidemiezeiten schwierig einzuhalten ist, da die Patientenzahl plötzlich enorm ansteigt, während die Zahl der Krankengymnastinnen meistens die gleiche bleibt.

Die krankengymnastische Arbeit auf einer Poliostation erfordert viel Liebe, Verständnis, physische wie psychische Kraft und vor allem Geduld, Geduld und noch einmal Geduld, sowohl von seiten der Krankengymnastin wie des Patienten, aber das Bewußtsein, diesen Menschen, die vom Schicksal so schwer getroffen wurden, ein Stückchen wieder auf dem Weg ins Leben zurück zu helfen, entschädigt für alle Mühen und man ist nur oft traurig, daß man ihnen nicht noch mehr helfen kann.

Diskussion

P. Christoffel (Wildbad):

Ich glaube, man kann aus den bisherigen Ausführungen den Eindruck gewinnen, daß die Funktionsübungstherapie möglichst früh einsetzen soll, aber ich möchte doch darauf aufmerksam machen, daß wir ausgangs der akuten Erkrankung ganz verschiedene Reparationszustände vor uns haben, d. h. wir haben in einem Muskel verschiedene Gruppen, die an verschiedene Vorderhornzellen angeschlossen sind und die auch völlig verschiedene Reparationsstadien aufweisen. Es ist also fraglich, zu welcher Zeit man mit der Therapie anfangen soll und es ist meines Erachtens die Durchführung der funktionsbehandelnden Therapie vor allem eine Frage der Dosierung. Man gewinnt den Eindruck, als ob jetzt meist in der Dosierung etwas zu hoch gegriffen wird, und ich möchte darauf hinweisen, daß damit unter Umständen erhebliche Schäden verursacht werden können.